HOMÖOPATHISCHES ARZNEIBUCH

HOMÖOPATHISCHES ARZNEIBUCH

1. AUSGABE 1978

3. NACHTRAG 1985

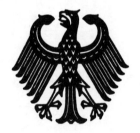

AMTLICHE AUSGABE

DEUTSCHER APOTHEKER VERLAG STUTTGART
GOVI-VERLAG GMBH. FRANKFURT

Die Wiedergabe von Gebrauchsnamen, Handelsnamen, Warenbezeichnungen usw. in diesem Buch berechtigt auch ohne besondere Kennzeichnung nicht zu der Annahme, daß solche Namen im Sinne der Warenzeichen- und Warenschutzgesetzgebung als frei zu betrachten wären und daher von jedermann benutzt werden dürften.

ISBN 3-7692-0865-X (Gebundene Ausgabe)

ISBN 3-7692-0866-8 (Loseblatt-Ausgabe, 1. Ausgabe 1978 einschließlich 3. Nachtrag 1985)

Alle Rechte vorbehalten
Printed in Germany

Vierte Verordnung
zur Änderung der Verordnung über das Arzneibuch

Vom 20. Februar 1985

Auf Grund des § 55 Abs. 2 des Arzneimittelgesetzes vom 24. August 1976 (BGBl. I S. 2445, 2448) wird mit Zustimmung des Bundesrates verordnet:

Artikel 1

Das Homöopathische Arzneibuch in der Fassung der Verordnung über das Arzneibuch vom 25. Juli 1978 (BGBl. I S. 1112), zuletzt geändert durch Verordnung vom 15. Juli 1983 (BGBl. I S. 942), wird nach Maßgabe des Dritten Nachtrages 1985 zum Homöopathischen Arzneibuch 1. Ausgabe (HAB 1) geändert. Bezugsquelle der amtlichen Fassung des Dritten Nachtrages 1985 ist der Deutsche Apotheker Verlag in Stuttgart.

Artikel 2

Homöopathische Arzneimittel, die sich beim Inkrafttreten dieser Verordnung im Verkehr befinden und nicht den Anforderungen des Dritten Nachtrages 1985 zum Homöopathischen Arzneibuch 1. Ausgabe (HAB 1) entsprechen, dürfen noch bis zum 31. Dezember 1986 in den Verkehr gebracht werden.

Artikel 3

Diese Verordnung gilt nach § 14 des Dritten Überleitungsgesetzes in Verbindung mit § 99 des Arzneimittelgesetzes auch im Land Berlin.

Artikel 4

Diese Verordnung tritt am 1. Juli 1985 in Kraft.

5300 Bonn, den 20. Februar 1985

Der Bundesminister
für Jugend, Familie und Gesundheit
Geißler

INHALTSVERZEICHNIS
der gebundenen Ausgabe 3. Nachtrag 1985

Verordnung V

Homöopathische Arzneibuch-Kommission IX

Änderungen zur 1. Ausgabe 1978 XI

Änderungen zum 1. Nachtrag 1981 XXI

Änderungen zum 2. Nachtrag 1983 XXIII

Reagenzien 1

Allgemeine Bestimmungen zur Herstellung homöopathischer Arzneimittel . 9

Monographien 39

Sachregister (1. Ausgabe 1978, 1. Nachtrag 1981, 2. Nachtrag 1983 und
3. Nachtrag 1985) 435

HOMÖOPATHISCHE ARZNEIBUCH-KOMMISSION

VORSITZENDER
Prof. Dr. K. ÜBERLA (Berlin)

STÄNDIGE VERTRETER DES VORSITZENDEN
Prof. Dr. B. SCHNIEDERS (Berlin)
Dr. E. BOLL (Berlin)

MITGLIEDER DER KOMMISSION

Dr. G. AUTERHOFF	(Frankfurt/Main)
Dr. W. FRESENIUS	(Mainz)
Prof. Dr. H. FRIEBEL	(Heidelberg)
Dr. W. GAWLIK	(Bad Tölz)
Prof. Dr. E. GRAF	(Tübingen)
O. KIRBERG	(Solingen-Ohligs)
Dr. H. MATTHIOLIUS	(Stuttgart)
Prof. Dr. E. REINHARD	(Tübingen)
W. SPAICH	(Göppingen)
Dr. M. STEINIGEN	(München)
Dr. M. WECKENMANN	(Stuttgart)
Dr. M. WIESENAUER	(Stuttgart)
Dr. H. WOLTER	(Ottersberg)
Sanitätsrat Dr. G. WÜNSTEL	(Mainz)

AUSSCHUSS ANALYTIK

Prof. Dr. E. GRAF, Vorsitzender	(Tübingen)
Prof. Dr. K.-W. GLOMBITZA stellv. Vorsitzender	(Bonn)
Dr. K. ALBERT	(Eschborn)
Dr. L. GRACZA	(Göppingen)
W. HAGEN	(Regensburg)
Dr. G. HALBACH	(Köln)
Dr. M. KRIEG	(Karlsruhe)

Homöopathische Arzneibuch-Kommission

Dr. A. Moosmayr (Inning)
Dr. R. Niediek (Karlsruhe)
Dr. W. Stock (Baden-Baden)
Dr. Chr. Ullrich (Schwäbisch Gmünd)
Dr. B. Wilrich (Gießen)
Dr. H. Wolter (Ottersberg)

AUSSCHUSS HERSTELLUNGSREGELN

Prof. Dr. E. Reinhard, Vorsitzender (Tübingen)
Prof. Dr. P.-H. List, stellv. Vorsitzender (Marburg)
W. Frie (Arnsberg)
Dr. P. Hamalcik (Bad Herrenalb)
G. Just (Kuchen)
Dr. Karl Kleinschmidt (Velbert)
Dr. H. Matthiolius (Stuttgart)
R. Plantener (Eckwälden)
Dr. Chr. Ullrich (Schwäbisch Gmünd)
H. Walter (Freiburg)
Dr. M. Wartini (Karlsruhe)

Die Arbeiten wurden betreut
im Bundesministerium für Jugend, Familie und Gesundheit von

 Dr. U. Schlottmann

in der Abteilung Pharmazeutische Chemie, Biologie und Technologie des Institutes für Arzneimittel im Bundesgesundheitsamt (Geschäftsstelle der Homöopathischen Arzneibuch-Kommission[1])) von

 Dr. K. F. Wohlrabe

---

[1]) Geschäftsstelle der Homöopathischen Arzneibuch-Kommission, Bundesgesundheitsamt, Institut für Arzneimittel, Postfach 33 00 13, 1000 Berlin 33.

ÄNDERUNGEN ZUR 1. AUSGABE 1978

ALLGEMEINE BESTIMMUNGEN ZUR HERSTELLUNG HOMÖOPATHISCHER ARZNEIMITTEL

ARZNEIGRUNDSTOFFE

Seite 7
Im Abschnitt **Frische Pflanzen** ist die Sammel- und Erntezeit für ,,Rinden" von ,,Herbst bis Frühjahr" in ,,ganzjährig" zu ändern.

ZUBEREITUNGEN UND DARREICHUNGSFORMEN

Seite 10
Der 9. Absatz ist durch den folgenden Absatz zu ersetzen:
Aus flüssigen und festen Zubereitungen können folgende weitere Darreichungsformen hergestellt werden: Tabletten, Streukügelchen (Globuli), Flüssige Verdünnungen zur Injektion, Flüssige Einreibungen (Externa), Salben, Suppositorien, Augentropfen, Mischungen, LM-Potenzen, Globuli velati, Gemeinsam potenzierte Mischungen.

Seite 11
Im Abschnitt **Lösungen** ist im Original vor dem vorletzten Absatz, im Überklebesatz der im 2. Nachtrag 1983 vorgeschriebenen Änderungen vor dem drittletzten Absatz
der folgende Absatz einzufügen:
   Läßt eine Monographie zur Herstellung einer Urtinktur mehrere Stammpflanzen zu, kann die Urtinktur aus den geforderten Teilen jeder einzelnen Stammpflanze oder aus jeder Mischung hergestellt werden.

Im vorletzten Absatz ist in der zweiten Zeile der Verweis ,,nach Vorschrift 5" in ,,nach Vorschrift 5a" zu ändern.

Änderungen zur 1. Ausgabe 1978

HERSTELLUNG

Seite 15
Vorschrift 4b
Der bisherige Text der Vorschrift 4b ist durch folgende Fassung zu ersetzen:

Vorschrift 4b: Urtinkturen und flüssige Verdünnungen

Urtinkturen nach Vorschrift 4b werden nach den in der Monographie TINKTUREN des Arzneibuches beschriebenen Verfahren der Mazeration oder Perkolation aus 1 Teil von Tieren, Teilen von Tieren oder deren Absonderungen und 10 Teilen Äthanol geeigneter Konzentration hergestellt. Ist Einstellung auf einen vorgeschriebenen Wert erforderlich, wird die benötigte Menge Äthanol der zur Herstellung vorgeschriebenen oder verwendeten Konzentration nach Formel (1) errechnet. Die errechnete Menge Äthanol wird mit dem Filtrat gemischt. Nach mindestens 5 Tage langem Stehenlassen bei einer 20 °C nicht übersteigenden Temperatur wird der Ansatz falls erforderlich filtriert.

Potenzierung

Die Urtinktur entspricht der 1. Dezimalverdünnung ($\emptyset$ = D1).
  Die 2. Dezimalverdünnung (D2) wird aus
  1 Teil Urtinktur und
  9 Teilen Äthanol gleicher Konzentration,
die 3. Dezimalverdünnung (D3) aus
  1 Teil der 2. Dezimalverdünnung und
  9 Teilen Äthanol gleicher Konzentration
hergestellt. Von der 4. Dezimalverdünnung an wird Äthanol 43 Prozent verwendet und entsprechend verfahren.

Die 1. Centesimalverdünnung (C1) wird aus
  10 Teilen Urtinktur und
  90 Teilen Äthanol gleicher Konzentration,
die 2. Centesimalverdünnung (C2) aus
  1 Teil der 1. Centesimalverdünnung und
  99 Teilen Äthanol 43 Prozent
hergestellt. Entsprechend wird bei den folgenden Verdünnungen verfahren.

Vorschrift 5
In der Überschrift sowie in der ersten Zeile ist jeweils ,,Vorschrift 5" in ,,Vorschrift 5a" zu ändern.

Änderungen zur 1. Ausgabe 1978   XIII

Seite 16
In der **Vorschrift 5** *(neu Vorschrift 5a) ist vor dem Abschnitt „Potenzierung" der folgende Absatz einzufügen:*
  Ist zur Herstellung einer Lösung Äthanol 15 Prozent als flüssiger Arzneiträger vorgeschrieben, kann diese Lösung auch auf folgende Art hergestellt werden: 1 Teil Arzneigrundstoff wird zur Herstellung der D1 in 7,58 Teilen Wasser gelöst und diese Lösung mit 1,42 Teilen Äthanol versetzt. Zur Herstellung der C1 resp. D2 wird 1 Teil Arzneigrundstoff in 83,4 Teilen Wasser gelöst und diese Lösung mit 15,6 Teilen Äthanol versetzt.
Der letzte Abschnitt der Vorschrift 5 (neu Vorschrift 5a) „Wird zur Herstellung . . . 15,3 Prozent Äthanol beträgt." wird dafür gestrichen.

Im Anschluß an die bisherige Vorschrift 5 (neu Vorschrift 5a) ist die folgende Vorschrift 5b einzufügen:

Vorschrift 5b: Wäßrige Lösungen

Flüssige Zubereitungen nach Vorschrift 5b sind Lösungen, die aus Arzneigrundstoffen und WASSER FÜR INJEKTIONSZWECKE hergestellt werden. Dabei wird 1 Teil Arzneigrundstoff in 9 Teilen (= D1) beziehungsweise in 99 Teilen (= D2) WASSER FÜR INJEKTIONSZWECKE gelöst und verschüttelt.

Potenzierung

Die 2. Dezimalverdünnung (D2) wird aus
  1 Teil Lösung (D1) und
  9 Teilen Wasser für Injektionszwecke
hergestellt. Entsprechend wird bei den folgenden Verdünnungen verfahren.
  Wäßrige Lösungen nach Vorschrift 5b werden in der Regel sofort nach ihrer Herstellung weiterverarbeitet; sie dienen ausschließlich zur Herstellung von Darreichungsformen nach den Vorschriften 11, 13, 14, 15, 39a und 39c, auch in Mischungen nach Vorschrift 16 und in gemeinsam potenzierten Mischungen nach Vorschrift 40b.
  Werden Lösungen nach Vorschrift 5b und ihre flüssigen Verdünnungen zur Weiterverarbeitung aufbewahrt, müssen sie der „Prüfung auf Sterilität" des Arzneibuches entsprechen.

BESCHRIFTUNG

Zubereitungen nach Vorschrift 5b tragen in der Bezeichnung nach der Potenzangabe den Zusatz „aquos."; das gleiche gilt für die daraus hergestellten Darreichungsformen.

Seite 18
Der gesamte Abschnitt „Potenzierung" der Vorschrift 7 ist durch folgende Fassung zu ersetzen:

Änderungen zur 1. Ausgabe 1978

Potenzierung

Urtinkturen, Lösungen und flüssige Verdünnungen sind in dem von ihrer jeweiligen Herstellungsvorschrift vorgeschriebenen Mengenverhältnis zu potenzieren. Als Arzneiträger dient Lactose; es ist stets so viel Lactose zuzusetzen, daß das Gesamtgewicht bei Dezimalpotenzen 10 Teile und bei Centesimalpotenzen 100 Teile beträgt.

Vorschrift 8
In der Überschrift sowie in der ersten Zeile ist jeweils ,,Vorschrift 8" in ,,Vorschrift 8a" zu ändern.

Seite 19
Im Anschluß an die bisherige Vorschrift 8 (neu Vorschrift 8a) ist die folgende Vorschrift 8b einzufügen:

Vorschrift 8b: Wäßrige Zubereitungen aus Verreibungen

Zubereitungen nach Vorschrift 8b sind wäßrige Zubereitungen aus Verreibungen nach Vorschrift 6.

Zur Herstellung der flüssigen Verdünnung D 6 wird 1 Teil der Verreibung D 4 in 9 Teilen WASSER FÜR INJEKTIONSZWECKE gelöst und verschüttelt. Aus 1 Teil dieser Verdünnung wird mit 9 Teilen WASSER FÜR INJEKTIONSZWECKE die flüssige Verdünnung D 6 durch Verschütteln hergestellt. In gleicher Weise werden die flüssige Verdünnung D 7 aus der Verreibung D 5 und die flüssige Verdünnung D 8 aus der Verreibung D 6 hergestellt. Die flüssigen Dezimalverdünnungen werden von D 9 an im Verhältnis 1 zu 10 mit WASSER FÜR INJEKTIONSZWECKE aus der vorherigen flüssigen Dezimalverdünnung hergestellt.

Die in der oben beschriebenen Weise hergestellten flüssigen Verdünnungen D 6 und D 7 dürfen nicht zur Herstellung weiterer flüssiger Verdünnungen verwendet werden.

Wäßrige Zubereitungen nach Vorschrift 8b werden in der Regel sofort nach ihrer Herstellung weiterverarbeitet; sie dienen ausschließlich zur Herstellung von Darreichungsformen nach den Vorschriften 11, 13, 14, 15, 39a und 39c, auch in Mischungen nach Vorschrift 16 und in gemeinsam potenzierten Mischungen nach Vorschrift 40b.

Werden wäßrige Zubereitungen nach Vorschrift 8b zur Weiterverarbeitung aufbewahrt, müssen sie der ,,Prüfung auf Sterilität" des Arzneibuches entsprechen.

BESCHRIFTUNG

Zubereitungen nach Vorschrift 8b tragen in der Bezeichnung nach der Potenzangabe den Zusatz ,,aquos."; das gleiche gilt für die daraus hergestellten Darreichungsformen.

Seite 19
Vorschrift 10
In der Überschrift sowie in der ersten Zeile ist jeweils nach ,,Streukügelchen" in Klammern ,,(Globuli)" einzufügen.

Seite 20
In der ersten Zeile des ersten Absatzes ist nach ,,Streukügelchen" in Klammern ,,(Globuli)" einzufügen.

Seite 20a
Die bisherige Vorschrift 12 ist durch folgende Vorschrift 12a zu ersetzen:

Vorschrift 12a: Flüssige Einreibungen (Externa)

Zubereitungen nach Vorschrift 12a sind Tinkturen zum äußerlichen Gebrauch (Externa), die, sofern nichts anderes angegeben ist, nach folgenden Verfahren hergestellt werden:

von Urtinkturen nach Vorschrift 1 oder 2a oder 19a werden
  2 Teile Urtinktur mit
  3 Teilen Äthanol 43 Prozent gemischt,

von Urtinkturen nach Vorschrift 2b oder 19b werden
  2 Teile Urtinktur mit
  3 Teilen Äthanol 30 Prozent gemischt,

von Urtinkturen nach Vorschrift 3a oder 19c werden
  3 Teile Urtinktur mit
  2 Teilen Äthanol 62 Prozent gemischt,

von Urtinkturen nach Vorschrift 3b oder 19d werden
  3 Teile Urtinktur mit
  2 Teilen Äthanol 43 Prozent gemischt,

von Urtinkturen nach Vorschrift 3c oder 19e werden
  3 Teile Urtinktur mit
  2 Teilen Äthanol 30 Prozent gemischt,

von Urtinkturen nach Vorschrift 4a oder 4b oder 19f wird
  1 Teil Urtinktur mit
  1 Teil Äthanol der zur Herstellung der Urtinktur verwendeten Konzentration gemischt;

durch Auszug getrockneter Pflanzen oder Pflanzenteile mit Äthanol im Verhältnis 1 zu 5 (Verfahren analog Vorschrift 4a oder 19f).

Tinkturen zum äußerlichen Gebrauch können einen Zusatz von bis zu 10 Prozent Glycerin enthalten.

Änderungen zur 1. Ausgabe 1978

HINWEIS

Tinkturen zum äußerlichen Gebrauch dürfen nicht innerlich verwendet werden. Sie sind entsprechend zu kennzeichnen.

Seite 20b
Im Anschluß an die bisherige Vorschrift 12 (neu Vorschrift 12a) sind die folgenden Vorschriften 12b bis 12i einzufügen:

Vorschrift 12b: Flüssige Einreibungen (Externa)

Zubereitungen nach Vorschrift 12b sind Tinkturen zum äußerlichen Gebrauch (Externa). Sie werden entsprechend Vorschrift 2a mit Äthanol 73 Prozent hergestellt.

Abweichend von Vorschrift 2a wird die erforderliche Menge Äthanol 73 Prozent (A) nach folgender Formel errechnet:

$$A = \frac{4 \cdot M \cdot T}{100} \; [kg]$$

M = Gewicht der Pflanzenmasse in kg
T = Trocknungsverlust der Probe in Prozent

BESCHRIFTUNG

Zubereitungen nach Vorschrift 12b tragen in der Bezeichnung den Zusatz „ad usum externum".

Vorschrift 12c: Flüssige Einreibungen (Externa)

Zubereitungen nach Vorschrift 12c sind Tinkturen zum äußerlichen Gebrauch (Externa). Sie werden nach dem nachfolgend beschriebenen Verfahren durch Mazeration hergestellt.

Die Pflanzen oder Pflanzenteile werden fein zerkleinert, sofern nicht ausschließlich Blüten verwendet werden. Von einer Probe wird der Trocknungsverlust bestimmt. 1 Teil Pflanzenmasse wird sofort mit 2,88 Teilen Wasser und 1,12 Teilen Äthanol versetzt und bei einer 20 °C nicht übersteigenden Temperatur aufbewahrt. Die darüber hinaus zuzusetzende Menge Wasser (W) wird nach der Formel

$$W = \frac{M \cdot (100 - T)}{100} \; [kg]$$

M = Gewicht der Pflanzenmasse in kg
T = Trocknungsverlust der Probe in Prozent

errechnet und dem Ansatz zugemischt. Der Ansatz bleibt bei einer 20 °C nicht übersteigenden Temperatur mindestens 5 Tage lang stehen; während dieser Zeit wird morgens und abends durchgemischt. Danach wird abgepreßt und filtriert.

BESCHRIFTUNG

Zubereitungen nach Vorschrift 12c tragen in der Bezeichnung den Zusatz ,,LA 20%".

LAGERUNG

Vor Licht geschützt.

Vorschrift 12d: Flüssige Einreibungen (Externa)

Zubereitungen nach Vorschrift 12d sind Öle zum äußerlichen Gebrauch. Sie werden hergestellt aus 1 Teil getrockneter Pflanzen oder Pflanzenteile und 10 Teilen Pflanzenöl nach dem nachfolgend beschriebenen Verfahren. Als Pflanzenöl wird in der Regel Erdnußöl oder Olivenöl oder Sesamöl verwendet; andere Pflanzenöle sind zu deklarieren.

1 Teil zerkleinerte Droge wird mit 0,25 Teilen Äthanol durchfeuchtet. Der Ansatz wird etwa 12 Stunden lang bedeckt stehengelassen und dann mit 10 Teilen Pflanzenöl vermischt. Die Mischung wird auf 60 bis 70 °C erwärmt und etwa 4 Stunden lang auf dieser Temperatur gehalten. Danach wird abgepreßt und filtriert.

BESCHRIFTUNG

Zubereitungen nach Vorschrift 12d tragen in der Bezeichnung den Zusatz ,,H 10%".

LAGERUNG

Vor Licht geschützt, dicht verschlossen, in möglichst vollständig gefüllten Behältnissen.

Vorschrift 12e: Flüssige Einreibungen (Externa)

Zubereitungen nach Vorschrift 12e sind Öle zum äußerlichen Gebrauch. Sie werden hergestellt aus 1 Teil getrockneter Pflanzen oder Pflanzenteile und 20 Teilen Pflanzenöl nach dem nachfolgend beschriebenen Verfahren. Als Pflanzenöl wird in der Regel Erdnußöl oder Olivenöl oder Sesamöl verwendet; andere Pflanzenöle sind zu deklarieren.

1 Teil zerkleinerte Droge wird mit 0,25 Teilen Äthanol durchfeuchtet. Der Ansatz wird etwa 12 Stunden lang bedeckt stehengelassen und dann mit 20 Teilen Pflanzenöl vermischt. Die Mischung wird auf 60 bis 70 °C erwärmt und etwa 4 Stunden lang auf dieser Temperatur gehalten. Danach wird abgepreßt und filtriert.

XVIII   Änderungen zur 1. Ausgabe 1978

BESCHRIFTUNG

Zubereitungen nach Vorschrift 12e tragen in der Bezeichnung den Zusatz „H 5%".

LAGERUNG

Vor Licht geschützt, dicht verschlossen, in möglichst vollständig gefüllten Behältnissen.

Vorschrift 12f: Flüssige Einreibungen (Externa)

Zubereitungen nach Vorschrift 12f sind Öle zum äußerlichen Gebrauch. Sie werden hergestellt aus 1 Teil getrockneter Pflanzen oder Pflanzenteile und 10 Teilen Pflanzenöl nach dem nachfolgend beschriebenen Verfahren. Als Pflanzenöl wird in der Regel Erdnußöl oder Olivenöl oder Sesamöl verwendet; andere Pflanzenöle sind zu deklarieren.

1 Teil zerkleinerte Droge wird mit 10 Teilen Pflanzenöl vermischt. Der Ansatz wird unter Schutzbegasung mit KOHLENDIOXID auf etwa 37 °C erwärmt und 7 Tage lang auf dieser Temperatur gehalten; dabei wird der Ansatz morgens und abends je etwa 5 Minuten lang im geschlossenen Gefäß durchgerührt. Danach wird abgepreßt und filtriert.

BESCHRIFTUNG

Zubereitungen nach Vorschrift 12f tragen in der Bezeichnung den Zusatz „W 10%".

LAGERUNG

Vor Licht geschützt, dicht verschlossen, in möglichst vollständig gefüllten Behältnissen.

Vorschrift 12g: Flüssige Einreibungen (Externa)

Zubereitungen nach Vorschrift 12g sind Öle zum äußerlichen Gebrauch. Sie werden hergestellt aus 1 Teil getrockneter Pflanzen oder Pflanzenteile und 20 Teilen Pflanzenöl nach dem nachfolgend beschriebenen Verfahren. Als Pflanzenöl wird in der Regel Erdnußöl oder Olivenöl oder Sesamöl verwendet; andere Pflanzenöle sind zu deklarieren.

1 Teil zerkleinerte Droge wird mit 20 Teilen Pflanzenöl vermischt. Der Ansatz wird unter Schutzbegasung mit KOHLENDIOXID auf etwa 37 °C erwärmt und 7 Tage lang auf dieser Temperatur gehalten; dabei wird der Ansatz morgens und abends je etwa 5 Minuten lang im geschlossenen Gefäß durchgerührt. Danach wird abgepreßt und filtriert.

BESCHRIFTUNG

Zubereitungen nach Vorschrift 12g tragen in der Bezeichnung den Zusatz „W 5 %".

LAGERUNG

Vor Licht geschützt, dicht verschlossen, in möglichst vollständig gefüllten Behältnissen.

Vorschrift 12h: Flüssige Einreibungen (Externa)

Zubereitungen nach Vorschrift 12h sind Öle zum äußerlichen Gebrauch. Sie werden hergestellt durch Mischen von 1 Teil eines ätherischen Öles mit 9 Teilen Pflanzenöl. Als Pflanzenöl wird in der Regel Erdnußöl oder Olivenöl oder Sesamöl verwendet; andere Pflanzenöle sind zu deklarieren.

BESCHRIFTUNG

Zubereitungen nach Vorschrift 12h tragen in der Bezeichnung den Zusatz „10 %".

LAGERUNG

Vor Licht geschützt, dicht verschlossen, in möglichst vollständig gefüllten Behältnissen.

Vorschrift 12i: Flüssige Einreibungen (Externa)

Zubereitungen nach Vorschrift 12i sind Öle zum äußerlichen Gebrauch. Sie werden hergestellt durch Mischen von 1 Teil eines ätherischen Öles mit 19 Teilen Pflanzenöl. Als Pflanzenöl wird in der Regel Erdnußöl oder Olivenöl oder Sesamöl verwendet; andere Pflanzenöle sind zu deklarieren.

BESCHRIFTUNG

Zubereitungen nach Vorschrift 12i tragen in der Bezeichnung den Zusatz „5 %".

LAGERUNG

Vor Licht geschützt, dicht verschlossen, in möglichst vollständig gefüllten Behältnissen.

MONOGRAPHIEN

Seite 61

CALCIUM CARBONICUM HAHNEMANNI

PRÜFUNG AUF REINHEIT

Unter **„Prüflösung"** *ist in der ersten Zeile die Mengenangabe* „0,3 g Substanz" *durch* „3,0 g Substanz" *zu ersetzen.*

Seite 62

Unter *„Magnesium, Alkali-Metalle" ist in der zweiten Zeile die Angabe* „Ammoniaklösung R" *in* „Ammoniaklösung R 1" *zu ändern.*

In den nachfolgend genannten Monographien sind jeweils die Werte für die **Relative Dichte** *auf die hier genannten Werte zu ändern:*

AMMONIUM CHLORATUM	1,005 bis 1,010
KALIUM CHLORATUM	1,038 bis 1,046
NATRIUM CHLORATUM	1,044 bis 1,054
NATRIUM PHOSPHORICUM	0,980 bis 0,982
NATRIUM SULFURICUM	0,984 bis 0,986

ÄNDERUNGEN ZUM 1. NACHTRAG 1981

HERSTELLUNG

Seite 5
Vorschrift 16
Der Absatz ,,4. Mischungen von . . . weiterpotenziert werden." wird ersatzlos gestrichen.

Im übernächsten Absatz wird in der ersten Zeile die Angabe ,,nach Vorschrift 12" durch ,,nach Vorschrift 12a–i" ersetzt.

MONOGRAPHIEN

Seite 36
AURUM CHLORATUM

GEHALTSBESTIMMUNG

Die Zeile ,,1 g Rückstand entspricht 2,091 g H[AuCl$_4$] · 4H$_2$O." wird gestrichen und auf Seite 37 unter ,,GEHALTSBESTIMMUNG" eingefügt.

Unter ,,ARZNEIFORMEN" wird die Überschrift ,,PRÜFUNG AUF REINHEIT" in ,,PRÜFUNG AUF IDENTITÄT" sowie die Überschrift ,,PRÜFUNG AUF IDENTITÄT" in ,,PRÜFUNG AUF REINHEIT" geändert.

Seite 41
BARIUM CARBONICUM

PRÜFUNG AUF REINHEIT

Der Abschnitt ,,Strontium" wird durch folgende Fassung ersetzt:

Strontium: Die Prüfung erfolgt flammenphotometrisch (Ph. Eur.).

Prüflösung: 0,10 g Substanz werden in 1 ml verdünnter Salzsäure *R* gelöst. Nach Zusatz von 4 ml einer 10prozentigen Lösung (G/V) von Kaliumchlorid *R* wird auf 100 ml aufgefüllt.

Vergleichslösung: 1 ml Strontium-Standardlösung (1000 ppm Sr) *RH* wird zu 10 ml verdünnt. 8 ml dieser Verdünnung werden mit 1 ml verdünnter Salzsäure *R*,

4 ml einer 10prozentigen Lösung (G/V) von Kaliumchlorid *R* und 87 ml Wasser gemischt.

Nach Versprühen in eine Acetylen-Distickstoffmonoxid-Flamme darf die Prüflösung bei 460,7 nm, gemessen mit einer spektralen Bandbreite von 0,1 nm, keine stärkere Emission aufweisen als die Vergleichslösung (0,8 Prozent).

Seite 51
CARBO VEGETABILIS
Nach den ,,EIGENSCHAFTEN" ist der folgende Abschnitt ,,BESCHRIFTUNG" einzufügen:

BESCHRIFTUNG

Wird zur Herstellung der Arzneiformen ausschließlich Kohle aus Birkenholz verwendet, kann auch die Bezeichnung ,,Carbo betulae" benutzt werden.

In den nachfolgend genannten Monographien sind die jeweils die Werte für die **Relative Dichte** *auf die hier genannten Werte zu ändern:*

AMMONIUM CARBONICUM	1,014 bis 1,020
BARIUM CHLORATUM	1,051 bis 1,060
KALIUM CARBONICUM	1,053 bis 1,063
KALIUM PHOSPHORICUM	0,983 bis 0,985

ÄNDERUNGEN ZUM 2. NACHTRAG 1983

HERSTELLUNG

Seite 9
Vorschrift 17
Die Überschrift ,,Vorschrift 17" wird in ,,Vorschrift 17a" geändert.

Im Anschluß an die bisherige Vorschrift 17 (neu Vorschrift 17a) wird die folgende Vorschrift 17b eingefügt:

Vorschrift 17b: Flüssige LM-Potenzen aus LM-Streukügelchen

Zur Herstellung der flüssigen Potenzstufe LM II wird ein Streukügelchen LM I in einem kleinen Arzneiglas in 1 Tropfen Wasser gelöst, mit 2,5 ml Äthanol 86 Prozent versetzt und 100mal kräftig geschüttelt. 0,1 g dieser Lösung werden mit 25 g Äthanol 43 Prozent vermischt; die Mischung entspricht der Potenzstufe LM II.
 Alle weiteren flüssigen Potenzstufen werden entsprechend hergestellt.

Seite 18
Vorschrift 21
Der 3. Absatz wird durch folgende Fassung ersetzt:
 Der Preßsaft wird morgens im Laufe von mindestens 30 Minuten auf etwa 37 °C erwärmt und dann auf dieser Temperatur gehalten. Abends wird im Laufe von mindestens 30 Minuten auf etwa 4 °C abgekühlt und dann auf dieser Temperatur gehalten.

Seite 20
Vorschrift 23
Unter ,,Potenzierung" werden die letzten 4 Zeilen durch folgenden Text ersetzt:
tropfen" nach Vorschrift 15, auch in Mischungen nach Vorschrift 16.
 Werden wäßrige Urtinkturen nach Vorschrift 23 und ihre flüssigen Verdünnungen zur Weiterverarbeitung aufbewahrt, müssen sie der ,,Prüfung auf Sterilität" des Arzneibuches entsprechen.

XXIV Änderungen zum 2. Nachtrag 1983

Seite 21
Vorschrift 24
Unter ,,Potenzierung" werden die letzten 4 Zeilen durch folgenden Text ersetzt:
tropfen" nach Vorschrift 15, auch in Mischungen nach Vorschrift 16.

Werden wäßrige Urtinkturen nach Vorschrift 24 und ihre flüssigen Verdünnungen zur Weiterverarbeitung aufbewahrt, müssen sie der ,,Prüfung auf Sterilität" des Arzneibuches entsprechen.

MONOGRAPHIEN

Seite 69
CHELIDONIUM MAJUS
In der zweiten Zeile unter ,,PRÜFUNG AUF IDENTITÄT" A ist die Farbangabe ,,rötlichbraune" durch ,,rötlichblaue" zu ersetzen.

Seite 77
CICHORIUM INTYBUS Rh
Der erste Satz sowie die gesamte ,,BESCHREIBUNG" ist durch den folgenden Text zu ersetzen:
Verwendet werden die ganzen, zur Blütezeit gesammelten Pflanzen von *Cichorium intybus* L. subsp. *sativum* (DC) JANCHEN.

BESCHREIBUNG

Die Pflanzen sind geruchlos und haben leicht bitteren Geschmack.

Sie haben eine milchsaftführende, einfach oder gegabelte, zylindrische oder spindelförmige, 10 bis 30 cm lange, dicke, meist mehrköpfige Wurzel, die bis 400, selten mehr als 500 g wiegt. Eine helle, von ausgetretenem Milchsaft an Bruchstellen weißlich überlaufene Rinde umgibt einen mehr als die Hälfte des Durchmessers einnehmenden, hellen Holzkörper. Der aus der Wurzel entspringende, steifaufrechte, längsrinnige, innerhalb des weißlichen Markes hohle Stengel ist 150 bis 200 cm hoch, unten relativ wenig, oben jedoch stärker sparrig verzweigt, kahl oder häufiger, bisweilen drüsigborstig, behaart. Die Laubblätter sind verkehrt-eiförmig, länglich, bis 15 cm breit und bis 40 cm lang, kahl oder vielfach unterseits steifhaarig und schrotsägeförmig bis zerschlitzt und ausgebreitet oder fast ganzrandig und aufwärts gerichtet. Die untersten sind allmählich in den kurzen Stiel verschmälert. Die unteren Stengelblätter sind den grundständigen Blättern fast gleichgestaltet, jedoch mit abgesetztem oder schwach pfeilförmigem Grund sitzend. Die oberen sowie die Blätter im Bereich des Blütenstandes sind länglich bis lanzettlich mit gestutztem oder herzförmigem Grund sitzend. Die zahlreichen Blütenköpfchen treten einzeln oder zu mehreren auf, sind sitzend oder kurz wechselständig, seitenständig oder auf einem bis zu 7 cm langen, keulenförmig verdickten Stiel endständig. Sie haben einen Durchmesser von 3 bis 4 cm und werden von einem borstig-bewimperten, häufig drüsig behaarten Hüllkelch aus einem äußeren Kranz von 5 oder 8 eiförmigen, zurückgebogen abstehenden und einem bis doppelt so langen, inneren Kranz von etwa 8 länglichen, aufrechten Hüllblättern umgeben. Die hellblauen, selten rosaroten oder weißen Blüten sind bis dreimal länger als der Hüllkelch. Die zungenförmige, in 5 kurze Zähne auslaufende und nur an der Basis röhrige Blumenkrone ist unterseits drüsenhaarig. Jede Blüte enthält 5 an den Antheren zu einer Röhre verklebte, meist blaue Staubblätter und einen durch diese Röhre wachsenden, ebenfalls blauen, zweiklappig nach außen gebogenen, an der Unterseite mit Fegehaaren besetzten Griffel. Der Fruchtknoten ist unterständig, weißlich und 1 bis 2 mm lang. Die Früchte sind verkehrt-eiförmige, undeutlich 2- bis 5kantige, 2 bis 3 mm lange, strohgelbe oder hellbraune bis fast schwärzliche Achänen, die einen kleinen, ein unscheinbares Krönchen bildenden Pappus tragen.

Seite 107
GALIUM ODORATUM

PRÜFUNG AUF IDENTITÄT

In der ersten Zeile der ,,PRÜFUNG AUF IDENTITÄT" A *ist die Angabe* ,,Kaliumhydroxid-Lösung R" *durch* ,,Kaliumhydroxid-Lösung RN" *zu ersetzen.*

Seite 121
LAVANDULA ANGUSTIFOLIA E FLORIBUS SICCATUS
Nach dem letzten Absatz der ,,PRÜFUNG AUF IDENTITÄT" C *und vor dem Abschnitt* **,,Fremde Bestandteile"** *ist die Überschrift* ,,PRÜFUNG AUF REINHEIT" *einzufügen.*

Seite 133
MALVA, ÄTHANOL. INFUSUM
Die ersten beiden Druckzeilen der ,,PRÜFUNG AUF IDENTITÄT" B. *sind durch folgende Fassung zu ersetzen:*
B. Chromatographie: Die Prüfung erfolgt dünnschichtchromatographisch auf einer Schicht von Cellulose zur Chromatographie R 1.

Seite 168
SOLIDAGO VIRGAUREA
Unter ,,PRÜFUNG AUF IDENTITÄT" *ist der Abschnitt* ,,D. Chromatographie" *durch folgende Fassung zu ersetzen:*
D. Chromatographie: Die Prüfung erfolgt dünnschichtchromatographisch auf einer Schicht von Kieselgel H R.

Untersuchungslösung: 5,0 ml Urtinktur werden auf dem Wasserbad auf etwa 0,5 ml eingeengt; der Rückstand wird in 25 ml Wasser aufgenommen und erforderlichenfalls filtriert. Die Lösung wird zweimal mit je 25 ml n-Butanol *R* ausgeschüttelt; die vereinigten organischen Phasen werden unter vermindertem Druck eingeengt. Dieser Rückstand wird in 20 ml Wasser und 3 ml Salzsäure *R* aufgenommen und eine Stunde lang auf dem Wasserbad unter Rückfluß erhitzt. Die erkaltete Mischung wird dreimal mit je 20 ml peroxidfreiem Äther *R* ausgeschüttelt; die vereinigten Ätherphasen werden eingeengt. Der Rückstand wird in 5 ml Methanol *R* aufgenommen.

Vergleichslösung: 10 mg Thymol *R* werden in 10 ml Methanol *R* gelöst.

Aufgetragen werden getrennt 50 µl Untersuchungslösung und 10 µl Vergleichslösung. Die Chromatographie erfolgt über eine Laufstrecke von 10 cm mit einer Mischung aus 90 Volumteilen Chloroform *R* und 10 Volumteilen Methanol *R*. Nach Verdunsten des Fließmittels bei Raumtemperatur wird die Platte mit Anisaldehyd-Lösung *R* besprüht, 5 bis 10 Minuten lang auf 105 bis 110 °C erhitzt und innerhalb von 10 Minuten im Tageslicht ausgewertet.

Das Chromatogramm der Vergleichslösung zeigt im oberen Drittel des Rf-Bereiches den orangerot gefärbten Fleck des Thymols (Rst 1,0).

Das Chromatogramm der Untersuchungslösung zeigt einen intensiv graublauen Fleck bei Rst 0,8 bis 0,9 und einen dunkelvioletten Fleck bei Rst 1,2 bis 1,3. Zwischen diesen beiden Flecken liegen zwei hellviolette Flecke; bei Rst 0,6 bis 0,7 findet sich ein grünlichblauer Fleck.

REAGENZIEN

REAGENZIEN

Blutkörperchen-Sprühlösung

2,0 ml der gut durchmischten, konzentrierten Blutkörperchensuspension (siehe ,,Blutkörperchensuspension *RH*") werden in einem Meßkolben mit Phosphat-Pufferlösung *p*H 7,4 *R* zu 25,0 ml aufgefüllt. Diese Suspension kann so lange verwendet werden, wie die überstehende Flüssigkeit klar und farblos bleibt; sie muß kühl aufbewahrt werden.

Bromkresolgrün-Lösung

0,10 g Bromkresolgrün *R* werden in einer Mischung von 12,0 ml Wasser und 2,4 ml 0,1 N-Natriumhydroxid-Lösung gelöst; diese Lösung wird mit Wasser zu 100,0 ml aufgefüllt.

Cantharidin

$C_{10}H_{12}O_4$ MG 196,2

2endo, 3endo-Dimethyl-7-oxa-norbornan-2exo, 3exo-dicarbonsäureanhydrid.

Farblose, glänzende, sublimierbare Plättchen; praktisch unlöslich in kaltem Wasser, sehr schwer löslich in heißem Wasser, Äthanol und Äther, wenig löslich in Äthylacetat, Aceton und Chloroform, unter Erwärmen löslich in fetten Ölen, Wachsen und Harzen.

Schmelzpunkt (Ph.Eur.): etwa 218 °C (Kapillar-Methode)

Die Lösung von 50 mg Substanz in 2 ml Schwefelsäure *R* muß farblos (Ph.Eur., Methode I) sein.

Die unter Erwärmen hergestellte Lösung von 50 mg Substanz in 12 ml verdünnter Natriumhydroxid-Lösung *R* muß klar (Ph.Eur., Methode A) und farblos (Ph.Eur., Methode II) sein.

Die unter Erwärmen hergestellte Lösung von 50 mg Substanz in 4 ml Chloroform *R* muß klar (Ph.Eur., Methode A) und farblos (Ph.Eur., Methode I) sein.

Chromatographie: Die Prüfung erfolgt dünnschichtchromatographisch wie unter ,,Prüfung auf Identität B" in der Monographie LYTTA VESICATORIA angegeben.

Aufgetragen werden 50 µl einer 0,1prozentigen Lösung (G/V) der Substanz in Methylenchlorid R. Nach dem Entwickeln muß das Chromatogramm einen Fleck mit einem Rf-Wert von etwa 0,25 zeigen.

Citrat-Phosphat-Pufferlösung pH 5,5

56,9 Volumteile 0,2 M-Natriummonohydrogenphosphat-Lösung und 43,1 Volumteile 0,1 M-Citronensäure-Lösung werden gemischt.

Cumarin

$C_9H_6O_2$
2-Oxo-2H-chromen
5,6-Benzo-pyron-(2)

MG 146,1

Farblose Kristalle mit charakteristischem Geruch und bitterem Geschmack; sehr schwer löslich in kaltem Wasser, löslich in siedendem Wasser, leicht löslich in Äthanol, Äther und Chloroform. Die Substanz ist mit Wasserdampf flüchtig.

Schmelzpunkt (Ph.Eur.): 68 bis 71 °C (Kapillar-Methode).

Chromatographie: Die Prüfung erfolgt dünnschichtchromatographisch auf einer Schicht von Kieselgel HF_{254} R.

Untersuchungslösung: 10 mg Substanz werden in 10 ml Methanol R gelöst.
Aufgetragen werden 10 µl Untersuchungslösung. Die Chromatographie erfolgt über eine Laufstrecke von 15 cm mit Methylenchlorid R. Nach Verdunsten der mobilen Phase bei Raumtemperatur erscheint im ultravioletten Licht bei 254 nm ein stark fluoreszenzmindernder Fleck im mittleren Drittel des Rf-Bereiches. Nach Besprühen mit methanolischer Kaliumhydroxid-Lösung RN fluoresziert dieser Fleck im ultravioletten Licht bei 365 nm intensiv gelb.

Eisen (III)-chlorid-Reagenz

1,2 g Eisen(III)-chlorid R werden in 12 ml Salzsäure R gelöst; diese Lösung wird mit 120 ml Äther R versetzt.
Während des Sprühens ist kräftig zu schütteln.

LAGERUNG

Dicht verschlossen.

Fructose

Muß der Monographie LAEVULOSUM (Ph.Eur.) entsprechen.

Hydroxylamin-Lösung

Lösung a: 2,0 g Hydroxylaminhydrochlorid *R* werden in 5 ml Wasser gelöst und mit Äthanol *R* zu 20,0 ml aufgefüllt.

Lösung b: 4,0 g Kaliumhydroxid *R* werden in 5 ml Wasser gelöst und mit Äthanol *R* zu 40,0 ml aufgefüllt.
   1 Volumteil Lösung a wird mit 2 Volumteilen Lösung b gemischt; die Mischung wird filtriert.

LAGERUNG

Die Lösung a ist kühl aufzubewahren; die kühl aufbewahrte Mischung ist etwa 2 Wochen lang verwendbar.

Isobutylmethylketon, salzsäuregesättigtes

100 ml frisch destilliertes Isobutylmethylketon *R* werden 1 Minute lang mit 1 ml Salzsäure *R* 1 geschüttelt.
   Bei Bedarf frisch herzustellen.

Kaliumnatriumtartrat-Lösung, bleifreie

10 g Kaliumnatriumtartrat *R* werden in 30 ml Wasser gelöst und mit 0,05 ml verdünnter Ammoniaklösung *R* 1 versetzt. Die Lösung wird in einem Scheidetrichter so oft mit Mischungen von jeweils 0,2 ml Dithizon-Lösung *R* mit 5 ml Chloroform *R* ausgeschüttelt, bis sich die Färbung der Dithizon-Lösung nicht mehr ändert. Dann wird die wäßrige Lösung so oft mit jeweils 10 ml Chloroform *R* ausgeschüttelt, bis die Chloroformschicht farblos bleibt. Die wäßrige Schicht wird mit Wasser zu 100 ml verdünnt.

Kationenaustauscher, stark saurer

Synthetischer, organischer Polyelektrolyt mit fixierten Sulfonsäure-Gruppen und austauschbaren Kationen.
   Gelbbraune bis rotbraune, leicht aneinanderhaftende Körnchen von etwa 0,5 mm Durchmesser; praktisch unlöslich in Wasser, verdünnten Laugen, verdünnten Säuren und wasserfreiem Äthanol.

Trocknungsverlust (Ph.Eur.): 45,0 bis 55,0 Prozent, mit 1,00 g Substanz durch Trocknen im Trockenschrank bei 100 bis 105 °C bestimmt.

Austauschkapazität: Mindestens 4,5 Milliäquivalente/Gramm, berechnet auf die getrocknete Substanz. In einem Glasrohr (10 mm lichte Weite und etwa 300 mm Länge), das unten mit einem Hahn verschließbar und darüber mit etwas Glaswolle abgedichtet ist, läßt man auf 1,00 g Substanz 20 ml 1 N-Salzsäure bei einer Durchlaufgeschwindigkeit von 2 bis 3 ml je Minute einwirken. Bei völlig geöffnetem Hahn wird mit kohlendioxidfreiem Wasser R bis zur neutralen Reaktion gegen blaues Lackmuspapier R nachgewaschen. Anschließend läßt man bei einer Durchlaufgeschwindigkeit von 2 bis 3 ml je Minute 20 ml einer 10prozentigen Lösung (G/V) von Natriumchlorid R auf den Austauscher einwirken und wäscht bei völlig geöffnetem Hahn mit 50 ml Wasser nach. Das Eluat wird nach Zugabe von 0,15 ml Methylrot-Mischindikator-Lösung R mit 0,1 N-Natriumhydroxid-Lösung titriert. Berechnet auf die getrocknete Substanz, müssen je Gramm Substanz mindestens 45 ml 0,1 N-Natriumhydroxid-Lösung verbraucht werden.

Kupfer-Standard-Lösung (100 ppm Cu)

3,929 g Kupfer(II)-sulfat R werden in Wasser zu 1000,0 ml gelöst; 100,0 ml dieser Lösung werden zu 1000,0 ml verdünnt.

Pufferlösung pH 5,6

10,5 g Citronensäure R und 100,0 ml 1 N-Natriumhydroxid-Lösung werden in Wasser zu 500,0 ml gelöst; 345,0 ml dieser Lösung werden mit 155,0 ml 0,1 N-Natriumhydroxid-Lösung gemischt.

Strontiumnitrat $Sr(NO_3)_2$ (MG 211,6)

Mindestens 99,0 und höchstens 100,5 Prozent $Sr(NO_3)_2$.
  Farblose Kristalle oder weißes, kristallines Pulver; leicht löslich in Wasser, sehr schwer löslich in Äthanol R.
  Prüflösung: Etwa 100 mg Substanz werden in Wasser zu 100,0 ml gelöst.
  Die Substanz gibt die Identitätsreaktion a), die Prüflösung die Identitätsreaktion b) auf Nitrat (Ph.Eur.).
  Die Prüflösung zeigt beim Versprühen in einer Acetylen-Distickstoffmonoxid-Flamme eine Emission bei 460,7 nm, gemessen bei einer spektralen Bandbreite von 0,1 nm, und färbt die Flamme rot.
  Gehaltsbestimmung: Etwa 0,200 g Substanz, genau gewogen, werden in 50 ml Wasser gelöst. Dann werden nacheinander unter Umschwenken 10,00 ml 0,1 M-Natrium-ÄDTA-Lösung, 10,00 ml 0,1 M-Zinksulfat-Lösung, 4 ml Pufferlösung pH 10,9 R sowie etwa 30 mg Eriochromschwarz-T-Mischindikator R zugegeben; die Mischung wird mit 0,1 M-Natrium-ÄDTA-Lösung bis zum Farbumschlag nach Grün titriert.
  1 ml 0,1 M-Natrium-ÄDTA-Lösung entspricht 21,16 mg $Sr(NO_3)_2$.

Strontium-Standard-Lösung (1000 ppm SR)

2,415 Strontiumnitrat RH werden in Wasser zu 1000,0 ml gelöst.

Trichloräthylen

Muß der Monographie TRICHLORETHYLENUM (Ph.Eur.) entsprechen; in Abweichung von dieser Monographie darf jedoch kein Thymol und auch kein Farbstoff zugesetzt sein.

ALLGEMEINE BESTIMMUNGEN ZUR HERSTELLUNG HOMÖOPATHISCHER ARZNEIMITTEL

ALLGEMEINE BESTIMMUNGEN ZUR HERSTELLUNG HOMÖOPATHISCHER ARZNEIMITTEL

ARZNEITRÄGER UND HILFSSTOFFE

Argon

Ascorbat-Phosphat-Pufferlösung

41,40 g NATRIUMMONOHYDROGENPHOSPHAT werden in WASSER FÜR INJEKTIONSZWECKE zu 1000,0 ml gelöst. Die Lösung wird in einem geeigneten Gefäß dreimal je 3 Minuten lang unter Wasserstrahlpumpen-Vakuum mit Ultraschall behandelt; nach jeder Ultraschall-Behandlung wird die Lösung mit Argon begast und umgeschwenkt. Danach werden in dieser Lösung 3,40 g ASCORBINSÄURE gelöst.

pH-Wert (Ph.Eur.): Der pH-Wert der Lösung muß zwischen 7,2 und 7,4 liegen.

Aussehen der Lösung: Die Lösung muß farblos (Ph.Eur., Methode II) sein.

Die Lösung ist bei Bedarf frisch herzustellen.

Hämatit

Molke

Molke wird aus gesäuerter Milch durch Abtrennen der serösen Phase gewonnen. Dazu wird sterilisierte Milch mit *Lactobacillus plantarum* beimpft; nach 3 Tagen wird abfiltriert. Unter Verwendung von 10 ml Filtrat wird die Molke nach folgendem Verfahren hergestellt:

In einem glasierten Tontopf wird 1 l frische Milch mit 10 ml Molke oder – beim ersten Ansetzen – mit 10 ml des obigen Filtrates versetzt und 3 Tage lang bei einer Temperatur von etwa 25 °C vor Licht geschützt aufbewahrt. Dann wird die gebildete feste Schicht entfernt; dabei muß diese Schicht fest geschlossen sein und darf keine Gasblasen aufweisen. Anschließend wird filtriert, wobei die ersten 100 ml Filtrat verworfen werden.

Der *pH-Wert* (Ph.Eur.) der Molke muß zwischen 4,0 und 4,5 liegen.

Molke darf keinen Geruch nach Hefe oder Buttersäure aufweisen.

Frisch hergestellte Molke darf keine stärkere Opaleszenz aufweisen als eine aus 1,5 ml Chlorid-Verdünnung I, 5,0 ml Salpetersäure *R*, 2,5 ml Wasser und 1,0 ml Silbernitrat-Lösung *R* 2 hergestellte Vergleichslösung (Ph.Eur., Methode B).

Die Farbe von frisch hergestellter Molke muß zwischen den Farben der Farbvergleichslösungen GG_2 und GG_5 liegen (Ph.Eur., Methode I).

Molke wird sofort weiterverarbeitet zur Herstellung von Urtinkturen nach den Vorschriften 34a–e und 36. Die zur Herstellung eines weiteren Ansatzes erforderliche Molke wird bei 4 °C vor Licht geschützt aufbewahrt.

Natriumhydrogencarbonat

Pflanzenöle entsprechend den Monographien des Arzneibuches

Zink

Zuckersirup entsprechend der Monographie des Arzneibuches, jedoch ohne Zusatz von Konservierungsmitteln.
  Bei Bedarf frisch herzustellen.

HERSTELLUNG

Vorschrift 27: Spagirische Urtinkturen nach Krauß und ihre flüssigen Verdünnungen

Spagirische Urtinkturen nach Vorschrift 27 werden aus frischen Pflanzen oder Pflanzenteilen, die mehr als 70 Prozent Feuchtigkeit (Trocknungsverlust) enthalten, nach dem unten beschriebenen Verfahren hergestellt.
  Das Pflanzenmaterial wird fein zerkleinert und kühl gestellt. Von einer Probe wird der Trocknungsverlust bestimmt. In einem geeigneten Ansatzgefäß wird die Pflanzenmasse mit Wasser, Saccharose und Hefe vermischt; dabei werden die erforderliche Menge Wasser (W) nach der Formel

$$W = \frac{M \cdot T}{100} \, [kg]$$

M = Gewicht der Pflanzenmasse in kg
T = Trocknungsverlust der Probe in Prozent,

die erforderliche Menge Saccharose (S) nach der Formel

$$S = 2 \cdot M \cdot T \, [g]$$

M = Gewicht der Pflanzenmasse in kg
T = Trocknungsverlust der Probe in Prozent

und die erforderliche Menge Hefe (H) nach der Formel

$$H = 0{,}1 \cdot M \cdot T \, [g]$$

M = Gewicht der Pflanzenmasse in kg
T = Trocknungsverlust der Probe in Prozent

errechnet.
  Das Ansatzgefäß wird mit einem Gäraufsatz verschlossen und der Ansatz bei einer Temperatur von etwa 35 °C der Gärung überlassen. Sobald die Gärungsvor-

Herstellung

gänge zum Stillstand gekommen sind, wird abgepreßt und der Preßsaft bei einer 20 °C nicht übersteigenden Temperatur vor Licht geschützt aufbewahrt.

Der luftgetrocknete Abpreßrückstand wird nach dem in der Monographie EXTRAKTE des Arzneibuches beschriebenen Verfahren mit Äthanol 86 Prozent perkoliert; die zur Perkolation insgesamt erforderliche Menge Äthanol 86 Prozent (Ä) wird nach der Formel

$$Ä = \frac{M \cdot T}{100} \ [kg]$$

M = Gewicht der frischen Pflanzenmasse in kg
T = Trocknungsverlust der Probe in Prozent

errechnet.

Die Mischung von 2 Teilen Preßsaft, 1 Teil Perkolat und 7 Teilen Äthanol 30 Prozent ist die Urtinktur. Die Urtinktur bleibt mindestens 5 Tage lang bei einer 20 °C nicht übersteigenden Temperatur stehen; danach wird filtriert.

Potenzierung

Die Urtinktur entspricht der 1. Dezimalverdünnung (Ø = D 1).
Die 2. Dezimalverdünnung (D 2) wird aus
    1 Teil Urtinktur und
    9 Teilen Äthanol 30 Prozent
hergestellt. Entsprechend wird bei den folgenden Verdünnungen verfahren.

BESCHRIFTUNG

Zubereitungen nach Vorschrift 27 tragen in der Bezeichnung den Zusatz ,,spag. Krauß"; das gleiche gilt für die daraus hergestellten Darreichungsformen.

Vorschrift 28: Spagirische Urtinkturen nach Krauß und ihre flüssigen Verdünnungen

Spagirische Urtinkturen nach Vorschrift 28 werden aus frischen Pflanzen oder Pflanzenteilen, die mehr als 40 und nicht mehr als 70 Prozent Feuchtigkeit (Trocknungsverlust) enthalten, nach dem in Vorschrift 27 beschriebenen Verfahren hergestellt.

Abweichend von Vorschrift 27 werden die erforderliche Menge Wasser (W) nach der Formel

$$W = \frac{2 \cdot M \cdot T}{100} \ [kg]$$

M = Gewicht der Pflanzenmasse in kg
T = Trocknungsverlust der Probe in Prozent,

die erforderliche Menge Saccharose (S) nach der Formel
$$S = 3 \cdot M \cdot T \text{ [g]}$$
M = Gewicht der Pflanzenmasse in kg
T = Trocknungsverlust der Probe in Prozent

und die erforderliche Menge Hefe (H) nach der Formel
$$H = 0{,}15 \cdot M \cdot T \text{ [g]}$$
M = Gewicht der Pflanzenmasse in kg
T = Trocknungsverlust der Probe in Prozent

errechnet.

Die Mischung von 3 Teilen Preßsaft, 1 Teil Perkolat und 6 Teilen Äthanol 30 Prozent ist die Urtinktur. Die Urtinktur bleibt mindestens 5 Tage lang bei einer 20 °C nicht übersteigenden Temperatur stehen; danach wird filtriert.

Potenzierung

Die Urtinktur entspricht der 1. Dezimalverdünnung ($\emptyset$ = D 1).
Die 2. Dezimalverdünnung (D 2) wird aus
  1 Teil Urtinktur und
  9 Teilen Äthanol 30 Prozent
hergestellt. Entsprechend wird bei den folgenden Verdünnungen verfahren.

BESCHRIFTUNG

Zubereitungen nach Vorschrift 28 tragen in der Bezeichnung den Zusatz „spag. Krauß"; das gleiche gilt für die daraus hergestellten Darreichungsformen.

Vorschrift 29: Spagirische Urtinkturen nach Krauß und ihre flüssigen Verdünnungen

Spagirische Urtinkturen nach Vorschrift 29 werden aus frischen Pflanzen oder Pflanzenteilen, die höchstens 40 Prozent Feuchtigkeit (Trocknungsverlust) enthalten, nach dem in Vorschrift 27 beschriebenen Verfahren hergestellt.

Abweichend von Vorschrift 27 werden die erforderliche Menge Wasser (W) nach der Formel
$$W = \frac{3 \cdot M \cdot T}{100} \text{ [kg]}$$
M = Gewicht der Pflanzenmasse in kg
T = Trocknungsverlust der Probe in Prozent,

die erforderliche Menge Saccharose (S) nach der Formel

$$S = 4 \cdot M \cdot T \; [g]$$

M = Gewicht der Pflanzenmasse in kg
T = Trocknungsverlust der Probe in Prozent,

die erforderliche Menge Hefe (H) nach der Formel

$$H = 0{,}2 \cdot M \cdot T \; [g]$$

M = Gewicht der Pflanzenmasse in kg
T = Trocknungsverlust der Probe in Prozent

und die für die Perkolation insgesamt erforderliche Menge Äthanol 86 Prozent (Ä) nach der Formel

$$Ä = \frac{2 \cdot M \cdot T}{100} \; [kg]$$

M = Gewicht der frischen Pflanzenmasse in kg
T = Trocknungsverlust der Probe in Prozent

errechnet.

Die Mischung von 2 Teilen Preßsaft, 1 Teil Perkolat und 2 Teilen Äthanol 30 Prozent ist die Urtinktur. Die Urtinktur bleibt mindestens 5 Tage lang bei einer 20 °C nicht übersteigenden Temperatur stehen; danach wird filtriert.

Potenzierung

Die Urtinktur entspricht der 1. Dezimalverdünnung (Ø = D1).
Die 2. Dezimalverdünnung (D2) wird aus
    1 Teil Urtinktur und
    9 Teilen Äthanol 30 Prozent
hergestellt. Entsprechend wird bei den folgenden Verdünnungen verfahren.

BESCHRIFTUNG

Zubereitungen nach Vorschrift 29 tragen in der Bezeichnung den Zusatz „spag. Krauß"; das gleiche gilt für die daraus hergestellten Darreichungsformen.

Vorschrift 30: Spagirische Urtinkturen nach Krauß und ihre flüssigen Verdünnungen

Spagirische Urtinkturen nach Vorschrift 30 werden aus getrockneten Pflanzen oder Pflanzenteilen nach dem in Vorschrift 27 beschriebenen Verfahren hergestellt.

Abweichend von Vorschrift 27 wird der wäßrige Ansatz aus 100 Teilen grob gepulverter Droge (710), 400 Teilen Wasser, 40 Teilen Saccharose und 2 Teilen Hefe bereitet. Zur Perkolation des Abpreßrückstandes werden auf 1 Teil luftgetrockneten Abpreßrückstand insgesamt 4 Teile Äthanol 86 Prozent eingesetzt.

Die Mischung von 1 Teil Preßsaft, 1 Teil Perkolat und 8 Teilen Äthanol 30 Prozent ist die Urtinktur. Die Urtinktur bleibt mindestens 5 Tage lang bei einer 20 °C nicht übersteigenden Temperatur stehen; danach wird filtriert.

Potenzierung

Die Urtinktur entspricht der 2. Dezimalverdünnung ($\emptyset = D\,2$).
Die 3. Dezimalverdünnung (D 3) wird aus
  1 Teil Urtinktur und
  9 Teilen Äthanol 30 Prozent
hergestellt. Entsprechend wird bei den folgenden Verdünnungen verfahren.

BESCHRIFTUNG

Zubereitungen nach Vorschrift 30 tragen in der Bezeichnung den Zusatz ,,spag. Krauß"; das gleiche gilt für die daraus hergestellten Darreichungsformen.

Vorschrift 31: Spagyrische Urtinkturen und ihre flüssigen Verdünnungen

Spagyrische Urtinkturen nach Vorschrift 31 werden aus frischen Pflanzen oder Pflanzenteilen nach dem unten beschriebenen Verfahren hergestellt.

Die Pflanzen oder Pflanzenteile werden sehr fein zerkleinert. In einem geeigneten Gefäß werden 100 Teile Pflanzenmasse mit 200 Teilen Wasser und 0,05 Teilen Hefe versetzt und unter täglichem Durchmischen bei einer Temperatur von 18 °C der Gärung überlassen. Sobald die Gärungsvorgänge zum Stillstand gekommen sind, wird der Ansatz mit Äthanol 86 Prozent auf einen Äthanolgehalt zwischen 10,0 und 15,0 Prozent eingestellt; der bei der Gärung entstandene Äthanol ist dabei zu berücksichtigen.

In einer geeigneten Druckapparatur wird der Ansatz bei einem Druck von 3,2 bar destilliert. Der Destillationsrückstand wird getrocknet und bei einer Temperatur über 700 °C verascht; die Asche wird auf etwa 150 °C abgekühlt und so mit dem Destillat vermischt.

Diese Mischung wird bei Normaldruck destilliert. Der Destillationsrückstand wird getrocknet und bei einer Temperatur über 850 °C verascht. Die abgekühlte Asche wird mit dem Destillat vermischt. Die Mischung wird 24 Stunden nach Zusatz der Asche gründlich durchgerührt und nach weiteren 60 Stunden filtriert. Das Filtrat ist die Urtinktur.

Potenzierung

Die 1. Dezimalverdünnung (D1) wird aus
 1 Teil Urtinktur und
 9 Teilen einer Mischung von 1 Teil Äthanol 86 Prozent und 4 Teilen isotonischer Natriumchlorid-Lösung
hergestellt. Entsprechend wird bei den folgenden Verdünnungen verfahren.

BESCHRIFTUNG

Zubereitungen nach Vorschrift 31 tragen in der Bezeichnung den Zusatz ,,spag. bidest."; das gleiche gilt für die daraus hergestellten Darreichungsformen.

Vorschrift 32: Gepufferte wäßrige Urtinkturen und ihre flüssigen Verdünnungen

Gepufferte wäßrige Urtinkturen nach Vorschrift 32 werden durch Mazeration frischer Pflanzen oder Pflanzenteile nach dem nachfolgend beschriebenen Verfahren hergestellt.

Vor Beginn der Verarbeitung wird von einer Probe des Pflanzenmaterials der Trocknungsverlust bestimmt. Dann wird 1 Teil Pflanzenmasse mit 2 Teilen Ascorbat-Phosphat-Pufferlösung versetzt und in dieser Mischung so fein zerkleinert, daß ein homogener Brei entsteht.

Die für die eingesetzte Pflanzenmasse insgesamt erforderliche Menge Ascorbat-Phosphat-Pufferlösung (P) wird nach folgender Formel errechnet, die bereits zugesetzte Menge davon abgezogen und der Rest mit dem Ansatz gemischt.

$$P = \frac{4 \cdot M \cdot T}{100} \; [kg]$$

M = Gewicht der Pflanzenmasse in kg
T = Trocknungsverlust der Probe in Prozent

Nach längstens 60 Minuten wird abgepreßt und filtriert.

Potenzierung

Die 1. Dezimalverdünnung (D1) wird aus
 1 Teil Urtinktur und
 9 Teilen Ascorbat-Phosphat-Pufferlösung
hergestellt. Entsprechend wird bei den folgenden Verdünnungen verfahren. Dabei ist bis einschließlich der 5. Dezimalverdünnung mit Ascorbat-Phosphat-Pufferlösung und von der 6. Dezimalverdünnung an mit isotonischer Natriumchlorid-Lösung zu potenzieren.

Stark schäumende gepufferte wäßrige Urtinkturen und flüssige Verdünnungen sind abweichend von den allgemeinen Bestimmungen in blasenfrei gefüllten

18   Allgemeine Bestimmungen

Gefäßen so zu potenzieren, daß mindestens 1 Minute lang in einer Apparatur gemischt wird, die Dreh-, Kipp- und Schaukelbewegungen durchgeführt, die ständig wechselnd beschleunigt und verzögert werden.

Gepufferte wäßrige Urtinkturen nach Vorschrift 32 werden sofort nach der Herstellung weiterverarbeitet. Sie dienen ausschließlich zur Herstellung von ,,Flüssigen Verdünnungen zur Injektion" nach Vorschrift 11.

Werden flüssige Verdünnungen nach Vorschrift 32 zur Weiterverarbeitung aufbewahrt, müssen sie der ,,Prüfung auf Sterilität" des Arzneibuches entsprechen.

BESCHRIFTUNG

Zubereitungen nach Vorschrift 32 tragen in der Bezeichnung den Zusatz ,,col."; das gleiche gilt für die daraus hergestellten Darreichungsformen.

Vorschrift 33a: Wäßrige Urtinkturen mit Wärmebehandlung und Fermentation und deren flüssige Verdünnungen

Wäßrige Urtinkturen nach Vorschrift 33a werden durch Mazeration und Vergärung frischer Pflanzen oder Pflanzenteile nach dem nachfolgend beschriebenen Verfahren hergestellt.

100 Teile fein zerkleinertes Pflanzenmaterial werden mit 0,75 Teilen Honig, 0,75 Teilen Lactose und 50 Teilen Wasser versetzt; der pH-Wert des Ansatzes wird ermittelt. Der Ansatz wird morgens und abends jeweils zwei Stunden lang in eine Eis-Wasser-Mischung gestellt; direkt davor und danach wird durchgerührt. Die übrige Zeit wird der Ansatz in ein Wasserbad von etwa 37 °C gestellt. Sobald der pH-Wert des Ansatzes abzusinken beginnt, wird der Ansatz – abgesehen von den Kühlphasen – bei Zimmertemperatur aufbewahrt. Sofern in der Monographie nicht anders vorgeschrieben, wird nach dreieinhalb Tagen innerhalb einer Kühlphase abgepreßt. Der Preßsaft wird weitere dreieinhalb Tage lang morgens und abends jeweils zwei Stunden lang in eine Eis-Wasser-Mischung gestellt; direkt davor und danach wird durchgerührt. Die übrige Zeit wird der Preßsaft bei Zimmertemperatur aufbewahrt. Nach dreieinhalb Tagen wird der Preßsaft durch Mull filtriert; das Filtrat ist in der Regel trüb.

Eine ausreichende Menge des luftgetrockneten Abpreßrückstandes wird in einem Porzellantiegel bei Dunkelrotglut verascht. Direkt nach der Filtration werden auf je 100 ml Filtrat etwa 50 mg Asche zugesetzt. Diese Mischung ist die Urtinktur.

Die Weiterverarbeitung der Urtinktur erfolgt frühestens 6 Monate nach Zusatz der Asche. Dabei darf ein eventuell gebildeter Bodensatz nicht mitverarbeitet werden.

Herstellung

Potenzierung

Die 1. Dezimalverdünnung (D 1) wird aus
  1 Teil Urtinktur und
  9 Teilen Wasser für Injektionszwecke
hergestellt. Entsprechend wird bei den folgenden Verdünnungen verfahren.

Die 1. Centesimalverdünnung (C 1) wird aus
  1 Teil Urtinktur und
  99 Teilen Wasser für Injektionszwecke
hergestellt. Entsprechend wird bei den folgenden Verdünnungen verfahren.

Werden flüssige Verdünnungen nach Vorschrift 33a zur Weiterverarbeitung aufbewahrt, müssen sie der ,,Prüfung auf Sterilität" des Arzneibuches entsprechen.

BESCHRIFTUNG

Zubereitungen nach Vorschrift 33a tragen in der Bezeichnung den Zusatz ,,ferm 33a"; das gleiche gilt für die daraus hergestellten Darreichungsformen.

LAGERUNG

Vor Licht geschützt, dicht verschlossen; die Urtinktur unterhalb 15 °C.

Vorschrift 33b: Wäßrige Urtinkturen mit Wärmebehandlung und Fermentation und deren flüssige Verdünnungen

Wäßrige Urtinkturen nach Vorschrift 33b werden durch Mazeration und Vergärung frischer Pflanzen oder Pflanzenteile nach dem in Vorschrift 33a beschriebenen Verfahren hergestellt.

Abweichend von Vorschrift 33a wird der Ansatz aus 100 Teilen fein zerkleinertem Pflanzenmaterial, 0,75 Teilen Honig, 0,75 Teilen Lactose und 75 Teilen Wasser bereitet.

Die Weiterverarbeitung der Urtinktur erfolgt frühestens 6 Monate nach Zusatz der Asche. Dabei darf ein eventuell gebildeter Bodensatz nicht mitverarbeitet werden.

Potenzierung

Die 1. Dezimalverdünnung (D 1) wird aus
  1 Teil Urtinktur und
  9 Teilen Wasser für Injektionszwecke
hergestellt. Entsprechend wird bei den folgenden Verdünnungen verfahren.

Die 1. Centesimalverdünnung (C1) wird aus
1 Teil Urtinktur und
99 Teilen Wasser für Injektionszwecke
hergestellt. Entsprechend wird bei den folgenden Verdünnungen verfahren.

Werden flüssige Verdünnungen nach Vorschrift 33b zur Weiterverarbeitung aufbewahrt, müssen sie der ,,Prüfung auf Sterilität" des Arzneibuches entsprechen.

BESCHRIFTUNG

Zubereitungen nach Vorschrift 33b tragen in der Bezeichnung den Zusatz ,,ferm 33b"; das gleiche gilt für die daraus hergestellten Darreichungsformen.

LAGERUNG

Vor Licht geschützt, dicht verschlossen; die Urtinktur unterhalb 15 °C.

Vorschrift 33c: Wäßrige Urtinkturen mit Wärmebehandlungen und Fermentation und deren flüssige Verdünnungen

Wäßrige Urtinkturen nach Vorschrift 33c werden durch Mazeration und Vergärung frischer Pflanzen oder Pflanzenteile nach dem in Vorschrift 33a beschriebenen Verfahren hergestellt.

Abweichend von Vorschrift 33a wird der Ansatz aus 100 Teilen fein zerkleinertem Pflanzenmaterial, 0,75 Teilen Honig, 0,75 Teilen Lactose und 125 Teilen Wasser bereitet.

Die Weiterverarbeitung der Urtinktur erfolgt frühestens 6 Monate nach Zusatz der Asche. Dabei darf ein eventuell gebildeter Bodensatz nicht mitverarbeitet werden.

Potenzierung

Die 1. Dezimalverdünnung (D1) wird aus
1 Teil Urtinktur und
9 Teilen Wasser für Injektionszwecke
hergestellt. Entsprechend wird bei den folgenden Verdünnungen verfahren.

Die 1. Centesimalverdünnung (C1) wird aus
1 Teil Urtinktur und
99 Teilen Wasser für Injektionszwecke
hergestellt. Entsprechend wird bei den folgenden Verdünnungen verfahren.

Werden flüssige Verdünnungen nach Vorschrift 33c zur Weiterverarbeitung aufbewahrt, müssen sie der ,,Prüfung auf Sterilität" des Arzneibuches entsprechen.

BESCHRIFTUNG

Zubereitungen nach Vorschrift 33c tragen in der Bezeichnung den Zusatz „ferm 33c"; das gleiche gilt für die daraus hergestellten Darreichungsformen.

LAGERUNG

Vor Licht geschützt, dicht verschlossen; die Urtinktur unterhalb 15 °C.

Vorschrift 33d: Wäßrige Urtinkturen mit Wärmebehandlung und Fermentation und deren flüssige Verdünnungen

Wäßrige Urtinkturen nach Vorschrift 33d werden durch Mazeration und Vergärung frischer Pflanzen oder Pflanzenteile nach dem in Vorschrift 33a beschriebenen Verfahren hergestellt.

Abweichend von Vorschrift 33a wird der Ansatz aus 100 Teilen fein zerkleinertem Pflanzenmaterial, 0,75 Teilen Honig, 0,75 Teilen Lactose und 200 Teilen Wasser bereitet.

Die Weiterverarbeitung der Urtinktur erfolgt frühestens 6 Monate nach Zusatz der Asche. Dabei darf ein eventuell gebildeter Bodensatz nicht mitverarbeitet werden.

Potenzierung

Die 1. Dezimalverdünnung (D 1) wird aus
1 Teil Urtinktur und
9 Teilen Wasser für Injektionszwecke
hergestellt. Entsprechend wird bei den folgenden Verdünnungen verfahren.

Die 1. Centesimalverdünnung (C 1) wird aus
1 Teil Urtinktur und
99 Teilen Wasser für Injektionszwecke
hergestellt. Entsprechend wird bei den folgenden Verdünnungen verfahren.

Die 1. Vicesimalverdünnung (Stärke H) wird aus
1 Teil Urtinktur und
19 Teilen Wasser für Injektionszwecke
hergestellt. Entsprechend wird bei den folgenden Verdünnungen verfahren. Die weiteren Vicesimalverdünnungen tragen folgende Bezeichnungen: 2. Verdünnung Stärke G, 3. Verdünnung Stärke F, 4. Verdünnung Stärke E, 5. Verdünnung Stärke D, 6. Verdünnung Stärke C, 8. Verdünnung Stärke B und 10. Verdünnung Stärke A.

Werden flüssige Verdünnungen nach Vorschrift 33d zur Weiterverarbeitung aufbewahrt, müssen sie der „Prüfung auf Sterilität" des Arzneibuches entsprechen.

BESCHRIFTUNG

Zubereitungen nach Vorschrift 33d tragen in der Bezeichnung den Zusatz „ferm 33d"; das gleiche gilt für die daraus hergestellten Darreichungsformen.

LAGERUNG

Vor Licht geschützt, dicht verschlossen; die Urtinktur unterhalb 15 °C.

Vorschrift 33e: Wäßrige Urtinkturen mit Wärmebehandlung und Fermentation und deren flüssige Verdünnungen

Wäßrige Urtinkturen nach Vorschrift 33e werden durch Mazeration und Vergärung frischer Pflanzen oder Pflanzenteile nach dem in Vorschrift 33a beschriebenen Verfahren hergestellt.

Abweichend von Vorschrift 33a wird der Ansatz aus 100 Teilen fein zerkleinertem Pflanzenmaterial, 0,75 Teilen Honig, 0,75 Teilen Lactose und 275 Teilen Wasser bereitet.

Die Weiterverarbeitung der Urtinktur erfolgt frühestens 6 Monate nach Zusatz der Asche. Dabei darf ein eventuell gebildeter Bodensatz nicht mitverarbeitet werden.

Potenzierung

Die 1. Dezimalverdünnung (D 1) wird aus
  1 Teil Urtinktur und
  9 Teilen Wasser für Injektionszwecke
hergestellt. Entsprechend wird bei den folgenden Verdünnungen verfahren.

Die 1. Centesimalverdünnung (C 1) wird aus
  1 Teil Urtinktur und
  99 Teilen Wasser für Injektionszwecke
hergestellt. Entsprechend wird bei den folgenden Verdünnungen verfahren.

Werden flüssige Verdünnungen nach Vorschrift 33e zur Weiterverarbeitung aufbewahrt, müssen sie der „Prüfung auf Sterilität" des Arzneibuches entsprechen.

BESCHRIFTUNG

Zubereitungen nach Vorschrift 33e tragen in der Bezeichnung den Zusatz „ferm 33e"; das gleiche gilt für die daraus hergestellten Darreichungsformen.

LAGERUNG

Vor Licht geschützt, dicht verschlossen; die Urtinktur unterhalb 15 °C.

Herstellung

Vorschrift 34a: Wäßrige Urtinkturen mit Wärmebehandlung und Fermentation und deren flüssige Verdünnungen

Wäßrige Urtinkturen nach Vorschrift 34a werden durch Mazeration und Vergärung frischer Pflanzen oder Pflanzenteile nach dem in Vorschrift 33a beschriebenen Verfahren hergestellt.

Abweichend von Vorschrift 33a wird der Ansatz aus 100 Teilen fein zerkleinertem Pflanzenmaterial und 50 Teilen Molke bereitet.

Die Weiterverarbeitung der Urtinktur erfolgt frühestens 6 Monate nach Zusatz der Asche. Dabei darf ein eventuell gebildeter Bodensatz nicht mitverarbeitet werden.

Potenzierung

Die 1. Dezimalverdünnung (D 1) wird aus
1 Teil Urtinktur und
9 Teilen Wasser für Injektionszwecke
hergestellt. Entsprechend wird bei den folgenden Verdünnungen verfahren.

Die 1. Centesimalverdünnung (C 1) wird aus
1 Teil Urtinktur und
99 Teilen Wasser für Injektionszwecke
hergestellt. Entsprechend wird bei den folgenden Verdünnungen verfahren.

Werden flüssige Verdünnungen nach Vorschrift 34a zur Weiterverarbeitung aufbewahrt, müssen sie der ,,Prüfung auf Sterilität" des Arzneibuches entsprechen.

BESCHRIFTUNG

Zubereitungen nach Vorschrift 34a tragen in der Bezeichnung den Zusatz ,,ferm 34a"; das gleiche gilt für die daraus hergestellten Darreichungsformen.

LAGERUNG

Vor Licht geschützt, dicht verschlossen; die Urtinktur unterhalb 15 °C.

Vorschrift 34b: Wäßrige Urtinkturen mit Wärmebehandlung und Fermentation und deren flüssige Verdünnungen

Wäßrige Urtinkturen nach Vorschrift 34b werden durch Mazeration und Vergärung frischer Pflanzen oder Pflanzenteile nach dem in Vorschrift 33a beschriebenen Verfahren hergestellt.

Abweichend von Vorschrift 33a wird der Ansatz aus 100 Teilen fein zerkleinertem Pflanzenmaterial, 25 Teilen Wasser und 50 Teilen Molke bereitet.

Die Weiterverarbeitung der Urtinktur erfolgt frühestens 6 Monate nach Zusatz der Asche. Dabei darf ein eventuell gebildeter Bodensatz nicht mitverarbeitet werden.

Potenzierung

Die 1. Dezimalverdünnung (D1) wird aus
1 Teil Urtinktur und
9 Teilen Wasser für Injektionszwecke
hergestellt. Entsprechend wird bei den folgenden Verdünnungen verfahren.

Die 1. Centesimalverdünnung (C1) wird aus
1 Teil Urtinktur und
99 Teilen Wasser für Injektionszwecke
hergestellt. Entsprechend wird bei den folgenden Verdünnungen verfahren.

Werden flüssige Verdünnungen nach Vorschrift 34b zur Weiterverarbeitung aufbewahrt, müssen sie der „Prüfung auf Sterilität" des Arzneibuches entsprechen.

BESCHRIFTUNG

Zubereitungen nach Vorschrift 34b tragen in der Bezeichnung den Zusatz „ferm 34b"; das gleiche gilt für die daraus hergestellten Darreichungsformen.

LAGERUNG

Vor Licht geschützt, dicht verschlossen; die Urtinktur unterhalb 15 °C.

Vorschrift 34c: Wäßrige Urtinkturen mit Wärmebehandlung und Fermentation und deren flüssige Verdünnungen

Wäßrige Urtinkturen nach Vorschrift 34c werden durch Mazeration und Vergärung frischer Pflanzen oder Pflanzenteile nach dem in Vorschrift 33a beschriebenen Verfahren hergestellt.

Abweichend von Vorschrift 33a wird der Ansatz aus 100 Teilen fein zerkleinertem Pflanzenmaterial, 75 Teilen Wasser und 50 Teilen Molke bereitet.

Die Weiterverarbeitung der Urtinktur erfolgt frühestens 6 Monate nach Zusatz der Asche. Dabei darf ein eventuell gebildeter Bodensatz nicht mitverarbeitet werden.

Potenzierung

Die 1. Dezimalverdünnung (D1) wird aus
1 Teil Urtinktur und
9 Teilen Wasser für Injektionszwecke
hergestellt. Entsprechend wird bei den folgenden Verdünnungen verfahren.

Die 1. Centesimalverdünnung (C1) wird aus
1 Teil Urtinktur und
99 Teilen Wasser für Injektionszwecke
hergestellt. Entsprechend wird bei den folgenden Verdünnungen verfahren.

Werden flüssige Verdünnungen nach Vorschrift 34c zur Weiterverarbeitung aufbewahrt, müssen sie der „Prüfung auf Sterilität" des Arzneibuches entsprechen.

BESCHRIFTUNG

Zubereitungen nach Vorschrift 34c tragen in der Bezeichnung den Zusatz „ferm 34c"; das gleiche gilt für die daraus hergestellten Darreichungsformen.

LAGERUNG

Vor Licht geschützt, dicht verschlossen; die Urtinktur unterhalb 15 °C.

Vorschrift 34d: Wäßrige Urtinkturen mit Wärmebehandlung und Fermentation und deren flüssige Verdünnungen

Wäßrige Urtinkturen nach Vorschrift 34d werden durch Mazeration und Vergärung frischer Pflanzen oder Pflanzenteile nach dem in Vorschrift 33a beschriebenen Verfahren hergestellt.

Abweichend von Vorschrift 33a wird der Ansatz aus 100 Teilen fein zerkleinertem Pflanzenmaterial, 110 Teilen Wasser und 15 Teilen Molke bereitet.

Die Weiterverarbeitung der Urtinktur erfolgt frühestens 6 Monate nach Zusatz der Asche. Dabei darf ein eventuell gebildeter Bodensatz nicht mitverarbeitet werden.

Potenzierung

Die 1. Dezimalverdünnung (D1) wird aus
1 Teil Urtinktur und
9 Teilen Wasser für Injektionszwecke
hergestellt. Entsprechend wird bei den folgenden Verdünnungen verfahren.

Die 1. Centesimalverdünnung (C1) wird aus
1 Teil Urtinktur und
99 Teilen Wasser für Injektionszwecke
hergestellt. Entsprechend wird bei den folgenden Verdünnungen verfahren.

Werden flüssige Verdünnungen nach Vorschrift 34d zur Weiterverarbeitung aufbewahrt, müssen sie der „Prüfung auf Sterilität" des Arzneibuches entsprechen.

BESCHRIFTUNG

Zubereitungen nach Vorschrift 34d tragen in der Bezeichnung den Zusatz „ferm 34d"; das gleiche gilt für die daraus hergestellten Darreichungsformen.

LAGERUNG

Vor Licht geschützt, dicht verschlossen; die Urtinktur unterhalb 15 °C.

Vorschrift 34e: Wäßrige Urtinkturen mit Wärmebehandlung und Fermentation und deren flüssige Verdünnungen

Wäßrige Urtinkturen nach Vorschrift 34e werden durch Mazeration und Vergärung frischer Pflanzen oder Pflanzenteile nach dem in Vorschrift 33a beschriebenen Verfahren hergestellt.

Abweichend von Vorschrift 33a wird der Ansatz aus 100 Teilen fein zerkleinertem Pflanzenmaterial, 225 Teilen Wasser und 50 Teilen Molke bereitet.

Die Weiterverarbeitung der Urtinktur erfolgt frühestens 6 Monate nach Zusatz der Asche. Dabei darf ein eventuell gebildeter Bodensatz nicht mitverarbeitet werden.

Potenzierung

Die 1. Dezimalverdünnung (D 1) wird aus
  1 Teil Urtinktur und
  9 Teilen Wasser für Injektionszwecke
hergestellt. Entsprechend wird bei den folgenden Verdünnungen verfahren.

Die 1. Centesimalverdünnung (C 1) wird aus
  1 Teil Urtinktur und
  99 Teilen Wasser für Injektionszwecke
hergestellt. Entsprechend wird bei den folgenden Verdünnungen verfahren.

Werden flüssige Verdünnungen nach Vorschrift 34e zur Weiterverarbeitung aufbewahrt, müssen sie der „Prüfung auf Sterilität" des Arzneibuches entsprechen.

BESCHRIFTUNG

Zubereitungen nach Vorschrift 34e tragen in der Bezeichnung den Zusatz „ferm 34e"; das gleiche gilt für die daraus hergestellten Darreichungsformen.

LAGERUNG

Vor Licht geschützt, dicht verschlossen; die Urtinktur unterhalb 15 °C.

Herstellung

Vorschrift 35a: Wäßrige Urtinkturen mit Wärmebehandlung und Fermentation und deren flüssige Verdünnungen

Wäßrige Urtinkturen nach Vorschrift 35a werden durch Mazeration und Vergärung frischer Pflanzen oder Pflanzenteile nach dem nachfolgend beschriebenen Verfahren hergestellt.

100 Teile Pflanzenmaterial werden in 7 Teilmengen aufgeteilt. Der erste Ansatz wird morgens aus einer Teilmenge fein zerkleinertem Pflanzenmaterial, 0,75 Teilen Honig und 500 Teilen Wasser bereitet; der pH-Wert des Ansatzes wird ermittelt. Darauf wird der Ansatz in ein Wasserbad von etwa 37 °C gestellt. Abends wird der Ansatz 2 Stunden lang in eine Eis-Wasser-Mischung gestellt; direkt davor und danach wird durchgerührt. Dann wird der Ansatz wieder in ein Wasserbad von etwa 37 °C gestellt. 24 Stunden nach dem Ansetzen wird abgepreßt und der pH-Wert des Preßsaftes ermittelt.

Der Preßsaft wird mit einer weiteren Teilmenge fein zerkleinertem Pflanzenmaterial vermischt. Dieser Ansatz wird abends 2 Stunden lang in eine Eis-Wasser-Mischung gestellt; direkt davor und danach wird durchgerührt. Sofern der pH-Wert des Preßsaftes unverändert geblieben war, wird der Ansatz die übrige Zeit in ein Wasserbad von etwa 37 °C gestellt; ist der pH-Wert jedoch abgesunken, wird der Ansatz die übrige Zeit bei Zimmertemperatur aufbewahrt. 24 Stunden nach dem Ansetzen wird abgepreßt und der pH-Wert des Preßsaftes ermittelt.

Die weiteren fünf Teilmengen werden in gleicher Weise an den folgenden 5 Tagen verarbeitet. Der zuletzt erhaltene Preßsaft bleibt einige Stunden lang stehen und wird dann durch Mull filtriert; das Filtrat ist in der Regel trüb.

Eine ausreichende Menge des luftgetrockneten Abpreßrückstandes wird in einem Porzellantiegel bei Dunkelrotglut verascht. Direkt nach der Filtration werden auf je 100 ml Filtrat etwa 50 mg Asche zugesetzt. Diese Mischung ist die Urtinktur.

Die Weiterverarbeitung der Urtinktur erfolgt frühestens 6 Monate nach Zusatz der Asche. Dabei darf ein eventuell gebildeter Bodensatz nicht mitverarbeitet werden.

Potenzierung

Die 1. Dezimalverdünnung (D 1) wird aus
  1 Teil Urtinktur und
  9 Teilen Wasser für Injektionszwecke
hergestellt. Entsprechend wird bei den folgenden Verdünnungen verfahren.

Die 1. Centesimalverdünnung (C 1) wird aus
  1 Teil Urtinktur und
  99 Teilen Wasser für Injektionszwecke
hergestellt. Entsprechend wird bei den folgenden Verdünnungen verfahren.

Werden flüssige Verdünnungen nach Vorschrift 35a zur Weiterverarbeitung aufbewahrt, müssen sie der „Prüfung auf Sterilität" des Arzneibuches entsprechen.

BESCHRIFTUNG

Zubereitungen nach Vorschrift 35a tragen in der Bezeichnung den Zusatz „ferm 35a"; das gleiche gilt für die daraus hergestellten Darreichungsformen.

LAGERUNG

Vor Licht geschützt, dicht verschlossen; die Urtinktur unterhalb 15 °C.

Vorschrift 35b: Wäßrige Urtinkturen mit Wärmebehandlung und Fermentation und deren flüssige Verdünnungen

Wäßrige Urtinkturen nach Vorschrift 35b werden durch Mazeration und Vergärung getrockneter Pflanzen oder Pflanzenteile oder pflanzlicher Absonderungen nach dem in Vorschrift 35a beschriebenen Verfahren hergestellt.

Die Weiterverarbeitung der Urtinktur erfolgt frühestens 6 Monate nach Zusatz der Asche. Dabei darf ein eventuell gebildeter Bodensatz nicht mitverarbeitet werden.

Potenzierung

Die 1. Dezimalverdünnung (D1) wird aus
1 Teil Urtinktur und
9 Teilen Wasser für Injektionszwecke
hergestellt. Entsprechend wird bei den folgenden Verdünnungen verfahren.

Die 1. Centesimalverdünnung (C1) wird aus
1 Teil Urtinktur und
99 Teilen Wasser für Injektionszwecke
hergestellt. Entsprechend wird bei den folgenden Verdünnungen verfahren.

Werden flüssige Verdünnungen nach Vorschrift 35b zur Weiterverarbeitung aufbewahrt, müssen sie der „Prüfung auf Sterilität" des Arzneibuches entsprechen.

BESCHRIFTUNG

Zubereitungen nach Vorschrift 35b tragen in der Bezeichnung den Zusatz „ferm 35b"; das gleiche gilt für die daraus hergestellten Darreichungsformen.

LAGERUNG

Vor Licht geschützt, dicht verschlossen; die Urtinktur unterhalb 15 °C.

Vorschrift 36: Wäßrige Urtinkturen mit Wärmebehandlung und Fermentation und deren flüssige Verdünnungen

Wäßrige Urtinkturen nach Vorschrift 36 werden durch Mazeration und Vergärung getrockneter Pflanzen oder Pflanzenteile oder pflanzlicher Absonderungen nach dem in Vorschrift 35a beschriebenen Verfahren hergestellt.

Abweichend von Vorschrift 35a wird der erste Ansatz aus der fein zerkleinerten ersten Teilmenge, 300 Teilen Wasser und 200 Teilen Molke bereitet.

Die Weiterverarbeitung der Urtinktur erfolgt frühestens 6 Monate nach Zusatz der Asche. Dabei darf ein eventuell gebildeter Bodensatz nicht mitverarbeitet werden.

Potenzierung

Die 1. Dezimalverdünnung (D1) wird aus
1 Teil Urtinktur und
9 Teilen Wasser für Injektionszwecke
hergestellt. Entsprechend wird bei den folgenden Verdünnungen verfahren.

Die 1. Centesimalverdünnung (C1) wird aus
1 Teil Urtinktur und
99 Teilen Wasser für Injektionszwecke
hergestellt. Entsprechend wird bei den folgenden Verdünnungen verfahren.

Werden flüssige Verdünnungen nach Vorschrift 36 zur Weiterverarbeitung aufbewahrt, müssen sie der „Prüfung auf Sterilität" des Arzneibuches entsprechen.

BESCHRIFTUNG

Zubereitungen nach Vorschrift 36 tragen in der Bezeichnung den Zusatz „ferm 36"; das gleiche gilt für die daraus hergestellten Darreichungsformen.

LAGERUNG

Vor Licht geschützt, dicht verschlossen; die Urtinktur unterhalb 15 °C.

Vorschrift 37a: Wäßrige Urtinkturen mit Wärmebehandlung und Fermentation und deren flüssige Verdünnungen

Wäßrige Urtinkturen nach Vorschrift 37a werden durch Mazeration und Vergärung frischer Pflanzen oder Pflanzenteile nach dem nachfolgend beschriebenen Verfahren hergestellt.

100 Teile Pflanzenmaterial werden in 7 Teilmengen aufgeteilt. Der erste Ansatz wird morgens aus einer Teilmenge fein zerkleinertem Pflanzenmaterial, 0,15 Teilen fein gepulvertem Hämatit und 50 Teilen Wasser bereitet. Der Ansatz wird

in ein Wasserbad von etwa 37 °C gestellt. Abends wird der Ansatz 2 Stunden lang in eine Eis-Wasser-Mischung gestellt; direkt davor und danach wird durchgerührt. Dann wird der Ansatz wieder in ein Wasserbad von etwa 37 °C gestellt. 24 Stunden nach dem Ansetzen wird abgepreßt.

Der nächste Ansatz wird aus dem Preßsaft, einer weiteren Teilmenge fein zerkleinertem Pflanzenmaterial und 0,15 Teilen fein gepulvertem Hämatit bereitet und wie der erste Ansatz behandelt. Die restlichen fünf Teilmengen werden in gleicher Weise an den folgenden fünf Tagen verarbeitet. Der zuletzt erhaltene Preßsaft bleibt einige Stunden lang stehen und wird dann durch Mull filtriert; das Filtrat ist in der Regel trüb.

Eine ausreichende Menge des luftgetrockneten Abpreßrückstandes wird in einem Porzellantiegel bei Dunkelrotglut verascht. Direkt nach dem Filtrieren werden auf je 100 ml Filtrat etwa 50 mg Asche zugesetzt. Diese Mischung ist die Urtinktur.

Die Weiterverarbeitung der Urtinktur erfolgt frühestens 6 Monate nach Zusatz der Asche. Dabei darf ein eventuell gebildeter Bodensatz nicht mitverarbeitet werden.

Potenzierung

Die 1. Dezimalverdünnung (D1) wird aus
  1 Teil Urtinktur und
  9 Teilen Wasser für Injektionszwecke
hergestellt. Entsprechend wird bei den folgenden Verdünnungen verfahren.

Die 1. Centesimalverdünnung (C1) wird aus
  1 Teil Urtinktur und
  99 Teilen Wasser für Injektionszwecke
hergestellt. Entsprechend wird bei den folgenden Verdünnungen verfahren.

Werden flüssige Verdünnungen nach Vorschrift 37a zur Weiterverarbeitung aufbewahrt, müssen sie der „Prüfung auf Sterilität" des Arzneibuches entsprechen.

BESCHRIFTUNG

Zubereitungen nach Vorschrift 37a tragen in der Bezeichnung den Zusatz „ferm cum Ferro"; das gleiche gilt für die daraus hergestellten Darreichungsformen.

LAGERUNG

Vor Licht geschützt, dicht verschlossen; die Urtinktur unterhalb 15 °C.

Vorschrift 37b: Wäßrige Urtinkturen mit Wärmebehandlung und Fermentation und deren flüssige Verdünnungen

Wäßrige Urtinkturen nach Vorschrift 37b werden durch Mazeration und Vergärung frischer Pflanzen oder Pflanzenteile nach dem in Vorschrift 37a beschriebenen Verfahren hergestellt.

Abweichend von Vorschrift 37a wird statt fein gepulvertem Hämatit jeweils die gleiche Menge fein gepulvertes Zink eingesetzt.

Die Weiterverarbeitung der Urtinktur erfolgt frühestens 6 Monate nach Zusatz der Asche. Dabei darf ein eventuell gebildeter Bodensatz nicht mitverarbeitet werden.

Potenzierung

Die 1. Dezimalverdünnung (D 1) wird aus
  1 Teil Urtinktur und
  9 Teilen Wasser für Injektionszwecke
hergestellt. Entsprechend wird bei den folgenden Verdünnungen verfahren.

Die 1. Centesimalverdünnung (C1) wird aus
  1 Teil Urtinktur und
  99 Teilen Wasser für Injektionszwecke
hergestellt. Entsprechend wird bei den folgenden Verdünnungen verfahren.

Werden flüssige Verdünnungen nach Vorschrift 37b zur Weiterverarbeitung aufbewahrt, müssen sie der ,,Prüfung auf Sterilität" des Arzneibuches entsprechen.

BESCHRIFTUNG

Zubereitungen nach Vorschrift 37b tragen in der Bezeichnung den Zusatz ,,ferm cum Zinco"; das gleiche gilt für die daraus hergestellten Darreichungsformen.

LAGERUNG

Vor Licht geschützt, dicht verschlossen; die Urtinktur unterhalb 15 °C.

Vorschrift 38: Wäßrige Urtinkturen mit Kältebehandlung und deren flüssige Verdünnungen

Wäßrige Urtinkturen nach Vorschrift 38 werden durch Mazeration getrockneter Pflanzen oder Pflanzenteile in der Kälte (,,K") nach dem nachfolgend beschriebenen Verfahren hergestellt.

Das fein zerkleinerte Pflanzenmaterial wird mit der sechsfachen Menge (G/G) einer Lösung versetzt, die aus 8,8 Teilen Natriumchlorid, 0,2 Teilen Natriumhydrogencarbonat und 991 Teilen Wasser hergestellt wird. Der Ansatz wird 14 Tage lang bei einer Temperatur von etwa 4 °C aufbewahrt; dabei wird morgens und abends durchgerührt. Danach wird abgepreßt. Der Preßsaft wird bis zur vollständigen Klärung bei einer Temperatur von etwa 4 °C vor Licht geschützt aufbewahrt. Die klar überstehende Urtinktur wird dann sofort vollständig weiterverarbeitet.

Potenzierung

Die 1. Vicesimalverdünnung (Stärke H) wird aus
1 Teil Urtinktur und
19 Teilen Wasser für Injektionszwecke
hergestellt. Entsprechend wird bei den folgenden Verdünnungen verfahren. Die weiteren Vicesimalverdünnungen tragen folgende Bezeichnungen: 2. Verdünnung Stärke G, 3. Verdünnung Stärke F, 4. Verdünnung Stärke E, 5. Verdünnung Stärke D, 6. Verdünnung Stärke C, 8. Verdünnung Stärke B und 10. Verdünnung Stärke A.

Urtinkturen nach Vorschrift 38 werden nach der Herstellung sofort weiterverarbeitet. Sie dienen ausschließlich zur Herstellung von ,,Flüssigen Verdünnungen zur Injektion" nach Vorschrift 11.

BESCHRIFTUNG

Zubereitungen nach Vorschrift 38 tragen in der Bezeichnung den Zusatz ,,K"; das gleiche gilt für die daraus hergestellten Darreichungsformen.

Vorschrift 39a: Globuli velati

Zubereitungen nach Vorschrift 39a sind Globuli velati. Sie werden durch gleichmäßiges Aufbringen einer flüssigen Zubereitung auf Saccharose-Kügelchen der Größe 5 (40–50 Kügelchen wiegen 1 Gramm) hergestellt.

Zur Herstellung von 100 Teilen Globuli velati wird eine Mischung von 1 Teil einer Zubereitung nach den Vorschriften 33–37 mit 9 Teilen Zuckersirup auf 100 minus x Teile Saccharose-Kügelchen gleichmäßig aufgebracht. x ist die Menge der im Zuckersirup enthaltenen Saccharose.

BESCHRIFTUNG

Globuli velati nach Vorschrift 39a werden mit dem Verdünnungsgrad der aufgebrachten Zubereitung bezeichnet.

Vorschrift 39b: Globuli velati

Zubereitungen nach Vorschrift 39b sind Globuli velati. Sie werden durch gleichmäßiges Aufbringen einer festen Zubereitung auf Saccharose-Kügelchen der Größe 5 (40–50 Kügelchen wiegen 1 Gramm) hergestellt.

Herstellung

Zur Herstellung von 100 Teilen Globuli velati wird eine Mischung von 10 Teilen einer Verreibung nach Vorschrift 6 mit 20 Teilen Zuckersirup auf 100 minus x minus y Teile Saccharose-Kügelchen gleichmäßig aufgebracht. x ist die Menge der im Zuckersirup enthaltenen Saccharose, y die Menge der in der eingearbeiteten Verreibung enthaltenen Lactose.

BESCHRIFTUNG

Globuli velati nach Vorschrift 39b werden mit dem Verdünnungsgrad der aufgebrachten Verreibung bezeichnet.

Vorschrift 39c: Globuli velati

Zubereitungen nach Vorschrift 39c sind Globuli velati. Sie werden durch gleichmäßiges Aufbringen einer nach Vorschrift 16 Nummer 3 hergestellten Mischung auf Saccharose-Kügelchen der Größe 5 (40–50 Kügelchen wiegen 1 Gramm) hergestellt.

Die aufzubringende Mischung wird hergestellt aus Zubereitungen nach den Vorschriften 6, 23, 24, 33a–e, 34a–e, 35a–b, 36, 37a–b, 40b, 40c und einer ausreichenden Menge Zuckersirup. Zur Herstellung von 100 Teilen Globuli velati wird diese Mischung auf 100 minus x minus y Teile Saccharose-Kügelchen gleichmäßig aufgebracht. x ist die Menge der im Zuckersirup enthaltenen Saccharose, y die Menge der in den eingearbeiteten Verreibungen enthaltenen Lactose.

BESCHRIFTUNG

Die Angabe der Zusammensetzung ist so vorzunehmen, daß Art und Menge der eingearbeiteten flüssigen und/oder festen Zubereitungen klar ersichtlich sind.

Vorschrift 40a: Gemeinsam potenzierte Mischungen

Nach Vorschrift 40a gemeinsam zu potenzierende Mischungen können Arzneigrundstoffe, Lösungen, Verreibungen zusammen mit flüssigen Zubereitungen, flüssige Verdünnungen und diejenigen Urtinkturen enthalten, die gemäß ihrer Herstellungsvorschrift im Verhältnis 1 zu 10 weiterzuverarbeiten sind. Nach Vorschrift 40a dürfen nur diejenigen flüssigen Zubereitungen gemeinsam potenziert werden, deren jeweilige Herstellungsvorschrift ein Potenzieren mit einem Äthanol-Wasser-Gemisch als Arzneiträger vorschreibt.

Potenzierung

Für jeden Potenzierungsschritt wird 1 Teil Mischung mit 9 Teilen Äthanol geeigneter Konzentration gemischt und verschüttelt.

Allgemeine Bestimmungen

Aus gemeinsam potenzierten Mischungen können alle Darreichungsformen hergestellt werden. Bei ,,Flüssigen Verdünnungen zur Injektion" nach Vorschrift 11 und bei ,,Augentropfen" nach Vorschrift 15 ist für die letzten Potenzierungen jeweils der dort vorgeschriebene Arzneiträger zu verwenden.

BESCHRIFTUNG

Es muß angegeben werden, über wieviele Potenzstufen die Mischung gemeinsam potenziert wurde; das gleiche gilt für die aus gemeinsam potenzierten Mischungen hergestellten Darreichungsformen.

Vorschrift 40b: Gemeinsam potenzierte Mischungen

Nach Vorschrift 40b gemeinsam zu potenzierende Mischungen können flüssige Zubereitungen nach den Vorschriften 5b, 8b, 23, 24, 33a–e, 34a–e, 35a–b, 36, 37a–b, 41a–c sowie Verreibungen nach Vorschrift 6 enthalten.

Potenzierung

Für jeden Potenzierungsschritt wird 1 Teil Mischung mit 9 Teilen Arzneiträger gemischt und verschüttelt. Enthält die Mischung Zubereitungen nach Vorschrift 41a–c, ist als Arzneiträger isotonische Natriumchlorid-Lösung zu verwenden; in allen anderen Fällen ist der Arzneiträger Wasser für Injektionszwecke.

Werden gemeinsam potenzierte Mischungen nach Vorschrift 40b zur Weiterverarbeitung aufbewahrt, müssen sie der ,,Prüfung auf Sterilität" des Arzneibuches entsprechen.

Aus gemeinsam potenzierten Mischungen können alle Darreichungsformen hergestellt werden. Bei ,,Flüssigen Verdünnungen zur Injektion" nach Vorschrift 11 und bei ,,Augentropfen" nach Vorschrift 15 ist für die letzten Potenzierungen jeweils der dort vorgeschriebene Arzneiträger zu verwenden.

BESCHRIFTUNG

Es muß angegeben werden, über wieviele Potenzstufen die Mischung gemeinsam potenziert wurde; das gleiche gilt für die aus gemeinsam potenzierten Mischungen hergestellten Darreichungsformen.

Vorschrift 40c: Gemeinsam potenzierte Mischungen

Gemeinsam zu potenzierende Mischungen nach Vorschrift 40c enthalten Verreibungen nach den Vorschriften 6 und/oder 7.

Herstellung

Potenzierung

Für jeden Potenzierungsschritt wird 1 Teil Mischung mit 9 Teilen Lactose nach den Angaben von Vorschrift 6 verrieben.

Aus gemeinsam potenzierten Mischungen können alle Darreichungsformen hergestellt werden.

BESCHRIFTUNG

Es muß angegeben werden, über wieviele Potenzstufen die Mischung gemeinsam potenziert wurde; das gleiche gilt für die aus gemeinsam potenzierten Mischungen hergestellten Darreichungsformen.

Vorschrift 41a: Gl-Urtinkturen und ihre flüssigen Verdünnungen

Gl-Urtinkturen nach Vorschrift 41a werden hergestellt durch Mazeration von Tieren, Teilen von Tieren oder deren Absonderungen mit einer natriumchloridhaltigen Glycerol-Lösung (Gl) nach dem nachfolgend beschriebenen Verfahren. Dabei erfolgt das Verarbeiten von Teilen höherer (warmblütiger) Tiere unmittelbar nach dem Schlachten. Niedere Tiere werden in einem abgedeckten Gefäß unmittelbar vor dem Verarbeiten durch Einleiten von KOHLENDIOXID getötet.

1 Teil fein zerkleinertes tierisches Material wird mit 5 Teilen einer 1,5prozentigen Lösung (G/G) von NATRIUMCHLORID versetzt; anschließend werden 95 Teile GLYCEROL zugesetzt. Der Ansatz bleibt mindestens 7 Tage lang vor Licht geschützt stehen. Danach wird dekantiert und die Flüssigkeit erforderlichenfalls durch Mull filtriert. Vor dem Weiterverarbeiten der Gl-Urtinktur ist ein eventueller Bodensatz zu suspendieren.

Potenzierung

Die Gl-Urtinktur entspricht der 2. Dezimalverdünnung ($\emptyset = D2$) beziehungsweise der 1. Centesimalverdünnung ($\emptyset = C1$).
Die 3. Dezimalverdünnung (D3) wird aus
  1 Teil Gl-Urtinktur und
  9 Teilen isotonischer Natriumchlorid-Lösung
hergestellt. Entsprechend wird bei den folgenden Verdünnungen verfahren.
Die 2. Centesimalverdünnung (C2) wird aus
  1 Teil Gl-Urtinktur und
  99 Teilen isotonischer Natriumchlorid-Lösung
hergestellt. Entsprechend wird bei den folgenden Verdünnungen verfahren.

Gl-Urtinkturen nach Vorschrift 41a dienen ausschließlich zur Herstellung von Zubereitungen nach den Vorschriften 7, 11, 13, 14, 15 und 39a–c, auch in

36 Allgemeine Bestimmungen

Mischungen nach Vorschrift 16 und in gemeinsam potenzierten Mischungen nach Vorschrift 40b.

Werden flüssige Verdünnungen nach Vorschrift 41a zur Weiterverarbeitung aufbewahrt, müssen sie der „Prüfung auf Sterilität" des Arzneibuches entsprechen.

BESCHRIFTUNG

Zubereitungen nach Vorschrift 41a tragen in der Bezeichnung den Zusatz „Gl"; das gleiche gilt für die daraus hergestellten Darreichungsformen.

Vorschrift 41b: Gl-Urtinkturen und ihre flüssigen Verdünnungen

Gl-Urtinkturen nach Vorschrift 41b werden hergestellt durch Mazeration von Tieren, Teilen von Tieren oder deren Absonderungen mit einer natriumchloridhaltigen Glycerol-Lösung (Gl) nach dem nachfolgend beschriebenen Verfahren. Dabei erfolgt das Verarbeiten von Teilen höherer (warmblütiger) Tiere unmittelbar nach dem Schlachten. Niedere Tiere werden in einem abgedeckten Gefäß unmittelbar vor dem Verarbeiten durch Einleiten von KOHLENDIOXID getötet.

1 Teil fein zerkleinertes tierisches Material wird mit 5 Teilen einer 4prozentigen Lösung (G/G) von NATRIUMCHLORID versetzt; anschließend werden 95 Teile GLYCEROL zugesetzt. Der Ansatz bleibt mindestens 7 Tage lang vor Licht geschützt stehen. Danach wird dekantiert und die Flüssigkeit erforderlichenfalls durch Mull filtriert. Vor dem Weiterverarbeiten der Gl-Urtinktur ist ein eventueller Bodensatz zu suspendieren.

Potenzierung

Die Gl-Urtinktur entspricht der 2. Dezimalverdünnung ($\emptyset = D\,2$) beziehungsweise der 1. Centesimalverdünnung ($\emptyset = C\,1$).
Die 3. Dezimalverdünnung (D 3) wird aus
  1 Teil Gl-Urtinktur und
  9 Teilen isotonischer Natriumchlorid-Lösung
hergestellt. Entsprechend wird bei den folgenden Verdünnungen verfahren.
Die 2. Centesimalverdünnung (C 2) wird aus
  1 Teil Gl-Urtinktur und
  99 Teilen isotonischer Natriumchlorid-Lösung
hergestellt. Entsprechend wird bei den folgenden Verdünnungen verfahren.

Gl-Urtinkturen nach Vorschrift 41b dienen ausschließlich zur Herstellung von Zubereitungen nach den Vorschriften 7, 11, 13, 14, 15 und 39a–c, auch in Mischungen nach Vorschrift 16 und in gemeinsam potenzierten Mischungen nach Vorschrift 40b.

Herstellung

Werden flüssige Verdünnungen nach Vorschrift 41b zur Weiterverarbeitung aufbewahrt, müssen sie der ,,Prüfung auf Sterilität" des Arzneibuches entsprechen.

BESCHRIFTUNG

Zubereitungen nach Vorschrift 41b tragen in der Bezeichnung den Zusatz ,,Gl"; das gleiche gilt für die daraus hergestellten Darreichungsformen.

Vorschrift 41c: Gl-Urtinkturen und ihre flüssigen Verdünnungen

Gl-Urtinkturen nach Vorschrift 41c werden hergestellt durch Mazeration von Tieren, Teilen von Tieren oder deren Absonderungen mit einer natriumchloridhaltigen Glycerol-Lösung (Gl) nach dem nachfolgend beschriebenen Verfahren. Dabei erfolgt das Verarbeiten von Teilen höherer (warmblütiger) Tiere unmittelbar nach dem Schlachten. Niedere Tiere werden in einem abgedeckten Gefäß unmittelbar vor dem Verarbeiten durch Einleiten von KOHLENDIOXID getötet.

1 Teil fein zerkleinertes tierisches Material wird mit 5 Teilen einer 8prozentigen Lösung (G/G) von NATRIUMCHLORID versetzt; anschließend werden 95 Teile GLYCEROL zugesetzt. Der Ansatz bleibt mindestens 7 Tage lang vor Licht geschützt stehen. Danach wird dekantiert und die Flüssigkeit erforderlichenfalls durch Mull filtriert. Vor dem Weiterverarbeiten der Gl-Urtinktur ist ein eventueller Bodensatz zu suspendieren.

Potenzierung

Die Gl-Urtinktur entspricht der 2. Dezimalverdünnung ($\varnothing$ = D2) beziehungsweise der 1. Centesimalverdünnung ($\varnothing$ = C1).
Die 3. Dezimalverdünnung (D3) wird aus
  1 Teil Gl-Urtinktur und
  9 Teilen isotonischer Natriumchlorid-Lösung
hergestellt. Entsprechend wird bei den folgenden Verdünnungen verfahren.
Die 2. Centesimalverdünnung (C2) wird aus
  1 Teil Gl-Urtinktur und
  99 Teilen isotonischer Natriumchlorid-Lösung
hergestellt. Entsprechend wird bei den folgenden Verdünnungen verfahren.

Gl-Urtinkturen nach Vorschrift 41c dienen ausschließlich zur Herstellung von Zubereitungen nach den Vorschriften 7, 11, 13, 14, 15 und 39a–c, auch in Mischungen nach Vorschrift 16 und in gemeinsam potenzierten Mischungen nach Vorschrift 40b.

Werden flüssige Verdünnungen nach Vorschrift 41c zur Weiterverarbeitung aufbewahrt, müssen sie der ,,Prüfung auf Sterilität" des Arzneibuches entsprechen.

BESCHRIFTUNG

Zubereitungen nach Vorschrift 41c tragen in der Bezeichnung den Zusatz ,,Gl"; das gleiche gilt für die daraus hergestellten Darreichungsformen.

Vorschrift 42: Urtinkturen und flüssige Verdünnungen

Urtinkturen nach Vorschrift 42 werden aus frisch geschlachteten Tieren oder deren Teilen und einem flüssigen Arzneiträger hergestellt. Dazu wird 1 Teil fein zerkleinertes tierisches Material in 9 Teilen (= D1) beziehungsweise in 99 Teilen (= C1 resp. D2) Glycerol 85 Prozent verteilt und verschüttelt. Falls erforderlich, wird der Ansatz filtriert.

Potenzierung

Die 2. Dezimalverdünnung (D2) wird aus
   1 Teil Urtinktur (D1) und
   9 Teilen Glycerol 85 Prozent,
die 3. Dezimalverdünnung (D3) wird aus
   1 Teil der 2. Dezimalverdünnung oder 1 Teil Urtinktur (D2) und
   9 Teilen Äthanol 15 Prozent
hergestellt. Entsprechend wird bei den folgenden Verdünnungen verfahren.

Die 2. Centesimalverdünnung (C2) wird aus
   1 Teil Urtinktur (C1) und
   99 Teilen Äthanol 15 Prozent
hergestellt. Entsprechend wird bei den folgenden Verdünnungen verfahren.

MONOGRAPHIEN

Übersicht der Monographien
des Homöopathischen Arzneibuches

ACHILLEA MILLEFOLIUM	2. Nachtrag 1983
ACHILLEA MILLEFOLIUM FERM 33d	3. Nachtrag 1985
ACIDUM ARSENICOSUM	1. Nachtrag 1981
ACIDUM BENZOICUM E RESINA	1. Ausgabe 1978
ACIDUM FORMICICUM	1. Ausgabe 1978
ACIDUM HYDROCHLORICUM	1. Ausgabe 1978
ACIDUM NITRICUM	1. Nachtrag 1981
ACIDUM PHOSPHORICUM	1. Ausgabe 1978
ACIDUM PICRINICUM	2. Nachtrag 1983
ACIDUM SILICICUM	1. Nachtrag 1981
ACONITUM NAPELLUS	1. Ausgabe 1978
ACORUS CALAMUS	3. Nachtrag 1985
ADONIS VERNALIS	1. Nachtrag 1981
ADONIS VERNALIS FERM 33d	3. Nachtrag 1985
AESCULUS HIPPOCASTANUM	1. Ausgabe 1978
AESCULUS HIPPOCASTANUM E CORTICE, ÄTHANOL. DECOCTUM	2. Nachtrag 1983
AETHUSA CYNAPIUM	3. Nachtrag 1985
ALLIUM SATIVUM	2. Nachtrag 1983
ALOE	1. Ausgabe 1978
AMANITA PHALLOIDES	3. Nachtrag 1985
AMMI VISNAGA	1. Ausgabe 1978
AMMONIUM BROMATUM	1. Ausgabe 1978
AMMONIUM CARBONICUM	1. Nachtrag 1981
AMMONIUM CHLORATUM	1. Ausgabe 1978
AMMONIUM JODATUM	3. Nachtrag 1985
ANAMIRTA COCCULUS	2. Nachtrag 1983
ANGELICA ARCHANGELICA, ÄTHANOL. DECOCTUM	2. Nachtrag 1983
ANTIMONIT	3. Nachtrag 1985
APATIT	3. Nachtrag 1985
ARGENTIT	3. Nachtrag 1985
ARGENTUM METALLICUM	3. Nachtrag 1985
ARGENTUM NITRICUM	1. Ausgabe 1978

ARISTOLOCHIA CLEMATITIS	1. Ausgabe 1978
ARNICA MONTANA	1. Nachtrag 1981
ARNICA MONTANA E FLORIBUS H 10%	3. Nachtrag 1985
ARNICA MONTANA E PLANTA TOTA	2. Nachtrag 1983
ARTEMISIA ABROTANUM	1. Ausgabe 1978
ARTEMISIA ABSINTHIUM	3. Nachtrag 1985
ARUM MACULATUM	3. Nachtrag 1985
ASARUM EUROPAEUM	3. Nachtrag 1985
ASPARAGUS OFFICINALIS	3. Nachtrag 1985
ATROPA BELLADONNA	1. Nachtrag 1981
ATROPINUM SULFURICUM	1. Ausgabe 1978
AURUM CHLORATUM	1. Nachtrag 1981
AURUM METALLICUM	1. Nachtrag 1981
AVENA SATIVA	3. Nachtrag 1985
BARIUM CARBONICUM	1. Nachtrag 1981
BARIUM CHLORATUM	1. Nachtrag 1981
BERBERIS VULGARIS E FRUCTIBUS	2. Nachtrag 1983
BETULA PENDULA E CORTICE, ÄTHANOL. DECOCTUM	2. Nachtrag 1983
BETULA PENDULA E FOLIIS	3. Nachtrag 1985
BISMUTUM METALLICUM	3. Nachtrag 1985
BRYONIA CRETICA	1. Nachtrag 1981
CALCIUM CARBONICUM HAHNEMANNI	1. Ausgabe 1978
CALCIUM FLUORATUM	2. Nachtrag 1983
CALCIUM JODATUM	2. Nachtrag 1983
CALCIUM PHOSPHORICUM	1. Ausgabe 1978
CALCIUM SULFURICUM	1. Nachtrag 1981
CAMPHORA	1. Ausgabe 1978
CAPSELLA BURSA-PASTORIS, ÄTHANOL. INFUSUM	3. Nachtrag 1985
CARBO ANIMALIS	2. Nachtrag 1983
CARBO VEGETABILIS	1. Nachtrag 1981
CARUM CARVI, ÄTHANOL. DECOCTUM	3. Nachtrag 1985
CEPHAELIS IPECACUANHA	1. Nachtrag 1981
CHALKOSIN	3. Nachtrag 1985
CHELIDONIUM MAJUS	2. Nachtrag 1983
CHELIDONIUM MAJUS Rh	2. Nachtrag 1983
CHELIDONIUM MAJUS E FLORIBUS, ÄTHANOL. DIGESTIO	3. Nachtrag 1985
CHIMAPHILA UMBELLATA	3. Nachtrag 1985
CICHORIUM INTYBUS Rh	2. Nachtrag 1983
CICHORIUM INTYBUS, ÄTHANOL. DECOCTUM	3. Nachtrag 1985

Monographien

CIMICIFUGA RACEMOSA	1. Nachtrag 1981
CINCHONA SUCCIRUBRA	1. Nachtrag 1981
CINNAMOMUM ZEYLANICUM	3. Nachtrag 1985
CLEMATIS RECTA	3. Nachtrag 1985
COFFEA ARABICA	1. Ausgabe 1978
COLCHICUM AUTUMNALE	3. Nachtrag 1985
CONVALLARIA MAJALIS	2. Nachtrag 1983
CROCUS SATIVUS	2. Nachtrag 1983
CUPRUM ACETICUM	2. Nachtrag 1983
CUPRUM METALLICUM	1. Nachtrag 1981
CUPRUM SULFURICUM	2. Nachtrag 1983
CYCLAMEN EUROPAEUM	3. Nachtrag 1985
CYPRIPEDIUM CALCEOLUS VAR. PUBESCENS	3. Nachtrag 1985
CYTISUS SCOPARIUS	3. Nachtrag 1985
DATURA STRAMONIUM	3. Nachtrag 1985
DIGITALIS PURPUREA	2. Nachtrag 1983
DIOSCOREA VILLOSA	1. Ausgabe 1978
DROSERA	3. Nachtrag 1985
ECHINACEA ANGUSTIFOLIA	1. Nachtrag 1981
EICHHORNIA CRASSIPES	3. Nachtrag 1985
EPHEDRA DISTACHYA SPAG. ZIMPEL	2. Nachtrag 1983
EUCALYPTUS GLOBULUS	3. Nachtrag 1985
EUPATORIUM PERFOLIATUM	3. Nachtrag 1985
EUPHRASIA OFFICINALIS	3. Nachtrag 1985
EUSPONGIA OFFICINALIS	2. Nachtrag 1983
FEL TAURI	3. Nachtrag 1985
FERRUM METALLICUM	3. Nachtrag 1985
FERRUM SIDEREUM	2. Nachtrag 1983
FLUORIT	3. Nachtrag 1985
FOENICULUM VULGARE, ÄTHANOL. DECOCTUM	3. Nachtrag 1985
FUMARIA OFFICINALIS	3. Nachtrag 1985
FUMARIA OFFICINALIS SPAG. KRAUSS	3. Nachtrag 1985
GALENIT	3. Nachtrag 1985
GALIUM ODORATUM	2. Nachtrag 1983
GALIUM ODORATUM SPAG. ZIMPEL	3. Nachtrag 1985
GALLAE TURCICAE	3. Nachtrag 1985
GELSEMIUM SEMPERVIRENS	3. Nachtrag 1985
GENISTA TINCTORIA	3. Nachtrag 1985
GEUM URBANUM, ÄTHANOL. DECOCTUM	3. Nachtrag 1985

GRATIOLA OFFICINALIS	3. Nachtrag 1985
GRATIOLA OFFICINALIS E RADICE, ÄTHANOL. DECOCTUM	3. Nachtrag 1985
GUAIACUM	1. Nachtrag 1981
HÄMATIT	3. Nachtrag 1985
HAMAMELIS VIRGINIANA, ÄTHANOL. DECOCTUM	3. Nachtrag 1985
HAMAMELIS VIRGINIANA E FOLIIS	3. Nachtrag 1985
HEDERA HELIX	3. Nachtrag 1985
HUMULUS LUPULUS	3. Nachtrag 1985
HYDRARGYRUM BICHLORATUM	1. Nachtrag 1981
HYDRARGYRUM CHLORATUM	3. Nachtrag 1985
HYDRARGYRUM METALLICUM	3. Nachtrag 1985
HYDRARGYRUM SULFURATUM RUBRUM	3. Nachtrag 1985
HYOSCYAMUS NIGER	1. Ausgabe 1978
HYPERICUM PERFORATUM	2. Nachtrag 1983
HYPERICUM PERFORATUM Rh	3. Ausgabe 1985
JODUM	1. Ausgabe 1978
JUNIPERUS COMMUNIS	3. Nachtrag 1985
JUNIPERUS COMMUNIS E FRUCTIBUS SICCATIS	3. Nachtrag 1985
JUNIPERUS SABINA	3. Nachtrag 1985
KALANCHOE	2. Nachtrag 1983
KALANCHOE Rh	2. Nachtrag 1983
KALIUM BICHROMICUM	1. Nachtrag 1981
KALIUM CARBONICUM	1. Nachtrag 1981
KALIUM CHLORATUM	1. Ausgabe 1978
KALIUM JODATUM	1. Ausgabe 1978
KALIUM PHOSPHORICUM	1. Nachtrag 1981
KALIUM STIBYLTARTARICUM	3. Nachtrag 1985
KALIUM SULFURICUM	3. Nachtrag 1985
KRAMERIA TRIANDRA	3. Nachtrag 1985
KREOSOTUM	2. Nachtrag 1983
LAMIUM ALBUM	3. Nachtrag 1985
LAMIUM ALBUM, ÄTHANOL. INFUSUM	3. Nachtrag 1985
LAVANDULA ANGUSTIFOLIA	3. Nachtrag 1985
LAVANDULA ANGUSTIFOLIA E FLORIBUS SICCATIS	2. Nachtrag 1983
LEDUM PALUSTRE	2. Nachtrag 1983
LEONURUS CARDIACA	3. Nachtrag 1985
LEVISTICUM OFFICINALE, ÄTHANOL. DECOCTUM	3. Nachtrag 1985
LILIUM LANCIFOLIUM	2. Nachtrag 1983

Monographien

LOBARIA PULMONARIA	3. Nachtrag 1985
LOBELIA INFLATA	3. Nachtrag 1985
LYCOPUS VIRGINICUS	3. Nachtrag 1985
LYTTA VESICATORIA	3. Nachtrag 1985
MAGNESIUM CARBONICUM	1. Ausgabe 1978
MAGNESIUM PHOSPHORICUM	2. Nachtrag 1983
MALACHIT	3. Nachtrag 1985
MALVA, ÄTHANOL. INFUSUM	2. Nachtrag 1983
MANDRAGORA, ÄTHANOL. DECOCTUM	3. Nachtrag 1985
MANDRAGORA E RADICE SICCATO	3. Nachtrag 1985
MELILOTUS OFFICINALIS	3. Nachtrag 1985
MELILOTUS OFFICINALIS SPAG. ZIMPEL	3. Nachtrag 1985
MYRISTICA FRAGRANS	2. Nachtrag 1983
NATRIUM CHLORATUM	1. Ausgabe 1978
NATRIUM PHOSPHORICUM	1. Ausgabe 1978
NATRIUM SULFURICUM	1. Ausgabe 1978
NATRIUM TETRABORACICUM	3. Nachtrag 1985
NATRIUM TETRACHLOROAURATUM	3. Nachtrag 1985
NERIUM OLEANDER	2. Nachtrag 1983
NICOTIANA TABACUM	3. Nachtrag 1985
NITROGLYCERINUM	1. Nachtrag 1981
OCIMUM BASILICUM EX HERBA	3. Nachtrag 1985
ONONIS SPINOSA, ÄTHANOL. DECOCTUM	3. Nachtrag 1985
OXALIS ACETOSELLA	3. Nachtrag 1985
OXALIS ACETOSELLA E FOLIIS	2. Nachtrag 1983
PAPAVER RHOEAS	3. Nachtrag 1985
PASSIFLORA INCARNATA	3. Nachtrag 1985
PETASITES HYBRIDUS	3. Nachtrag 1985
PEUMUS BOLDUS	3. Nachtrag 1985
PHYTOLACCA AMERICANA	2. Nachtrag 1983
PIMPINELLA ANISUM, ÄTHANOL. DECOCTUM	3. Nachtrag 1985
POTENTILLA ANSERINA	3. Nachtrag 1985
PRUNUS LAUROCERASUS	3. Nachtrag 1985
PRUNUS SPINOSA	3. Nachtrag 1985
PRUNUS SPINOSA E SUMMITATIBUS	2. Nachtrag 1983
PYRIT	2. Nachtrag 1983
QUARZ	2. Nachtrag 1983
QUERCUS, ÄTHANOL. DECOCTUM	3. Nachtrag 1985

RANUNCULUS BULBOSUS	2. Nachtrag 1983
RAUWOLFIA SERPENTINA	1. Nachtrag 1981
RHEUM	2. Nachtrag 1983
RHODODENDRON	2. Nachtrag 1983
ROSMARINUS OFFICINALIS	3. Nachtrag 1985
ROSMARINUS OFFICINALIS E FOLIIS RECENTIBUS	3. Nachtrag 1985
ROSMARINUS OFFICINALIS SPAG. ZIMPEL	3. Nachtrag 1985
RUTA GRAVEOLENS	3. Nachtrag 1985
SCHOENOCAULON OFFICINALE	3. Nachtrag 1985
SCROPHULARIA NODOSA	3. Nachtrag 1985
SCROPHULARIA NODOSA SPAG. KRAUSS	3. Nachtrag 1985
SEMECARPUS ANACARDIUM	3. Nachtrag 1985
SIDERIT	3. Nachtrag 1985
SILYBUM MARIANUM	3. Nachtrag 1985
SILYBUM MARIANUM, ÄTHANOL. DECOCTUM	3. Nachtrag 1985
SOLIDAGO VIRGAUREA	2. Nachtrag 1983
SPIGELIA ANTHELMIA	3. Nachtrag 1985
STACHYS OFFICINALIS	3. Nachtrag 1985
STANNUM METALLICUM	2. Nachtrag 1983
STIBIUM ARSENICOSUM	3. Nachtrag 1985
STIBIUM METALLICUM	2. Nachtrag 1983
STIBIUM SULFURATUM NIGRUM	2. Nachtrag 1983
STROPHANTHUS GRATUS	2. Nachtrag 1983
SYZYGIUM AROMATICUM	2. Nachtrag 1983
SULFUR	3. Nachtrag 1985
TARAXACUM OFFICINALE Rh	2. Nachtrag 1983
TEREBINTHINA LARICINA	2. Nachtrag 1983
TEUCRIUM SCORODONIA	3. Nachtrag 1985
TURNERA DIFFUSA	3. Nachtrag 1985
URGINEA MARITIMA VAR. ALBA, ÄTHANOL. DIGESTIO	2. Nachtrag 1983
URGINEA MARITIMA VAR. RUBRA	2. Nachtrag 1983
VALERIANA OFFICINALIS	3. Nachtrag 1985
VERBASCUM THAPSIFORME	2. Nachtrag 1983
VERONICA OFFICINALIS, ÄTHANOL. DECOCTUM	3. Nachtrag 1985
VINCA MINOR	3. Nachtrag 1985
VIOLA TRICOLOR	3. Nachtrag 1985

Monographien 47

VITEX AGNUS-CASTUS	1. Nachtrag 1981
WITHERIT	3. Nachtrag 1985
ZINCUM METALLICUM	2. Nachtrag 1983
ZINNOBER	3. Nachtrag 1985

ACHILLEA MILLEFOLIUM FERM 33d

Achillea ex herba ferm 33d

Verwendet werden die frischen, oberirdischen Teile blühender Pflanzen von *Achillea millefolium* L.

BESCHREIBUNG

Die oberirdischen Teile haben etwas aromatisch kampferartigen Geruch und schwach bitteren Geschmack.

Der 30 bis 120 cm lange, aufsteigende oder aufrechte, etwas kantige, kräftige Stengel ist verstreut bis ziemlich dicht langhaarig, stellenweise rötlich überlaufen und nur oberwärts verzweigt. Er trägt wechselständig angeordnete, wenig behaarte, im unteren Bereich gedrängt stehende, 20 bis 40 mm breite, kurz gestielte, lanzettliche, 3fach fiederschnittige Blätter, im oberen Bereich entfernt stehende, etwas geöhrt sitzende, 10 bis 20 mm breite, 2- bis 3fach fiederschnittige Blätter. Die entfernt stehenden Fiedern und Fiederchen sind weißlich stachelspitzig. Die Blütenkörbchen sind in einem reich verzweigten, ziemlich lockeren, oft zusammengesetzt doldenrispigen Köpfchenstand von 4 bis 10 cm Durchmesser vereinigt, dessen untere, aus der Achsel der Laubblätter entspringende Teile meist nicht das Niveau des zentralen Köpfchenstandes erreichen. Die etwa 10 mm weiten Köpfchen sind von einer becherförmigen, 4 bis 5 mm langen Hülle mit meist 3reihig angeordneten, zur Spitze hin fein gefransten Hüllblättern mit häutigem, weißlichem oder bräunlichem Rand umgeben. Sie enthalten meist 4 bis 5 weibliche, 5 bis 6 mm lange Randblüten mit weißer, rosaroter oder rötlicher Korolle mit 2 bis 3 mm langer, rundlich 3lappiger Zunge und 3 bis 20 zwittrige, etwa 4 mm lange, röhrenförmige Scheibenblüten mit gelblichweißer, 5zipfliger Korolle und 5 Staubblättern. Die Blüten stehen in der Achsel gekielter, mehrspitziger Deckblättchen. Der längliche, unterständige Fruchtknoten trägt am oberen Rand einen schmalen, gezähnten Wulst.

ARZNEIFORMEN

HERSTELLUNG

Urtinktur und flüssige Verdünnungen nach Vorschrift 33d.

EIGENSCHAFTEN

Die Urtinktur ist eine gelb-bräunliche Flüssigkeit mit schwach bitterem Geschmack und bitterem, säuerlich-süßem, herbwürzigem Geruch.

PRÜFUNG AUF IDENTITÄT

A. Wird 1 ml Urtinktur in einem Reagenzglas mit 0,3 ml verdünnter Natriumhydroxid-Lösung R versetzt, tritt gelbe Färbung auf. Ein über das Reagenzglas gehaltenes, angefeuchtetes rotes Lackmuspapier R wird gebläut, wenn die Mischung auf dem Wasserbad erhitzt wird.

B. Wird 1 ml Urtinktur mit 15 ml Wasser verdünnt und geschüttelt, vergeht der entstandene Schaum sehr rasch. Wird nach Zugabe von 0,05 ml Eisen(III)-chlorid-Lösung R 1 erneut geschüttelt, entsteht ein mindestens 4 Stunden lang beständiger Schaum.

C. Chromatographie: Die Prüfung erfolgt dünnschichtchromatographisch auf einer Schicht von Kieselgel HF_{254} R.

Untersuchungslösung: Eine Mischung aus 5,0 ml Urtinktur und 10 ml Wasser wird zweimal mit je 20 ml Methylenchlorid R ausgeschüttelt. Die vereinigten organischen Phasen werden filtriert und unter vermindertem Druck vorsichtig eingeengt. Der Rückstand wird in 0,2 ml Chloroform R aufgenommen.

Vergleichslösung: 10 mg Borneol R und 10 mg Menthol R werden in 10 ml Methanol R gelöst.

Aufgetragen werden getrennt je 20 µl Untersuchungs- und Vergleichslösung. Die Chromatographie erfolgt über eine Laufstrecke von 15 cm mit einer Mischung aus 90 Volumteilen Chloroform R und 10 Volumteilen Äthanol R. Nach Verdunsten der mobilen Phase werden im Chromatogramm der Untersuchungslösung die im ultravioletten Licht bei 254 nm und bei 365 nm auftretenden Flecke markiert. Danach werden die Chromatogramme mit Anisaldehyd-Lösung R besprüht, 5 bis 10 Minuten lang auf 105 bis 110 °C erhitzt und innerhalb von 10 Minuten am Tageslicht ausgewertet.

Das Chromatogramm der Vergleichslösung zeigt im oberen Drittel des Rf-Bereiches den grünen Fleck des Borneols (Rst 1,0) und dicht darüber den blauen Fleck des Menthols.

Das Chromatogramm der Untersuchungslösung zeigt bei Rst 0,22 einen gelben und bei Rst 0,31 einen violetten Fleck. Zwischen Rst 0,35 und Rst 0,65 liegen mindestens 3 rötlich-violette Flecke, die alle im ultravioletten Licht bei 254 nm Fluoreszenzlöschung zeigten. Bei Rst 0,89 und Rst 0,94 tritt je ein in der Farbe stark schwankender Fleck auf; diese beiden Flecke zeigen im ultravioletten Licht bei 365 nm hellbläuliche Fluoreszenz.

PRÜFUNG AUF REINHEIT

Relative Dichte (Ph. Eur.): 1,004 bis 1,030.

Trockenrückstand (DAB): Mindestens 1,0 Prozent.

pH-Wert (Ph. Eur.): Der pH-Wert der Urtinktur muß zwischen 3,0 und 4,2 liegen.

LAGERUNG

Vor Licht geschützt.

ACORUS CALAMUS

Calamus aromaticus

Verwendet wird der geschälte, von den Wurzeln und Blattresten befreite, getrocknete Wurzelstock von *Acorus calamus* L. Er enthält mindestens 2,0 Prozent (V/G) ätherisches Öl.

BESCHREIBUNG

Die getrocknete Droge hat eigenartigen, aromatischen Geruch sowie würzigscharfen und zugleich bitteren Geschmack.

Der geschälte Wurzelstock ist meist der Länge nach gespalten, leicht eindrückbar und von weißlichgelber bis rosaroter Farbe. Stellenweise sind an seiner Außenseite in regelmäßigen Zickzacklinien angeordnete, kreisrunde, hellbraune Wurzelnarben erkennbar. Auf dem Querschnitt hebt sich der dunklere, von vielen Leitbündeln punktiert erscheinende Zentralzylinder von der helleren Rinde deutlich ab. Der Bruch ist kurz und feinkörnig.

Mikroskopische Merkmale: Der Wurzelstock besteht überwiegend aus einem interzellularenreichen Parenchym aus rundlich-polygonalen Zellen, die zumeist 2 bis 4 µm, selten bis 8 µm große, einzelne, gelegentlich zu 2 bis 4 zusammengesetzte, rundliche bis unregelmäßig elliptische Stärkekörner enthalten. Durch die in Längsrichtung zylindrisch gestreckten Interzellularräume erscheint das Parenchym im Querschnitt netzartig. Vorzugsweise an den Kreuzungspunkten dieses Netzes liegen Ölzellen mit verkorkter Wand und stark lichtbrechendem Inhalt oder gelegentlich auch gerbstoffhaltige Exkretzellen mit klumpenförmigem, braunem Inhalt. Die außerhalb der einschichtigen, wenig verdickten Endodermis verlaufenden Leitbündel sind im typischen Fall kollateral, haben englumige Schrauben- und Tüpfelgefäße und sind von einem Mantel verdickter Fasern und zuweilen von Kristallzellreihen mit Einzelkristallen begleitet. Die in der Nähe der Endodermis gehäuft auftretenden Leitbündel des Zentralzylinders sind zumeist konzentrisch mit Innenphloem und einem lockeren Ring von Gefäßen mit ring-, treppen- oder netzförmiger Wandverdickung und haben zumeist keinen Faserbelag.

Acorus calamus

PRÜFUNG AUF IDENTITÄT

Prüflösung: 1 g grob gepulverte Droge (710) wird mit 10 ml Äthanol 70% *RN* auf dem Wasserbad zum Sieden erhitzt. Nach dem Abkühlen wird abfiltriert.

A. 2 ml Prüflösung färben sich nach Zugabe von 2 ml Äthanol 90% *RN* und 0,2 ml Eisen(III)-chlorid-Lösung *R* 1 olivgrün.

B. 2 ml Prüflösung werden mit 0,1 g Weinsäure *R* versetzt. Nach dem Unterschichten mit 5 ml Schwefelsäure *R* entsteht an der Phasengrenze Rotbraunfärbung, die nach einigen Minuten violett wird.

C. Chromatographie: Die Prüfung erfolgt dünnschichtchromatographisch auf einer Schicht von Kieselgel H *R*.

Untersuchungslösung: Prüflösung

Vergleichslösung: 10 mg Thymol *R* und 10 mg Anethol *R* werden in 10 ml Methanol *R* gelöst.

Aufgetragen werden getrennt 30 µl Untersuchungslösung und 10 µl Vergleichslösung. Die Chromatographie erfolgt über eine Laufstrecke von 15 cm mit einer Mischung von 90 Volumteilen Hexan *R* und 10 Volumteilen Äthylacetat *R*. Die Chromatogramme werden mit Anisaldehyd-Lösung *R* besprüht, 8 bis 10 Minuten lang auf 110 bis 120 °C erhitzt und innerhalb von 10 Minuten im Tageslicht ausgewertet.

Das Chromatogramm der Vergleichslösung zeigt im mittleren Drittel des Rf-Bereiches den orangefarbenen Fleck des Thymols (Rst 1,0) und im oberen Drittel den violetten Fleck des Anethols.

Das Chromatogramm der Untersuchungslösung zeigt (bezogen auf den Fleck des Thymols: Rst 1,0) Flecke bei Rst 0,19 (grau), bei Rst 0,27 (violett) und bei Rst 0,59 (violett) sowie (bezogen auf den Fleck des Anethols: Rst 1,0) Flecke bei Rst 0,73 (rosa) und bei Rst 0,99 (violett).

PRÜFUNG AUF REINHEIT

cis-Isoasaron: Höchstens 0,5 Prozent; 1,00 g grob gepulverte Droge (710) wird mit 40 ml Hexan *R* 1 Stunde lang unter Rühren extrahiert. Der Extrakt wird durch ein mittelhartes Filter in einen 50-ml-Meßkolben filtriert; der Kolben wird unter Nachspülen des Filters und Drogenrückstandes mit Hexan *R* zur Marke aufgefüllt. 5,0 ml dieser Lösung werden in einem 25-ml-Meßkolben mit Hexan *R* zur Marke aufgefüllt. Die Extinktionen der erhaltenen Lösung werden bei 253 und 303 nm in einer Schichtdicke von 1 cm gegen Hexan *R* als Vergleich gemessen. Die spezifischen Extinktionen von 1 g Droge in 100 ml Extraktlösung in einer Schichtdicke von 1 cm werden berechnet.

$$EE_{1cm}^{1\%} \ 253 \text{ nm} = \frac{E_{253}}{0,4}$$

$$EE_{1cm}^{1\%} \ 303 \text{ nm} = \frac{E_{303}}{0,4}$$

$EE_{1cm}^{1\%}$ 303 nm darf höchstens 1,8 betragen, entsprechend höchstens 0,5 Prozent cis-Isoasaron in der Droge.

Das Verhältnis $EE_{1cm}^{1\%}$ 253 nm zu $EE_{1cm}^{1\%}$ 303 nm muß größer sein als 2,0.

Fremde Bestandteile (Ph. Eur.): Höchstens 2 Prozent.

Asche (DAB): Höchstens 6,0 Prozent.

GEHALTSBESTIMMUNG

Ätherisches Öl (Ph. Eur.): Die Bestimmung erfolgt mit 30,0 g der unmittelbar vorher grob gepulverten Droge (710) und 300 ml Wasser als Destillationsflüssigkeit in einem 1000-ml-Rundkolben; Destillation 4 Stunden lang bei 2 bis 3 ml in der Minute; 1,00 ml Xylol *R* als Vorlage.

ARZNEIFORMEN

HERSTELLUNG

Urtinktur aus der grob gepulverten Droge (710) und flüssige Verdünnungen nach Vorschrift 4a mit Äthanol 62 Prozent.

EIGENSCHAFTEN

Die Urtinktur ist eine hellgelbe Flüssigkeit mit scharfem, charakteristischem Geruch und aromatisch-gewürzhaftem, schwach bitterem Geschmack.

PRÜFUNG AUF IDENTITÄT

Die Urtinktur gibt die bei der Droge beschriebenen Identitätsreaktionen A, B und C. Prüflösung ist die Urtinktur.

PRÜFUNG AUF REINHEIT

cis-Isoasaron: Höchstens 0,05 Prozent; 4,00 g Urtinktur werden mit 15 ml Wasser in einen Scheidetrichter überführt. Nach Zugabe von 1 g Natriumchlorid *R* wird viermal mit je 20 ml Hexan *R* ausgeschüttelt. Die organischen Phasen werden in einem 100-ml-Meßkolben vereinigt und mit Hexan *R* zur Marke aufgefüllt. Die Extinktionen der erhaltenen Lösung werden bei 253 und 303 nm in einer Schichtdicke von 1 cm gegen Hexan *R* als Vergleich gemessen. Die spezifischen Extinktionen von 1 g Urtinktur in 100 ml Extraktlösung in einer Schichtdicke von 1 cm werden berechnet.

$$EU_{1cm}^{1\%} \ 253 \text{ nm} = \frac{E_{253}}{4}$$

$$EU_{1cm}^{1\%} \ 303 \text{ nm} = \frac{E_{303}}{4}$$

$EU_{1cm}^{1\%}$ 303 nm darf höchstens 0,18 betragen, entsprechend höchstens 0,05 Prozent cis-Isoasaron in der Urtinktur.

Das Verhältnis $EU_{1cm}^{1\%}$ 253 zu $EU_{1cm}^{1\%}$ 303 nm muß größer sein als 2,0.

Relative Dichte (Ph. Eur.): 0,888 bis 0,905.

Trockenrückstand (DAB): Mindestens 1,5 Prozent.

LAGERUNG

Vor Licht geschützt.

ADONIS VERNALIS FERM 33d

Adonis ex herba ferm 33d

Verwendet werden die frischen, oberirdischen Teile blühender Pflanzen von *Adonis vernalis* L.

BESCHREIBUNG

Die Pflanze hat einen bis 45 cm langen, 2 bis 5 mm dicken, aufrechten, runden, längsgefurchten, markigen, grünen, einfachen oder verzweigten Stengel, der entweder ganz kahl oder nur im oberen Teil behaart und unten mit schuppenförmigen Blättern besetzt ist. Die Laubblätter sind im oberen Teil des Stengels gedrängt, sitzend, stengelumfassend, 2- bis 4fach fiederschnittig mit linealen, ganzrandigen, nach unten umgebogenen Zipfeln. Die meist einzeln stehenden Blüten sind von einem 5blättrigen, grünlichen, außen behaarten, leicht abfallenden Kelch umgeben. Die Korolle besteht aus 15 bis 20 zitronengelben, 6 bis 10 mm breiten, an der Spitze gezähnten, glänzenden Blumenblättern. Die zahlreichen Staubblätter sind intensiv gelb gefärbt. Die zahlreichen, nicht miteinander verwachsenen Fruchtblätter stehen auf einem kegelförmigen Blütenboden und werden zu 4 bis 5 mm langen, bauchig gewölbten, fast kugelig bis verkehrteiförmigen, dicht gedrängt stehenden, runzlig netznervigen, stark behaarten Nüßchen mit kurzem, hakig gekrümmtem Fruchtschnabel.

ARZNEIFORMEN

HERSTELLUNG

Urtinktur und flüssige Verdünnungen nach Vorschrift 33d.

EIGENSCHAFTEN

Die Urtinktur ist eine braune Flüssigkeit mit arteigenem Geruch.

Adonis vernalis ferm 33d

PRÜFUNG AUF IDENTITÄT

Prüflösung: 10 ml Urtinktur werden 2 Minuten lang mit 10 ml Äthanol 50 % *RN* und 10 ml Blei(II)-acetat-Lösung *R* erhitzt. Nach dem Abkühlen wird abzentrifugiert. Der Überstand wird zweimal mit je 15 ml Chloroform *R* ausgeschüttelt; bei Emulsionsbildung wird erneut zentrifugiert. Die vereinigten Chloroformphasen werden über wasserfreies Natriumsulfat *R* filtriert. Das Filtrat wird eingeengt und der Rückstand in 1,0 ml einer Mischung aus gleichen Volumteilen Chloroform *R* und Methanol *R* gelöst.

A. Wird 1 ml Urtinktur mit 15 ml Wasser und 0,2 ml verdünnter Ammoniaklösung *R* 1 versetzt, färbt sich die Mischung intensiv gelb.

B. Wird 1 ml Urtinktur mit 15 ml Wasser und 0,2 ml Eisen(III)-chlorid-Lösung *R* 1 im Reagenzglas versetzt, färbt sich die Mischung dunkelgrün. Bei kräftigem Schütteln entsteht ein über 2 Stunden lang beständiger Schaum.

C. 0,2 ml Prüflösung werden vorsichtig auf dem Wasserbad eingeengt. Wird der Rückstand in 0,2 ml Dinitrobenzoesäure-Lösung *R* aufgenommen und mit 0,2 ml verdünnter Natriumhydroxid-Lösung *R* versetzt, färbt sich die Mischung rotviolett.

D. 0,3 ml Prüflösung werden auf dem Wasserbad vorsichtig eingeengt. Wird der Rückstand mit 0,3 ml einer Mischung aus 2 ml Acetanhydrid *R* und 0,3 ml Schwefelsäure *R* versetzt, färbt sich die Mischung allmählich schmutzig grün.

E. Chromatographie: Die Prüfung erfolgt dünnschichtchromatographisch auf einer Schicht von Kieselgel G*R*.

Untersuchungslösung: Prüflösung.

Vergleichslösung: 5 mg Digitoxin *R* und 5 mg Lanatosid C *RN* werden in 1,0 ml Methanol *R* gelöst.

Aufgetragen werden getrennt 50 μl Untersuchungslösung und 10 μl Vergleichslösung. Die Chromatographie erfolgt über eine Laufstrecke von 10 cm mit einer Mischung von 81 Volumteilen Äthylacetat *R*, 11 Volumteilen Methanol *R* und 8 Volumteilen Wasser. Nach Verdunsten der mobilen Phase werden die Chromatogramme mit etwa 10 ml (für eine Schichtfläche von 10 cm mal 20 cm) einer Mischung von 2 Volumteilen einer frisch bereiteten, 3prozentigen Lösung (G/V) von Chloramin T *R* mit 8 Volumteilen einer 25prozentigen Lösung (G/V) von Trichloressigsäure *R* in Äthanol *R* besprüht, 5 bis 10 Minuten lang auf 100 bis 105 °C erhitzt und umgehend im ultravioletten Licht bei 365 nm ausgewertet.

Das Chromatogramm der Vergleichslösung zeigt etwa an der Grenze von unterem und mittlerem Drittel des Rf-Bereiches den blauen Fleck des Lanatosids C und im oberen Teil des mittleren Drittels den gelbgrünen Fleck des Digitoxins.

Das Chromatogramm der Untersuchungslösung zeigt einen bläulichen Fleck etwas oberhalb des Flecks von Lanatosid C, dicht zusammen 3 bläuliche Flecke unterhalb des Digitoxinflecks und 2 hellgelbe Flecke im oberen Drittel des Rf-Bereiches.

PRÜFUNG AUF REINHEIT

Relative Dichte (Ph. Eur.): 1,005 bis 1,030.

Trockenrückstand (DAB): Mindestens 2,0 und höchstens 3,0 Prozent.

<i>p</i>H-Wert (Ph. Eur.): Der <i>p</i>H-Wert der Urtinktur muß zwischen 3,0 und 4,1 liegen.

LAGERUNG

Vor Licht geschützt.

Vorsichtig zu lagern!

AETHUSA CYNAPIUM

Aethusa

Verwendet wird die ganze, frische, blühende Pflanze mit unreifen Früchten von *Aethusa cynapium* L.

BESCHREIBUNG

Die Pflanze entwickelt beim Zerreiben unangenehmen Geruch.

Aus einer dünnen, spindelförmigen, weißlichen Wurzel entspringt in der Regel nur ein 50 bis 200 cm, meist um 60 cm hoher, stielrunder, flachrinniger oder auch etwas kantiger, oft innen hohler Stengel. Er ist nicht selten schmutzig-violett überlaufen, oft bläulich bereift und meist oberwärts abstehend-ästig verzweigt. Die Blätter sitzen auf ziemlich kurzen, breit weißhautrandigen, an der Spitze öhrchenförmig vorgezogenen Scheiden. Sie sind 2- bis 3fach fiederschnittig, oberseits dunkelgrün, unterseits gras- oder mattgrün, frisch stark glänzend, im Umriß dreieckig, fast so lang wie breit. Die unteren Seitenabschnitte erster Ordnung sind meist langgestielt. Die Abschnitte letzter Ordnung sind im Umriß eiförmig bis eiförmig-länglich, nach der Spitze zu allmählicher als nach dem kürzer oder länger keilförmigen Grund verjüngt. Die Zipfel letzter Ordnung sind eiförmig bis lanzettlich, an den oberen Blättern auch linealisch, gekerbt bis ganzrandig. Die ersten Grundblätter sind weniger stark eingeschnitten und ihre Zipfel stumpflicher als bei den oberen Stengelblättern. Die hüllenlosen Dolden sind mittelgroß, langgestielt, oben ziemlich flach und tragen 10 bis 20 ungleich lange, kantige, auf der inneren Seite papillös rauh-flaumige Strahlen. Die Döldchen beginnen oberhalb der, meist 3, einseitig ausgebildeten, auf der Außenseite der Döldchen herabhängenden, linealischen bis fädlichen, krautigen oder unterwärts hautrandigen Hüllchenblätter. Die zwittrigen Blüten zeigen nur einen undeutlichen Kelchsaum, 5 weiße, seltener rötliche, am Grunde zu jeder Seite des Kieles mit einem grünen Grübchen versehene Kronblätter, die ungleich groß, an den Randblüten strahlend, verkehrt herzförmig und an der Spitze mit einem schlanken, eingeschlagenen Läppchen versehen sind. Auf dem flach gewölbten Griffelpolster sitzt ein etwa 0,5 mm langer, weit zurückgebogener Griffel mit schwachkopfig angeschwollener Narbe. Die noch grünen Früchte sind breit eiförmig bis fast kugelig, etwa 2,5 bis 4 mm hoch.

Aethusa cynapium

ARZNEIFORMEN

HERSTELLUNG

Urtinktur und flüssige Verdünnungen nach Vorschrift 3a.

EIGENSCHAFTEN

Die Urtinktur ist eine zunächst grasgrüne und später gelbgrüne Flüssigkeit mit charakteristischem Geruch.

PRÜFUNG AUF IDENTITÄT

Prüflösung: 10 ml Urtinktur werden mit 10 ml Wasser versetzt; die trübe Mischung wird 3mal mit je 5 ml Hexan R ausgeschüttelt. Die vereinigten organischen Phasen werden über 0,5 g wasserfreiem Natriumsulfat R getrocknet, filtriert und vorsichtig eingeengt. Der Rückstand wird in 0,5 ml Methanol R gelöst. 40 µl der erhaltenen Lösung werden zur Reinheitsprüfung (Chromatographie) verwendet.

A. Wird der Rest der Prüflösung eingeengt und der Rückstand mit 0,05 ml Schwefelsäure R versetzt, färbt sich die Mischung blauviolett.

B. Werden 0,5 ml Urtinktur mit 0,05 ml Eisen(III)-chlorid-Lösung R 1 versetzt, färbt sich die Mischung grünbraun.

PRÜFUNG AUF REINHEIT

Chromatographie: Die Prüfung erfolgt dünnschichtchromatographisch auf einer Schicht von Kieselgel H R.

Untersuchungslösung: Prüflösung.

Vergleichslösung: 20 mg Piperidin R werden in 10 ml Hexan R gelöst.

Aufgetragen werden getrennt 40 µl Untersuchungslösung und 20 µl Vergleichslösung. Die Chromatographie erfolgt über eine Laufstrecke von 10 cm mit der unteren Phase des Systems aus 82 Volumteilen Chloroform R, 9 Volumteilen Äthanol R und 9 Volumteilen konzentrierter Ammoniaklösung R. Die Chromatogramme werden im Kaltluftstrom getrocknet und mit Bromthymolblau-Lösung R 1 besprüht. Im Chromatogramm der Untersuchungslösung erscheinen im Tageslicht auf hellblauem Grund mehrere hellgelbe Flecke. Die Chromatogramme werden im kalten Luftstrom erneut getrocknet und in eine dichtschließende, mit Joddämpfen gesättigte Chromatographiekammer gestellt. Hierzu wird in einer flachen Kristallisierschale Jod R auf den Boden der Kammer gestellt. Etwa in der Mitte des Chromatogramms der Vergleichslösung erscheint im Tageslicht der braune Fleck des Piperidins (Rst 1,0). Das Chromatogramm der Untersuchungslösung zeigt im Tageslicht folgende bräunlichgelbe Flecke, die auch mit Bromthymolblau eine gelbe Färbung ergeben: bei Rst 0,2, bei Rst 1,1, bei Rst 1,3, bei Rst 1,5 und bei Rst 1,6. Der mit Bromthymolblau gelb gefärbte Fleck bei Rst 0,85 reagiert nicht mit Joddämpfen.

Im Chromatogramm der Untersuchungslösung darf bei der Behandlung mit Joddämpfen kein gelber Fleck bei Rst 1,2 auftreten.

Relative Dichte (Ph. Eur.): 0,900 bis 0,915.

Trockenrückstand (DAB): Mindestens 1,6 und höchstens 2,9 Prozent.

LAGERUNG

Vor Licht geschützt.

Vorsichtig zu lagern!

AMANITA PHALLOIDES

Agaricus phalloides, Agaricus bulbosus

Verwendet werden die frischen Fruchtkörper von *Amanita phalloides* (Vaill. ex. Fr.) Secretan.

BESCHREIBUNG

Das Fleisch des Pilzes ist weiß, bei jungen Exemplaren von angenehmem, bei älteren von widerlichem Geruch. Der Pilz hat einen mittelgroßen Fruchtkörper mit fleischigem Hut, der zuerst ganz rund, später glockenartig, zuletzt ganz flach ist. Bei Trockenheit ist er glatt, bei feuchtem Wetter etwas klebrig. Die Farbe der Oberseite variiert von Weiß bis Blaß- oder Olivgrün. Die Oberfläche des Hutes weist kleine Rillen auf, die strahlenförmig von der Mitte ausgehen und grünlich gefärbt sind. Der Rand ist glatt. Die Lamellen stehen dicht; sie sind etwas ungleich und weiß mit einem leicht gelblichen Schein. Der Stiel ist schlank und massiv. Er trägt einen weißlichen, membranartigen, gestreiften Ring. Das untere Ende des Stieles ist knollenartig verdickt und weist fast immer eine weiße, zähe, hautartige Scheide auf. Nur bei sehr alten Exemplaren ist der Stiel hohl, weißlich, oft mit kleinen, grünlichen Schuppen bedeckt, die gezont um den Ring auftreten. Die Sporen sind farblos und oval bis kugelförmig; sie färben sich mit Jod braun.

ARZNEIFORMEN

HERSTELLUNG

Urtinktur und flüssige Verdünnungen nach Vorschrift 3a.

EIGENSCHAFTEN

Die Urtinktur ist eine gelbliche Flüssigkeit mit schwachem Geruch.

PRÜFUNG AUF IDENTITÄT

Prüflösung: 20 ml Urtinktur werden unter vermindertem Druck auf dem Wasserbad bei etwa 40 °C eingeengt. Der Rückstand wird in 1 ml Wasser aufgenommen und die Lösung nach Zugabe von 1 ml Methanol *R* filtriert.

Amanita phalloides

A. 1 ml Urtinktur wird in einem Reagenzglas mit 2 ml verdünnter Natriumhydroxid-Lösung *R* gemischt. Über die Mündung des Glases wird ein Streifen angefeuchtetes rotes Lackmuspapier *R* gelegt. Wird die Flüssigkeit zum Sieden erhitzt, färbt sich das Papier blau und aminartiger Geruch tritt auf.

B. 10 ml Urtinktur werden unter vermindertem Druck auf dem Wasserbad bei etwa 40 °C auf etwa 0,5 ml eingeengt. 0,2 ml des Rückstandes werden punktförmig auf dem Filtrierpapier aufgetragen. Wird der nach Verdunsten der Flüssigkeit auf dem Filtrierpapier verbliebene Fleck mit 0,1 ml Salzsäure *R* befeuchtet, färbt sich der rötliche innere Hof des Fleckes sofort blau.

C. 1 ml Prüflösung wird mit 2 ml Phosphat-Pufferlösung *pH* 7,4 *R* und 1 ml Blutkörperchensuspension *RH* versetzt. Nach 1 Stunde muß völlige Hämolyse eingetreten sein.

D. Chromatographie: Die Prüfung erfolgt dünnschichtchromatographisch auf einer Schicht von Kieselgel H *R*.

Untersuchungslösung: Prüflösung.

Vergleichslösung: 10 mg Leucin *R* und 10 mg Threonin *R* werden in 10 ml Wasser gelöst.

Aufgetragen werden getrennt je 20 µl Untersuchungs- und Vergleichslösung. Die Chromatographie erfolgt über eine Laufstrecke von 15 cm mit einer Mischung von 60 Volumteilen Chloroform *R*, 30 Volumteilen Methanol *R*, 6 Volumteilen Wasser und 4 Volumteilen Essigsäure 98 % *R*. Nach Verdunsten der mobilen Phase wird das Chromatogramm der Untersuchungslösung abgedeckt, das Chromatogramm der Vergleichslösung mit einer 0,1prozentigen Lösung (G/V) von Ninhydrin *R* in Methanol *R* besprüht und 5 Minuten lang auf 105 bis 110 °C erhitzt. Nach dem Abkühlen wird das Chromatogramm der Vergleichslösung abgedeckt und das Chromatogramm der Untersuchungslösung mit folgendem Reagenz besprüht:
5 ml Sulfanilsäure-Lösung *RN* und 5 ml Natriumnitrit-Lösung *R* werden auf 4 °C abgekühlt und gemischt. Die 15 Minuten lang bei 4 °C aufbewahrte Mischung wird mit 10 ml Natriumcarbonat-Lösung *R* versetzt und sofort verwendet.
Nach 30 Minuten werden die Chromatogramme am Tageslicht ausgewertet.
Das Chromatogramm der Vergleichslösung zeigt im unteren Drittel des Rf-Bereiches den violetten Fleck des Threonins und im mittleren Drittel den ebenfalls violetten Fleck des Leucins.
Das Chromatogramm der Untersuchungslösung zeigt in Höhe der Vergleichssubstanz Threonin einen rötlichbraunen, darüber einen braunen Fleck, unterhalb der Vergleichssubstanz Leucin einen oder zwei braune Flecke und oberhalb des Leucins einen weiteren braunen Fleck.

Relative Dichte (Ph. Eur.): 0,895 bis 0,915.

Trockenrückstand (DAB): Mindestens 0,8 und höchstens 1,6 Prozent.

LAGERUNG

Vor Licht geschützt.

Vorsichtig zu lagern!

AMMONIUM JODATUM

NH₄J MG 144,9

Verwendet wird Ammoniumjodid, das mindestens 99,5 und höchstens 100,5 Prozent NH₄J enthält, berechnet auf die getrocknete Substanz.

EIGENSCHAFTEN

Weißes, kristallines Pulver oder würfelförmige Kristalle, an der Luft zerfließend; leicht löslich in Wasser.

PRÜFUNG AUF IDENTITÄT

Die Substanz gibt die Identitätsreaktionen auf Ammonium (Ph. Eur.) und Jodid (Ph. Eur.).

PRÜFUNG AUF REINHEIT

Prüflösung: 10,0 g Substanz werden in kohlendioxidfreiem Wasser R zu 100 ml gelöst.

Aussehen der Lösung: Die Prüflösung muß klar (Ph. Eur., Methode B) und farblos (Ph. Eur., Methode II) sein.

Sauer oder alkalisch reagierende Verunreinigungen: 10 ml Prüflösung werden mit 0,05 ml Methylrot-Lösung R versetzt. Bis zum Farbumschlag dürfen höchstens 0,2 ml 0,01 N-Salzsäure oder 0,01 N-Natriumhydroxid-Lösung verbraucht werden.

Eisen (Ph. Eur.): 10 ml Prüflösung müssen der Grenzprüfung Methode A auf Eisen entsprechen (20 ppm).

Schwermetalle (Ph. Eur.): 12 ml Prüflösung müssen der Grenzprüfung auf Schwermetalle entsprechen (10 ppm). Zur Herstellung der Vergleichslösung wird die Blei-Standardlösung (1 ppm Pb) R verwendet.

Chlorid, Bromid: 1,0 ml Prüflösung wird mit 3 ml Ammoniaklösung R und 5 ml Silbernitrat-Lösung R 1 versetzt. Die Mischung wird geschüttelt, bis der Überstand klar ist, und dann filtriert. Das Filtrat wird unter Nachwaschen des Filters mit Wasser zu 18 ml verdünnt und mit 2 ml Salpetersäure *R* versetzt. Nach 2 Minuten darf diese Mischung nicht stärker getrübt sein als eine gleichzeitig hergestellte Vergleichslösung, die durch Mischen von 10 ml Chlorid-Standardlösung (5 ppm Cl) *R*, 3 ml Ammoniaklösung *R*, 5 ml Silbernitrat-Lösung *R* 1 und 2 ml Salpetersäure *R* erhalten wird (500 ppm).

Freies Jod, Jodat: 10 ml Prüflösung werden mit 0,25 ml Stärke-Lösung *R* versetzt. Innerhalb von 2 Minuten darf keine Färbung auftreten (freies Jod). Nach Zusatz von 0,2 ml verdünnter Schwefelsäure *R* darf ebenfalls innerhalb von 2 Minuten keine Färbung auftreten (Jodat).

Sulfat (Ph. Eur.): 10 ml Prüflösung werden mit Wasser zu 15 ml verdünnt; diese Mischung muß der Grenzprüfung auf Sulfat entsprechen (150 ppm).

Thiosulfat: 10 ml Prüflösung werden mit 0,1 ml Stärke-Lösung *R* und 0,1 ml 0,01 N-Jod-Lösung versetzt. Es muß eine Blaufärbung entstehen.

Nichtflüchtige Stoffe: Höchstens 0,1 Prozent; etwa 1,00 g Substanz, genau gewogen, wird in einem Porzellantiegel bei dunkler Rotglut (550 bis 650 °C) geglüht und der Rückstand gewogen.

Trocknungsverlust (Ph. Eur.): Höchstens 1,0 Prozent, bestimmt mit 1,00 g Substanz durch Trocknen im Trockenschrank bei 100 bis 105 °C.

GEHALTSBESTIMMUNG

Etwa 0,300 g Substanz, genau gewogen, werden mit 50 ml Wasser, 5 ml verdünnter Salpetersäure *R* und 25,0 ml 0,1 N-Silbernitrat-Lösung versetzt und umgeschüttelt. Nach Zusatz von 2,0 ml Ammoniumeisen(III)-sulfat-Lösung *R* 2 wird mit 0,1 N-Ammoniumthiocyanat-Lösung bis zur eben bleibenden rötlichgelben Färbung titriert.

1 ml 0,1 N-Silbernitrat-Lösung entspricht 14,49 mg NH_4J.

ARZNEIFORMEN

Die Lösung (D 1) muß mindestens 9,5 und darf höchstens 10,5 Prozent NH_4J enthalten.

Die 2. Dezimalverreibung muß mindestens 0,95 und darf höchstens 1,05 Prozent NH_4J enthalten.

HERSTELLUNG

Lösung (D 1) nach Vorschrift 5a mit Äthanol 43 Prozent.
Verreibungen ab D 2 nach Vorschrift 6.

Ammonium jodatum

EIGENSCHAFTEN

Die Lösung (D 1) ist eine farblose bis gelbliche Flüssigkeit ohne Geruch; die 2. Dezimalverreibung ist ein gelbweißes Pulver.

PRÜFUNG AUF IDENTITÄT

Die Lösung (D 1) und die Lösung von 2,0 g der 2. Dezimalverreibung in 10 ml Wasser geben die Identitätsreaktionen auf Ammonium (Ph. Eur.) und Jodid (Ph. Eur.). Zum Nachweis des Jodids wird 1 ml der Lösung (D 1) zuvor bis zum Verschwinden des Äthanolgeruches auf dem Wasserbad erhitzt.

PRÜFUNG AUF REINHEIT

Aussehen der Lösung: Die Lösung (D 1) muß klar (Ph. Eur., Methode B) sein. Die Mischung aus 1,0 ml der Lösung (D 1) und 1,0 ml Wasser darf nicht stärker gefärbt sein als die Farbvergleichslösung G_1 (Ph. Eur., Methode I).

Relative Dichte (Ph. Eur.): 0,988 bis 1,008.

GEHALTSBESTIMMUNG

Zur Gehaltsbestimmung der Lösung (D 1) werden etwa 2,0 g, genau gewogen, verwendet. Zur Gehaltsbestimmung der 2. Dezimalverreibung werden etwa 10 g, genau gewogen, verwendet. Die Bestimmung erfolgt wie bei der Substanz unter ,,Gehaltsbestimmung" angegeben.

LAGERUNG

Vor Licht geschützt.

Vorsichtig zu lagern!

ANTIMONIT

Verwendet wird das natürlich vorkommende Mineral *Antimonit* mit einem Gehalt von mindestens 95 Prozent Sb_2S_3 (MG 339,7).

BESCHREIBUNG

Bleigraue, oft bunt angelaufene, metallisch glänzende Einzelkristalle oder Aggregate. Der Habitus der Kristalle ist längssäulig (spitz oder stumpf pyramidal), spießig, nadelig-faserig. Das Mineral bildet stengelige, radial- oder verworrenstrahlige, büschelige oder stengelig-spätige Aggregate. Die Härte nach Mohs beträgt 2.
Das gepulverte Mineral ist bleigrau.

PRÜFUNG AUF IDENTITÄT

A. Werden 0,10 g gepulverte Substanz (180) in einem Reagenzglas mit 2 ml verdünnter Salzsäure *R* versetzt und auf dem Wasserbad erwärmt, färbt sich ein über die Öffnung des Reagenzglases gelegtes, angefeuchtetes Blei(II)-acetat-Papier *R* schwarzbraun.

B. 0,05 g gepulverte Substanz (180) werden in 2 ml verdünnter Natriumhydroxid-Lösung *R* unter Erwärmen gelöst; falls erforderlich wird filtriert. Beim Ansäuern der Lösung mit verdünnter Salzsäure *R* fällt ein gelbroter Niederschlag aus.

PRÜFUNG AUF REINHEIT

Fremde Minerale: In Habitus, Farbe, Glanz oder Härte abweichende Kristalle oder Aggregate dürfen nicht enthalten sein.

Salzsäureunlösliche Bestandteile: Höchstens 5 Prozent; 0,50 g gepulverte Substanz (180) werden mit 10 ml Salzsäure *R* eine Stunde lang auf dem Wasserbad erwärmt. Danach wird die Lösung durch einen Glassintertiegel Nr. 16 (Ph. Eur.) filtriert. Der Rückstand wird zweimal mit je 3 ml Salzsäure *R* und danach mit Essigsäure 12 % *R* gewaschen, bis das Filtrat nach Zusatz von Natriumsulfid-Lösung *R* keinen gelbroten Niederschlag mehr gibt. Der Tiegel wird bei 100 bis 105 °C bis zur Gewichtskonstanz getrocknet.

GEHALTSBESTIMMUNG

Etwa 0,30 g gepulverte Substanz (180), genau gewogen, werden in einem 500-ml-Erlenmeyerkolben mit 20 ml Schwefelsäure *R* versetzt und unter Erhitzen gelöst. Nach dem Erkalten werden 100 ml Wasser, 40 ml Salzsäure *R* und nochmals 30 ml Wasser zugegeben. Die Lösung wird auf 40 bis 50 °C erwärmt, mit 0,2 ml Methylorange-Lösung *R* versetzt und mit 0,1 N-Ammoniumcer(IV)-sulfat-Lösung bis zur Entfärbung titriert.

1 ml 0,1 N-Ammoniumcer(IV)-sulfat-Lösung entspricht 8,49 mg Sb_2S_3.

ARZNEIFORMEN

Die 1. Dezimalverreibung muß mindestens 9,0 und darf höchstens 10,5 Prozent Sb_2S_3 enthalten.

HERSTELLUNG

Verreibungen nach Vorschrift 6.

EIGENSCHAFTEN

Die 1. Dezimalverreibung ist ein graues Pulver.

PRÜFUNG AUF IDENTITÄT

Die 1. Dezimalverreibung gibt die bei der Substanz beschriebenen Identitätsreaktionen; es werden jeweils 0,50 g eingesetzt.

GEHALTSBESTIMMUNG

Etwa 2,00 g der 1. Dezimalverreibung, genau gewogen, werden in einem Zentrifugenglas in 10 ml einer 5prozentigen Lösung (G/V) von Natriumchlorid *R* suspendiert und zentrifugiert. Die überstehende Lösung wird verworfen und der Vorgang noch viermal wiederholt. Der Rückstand wird mit 10 ml Schwefelsäure *R* bis zum völligen Lösen erhitzt. Nach dem Erkalten wird die Lösung vorsichtig unter Umschwenken in einen 250-ml-Erlenmeyerkolben gegossen, der 60 ml Wasser enthält. Das Zentrifugenglas wird zweimal mit je 10 ml Salzsäure *R* nachgespült; die vereinigten Lösungen werden auf 40 bis 50 °C erwärmt. Nach Zusatz von 0,2 ml Methylorange-Lösung *R* wird mit 0,1 N-Ammoniumcer(IV)-sulfat-Lösung bis zur Entfärbung titriert.

1 ml 0,1 N-Ammoniumcer(IV)-sulfat-Lösung entspricht 8,49 mg Sb_2S_3.

APATIT

Verwendet wird das natürlich vorkommende Mineral *Apatit* mit einem Gehalt von mindestens 90 Prozent $Ca_5F(PO_4)_3$ (MG 504,3).

BESCHREIBUNG

Farblose, weiße, weißlichgraue, gelbgrüne oder grüne Kristalle von hexagonalem Habitus mit Glas- bis Fettglanz. Die Härte nach Mohs beträgt 5.
Das gepulverte Mineral ist grauweiß bis hellbraun.

PRÜFUNG AUF IDENTITÄT

Prüflösung: Etwa 1,00 g gepulverte Substanz (180), genau gewogen, wird in einem Becherglas mit 10 ml Salpetersäure R 30 Minuten lang auf dem Wasserbad unter Umrühren erhitzt. Nach dem Abkühlen wird mit 10 ml Wasser verdünnt, unter Nachwaschen mit Wasser durch einen Glassintertiegel Nr. 16 (Ph. Eur.) in einem 100-ml-Meßkolben filtriert und aufgefüllt.

A. 5 ml Prüflösung werden unter Umschütteln mit 2 ml verdünnter Ammoniaklösung R 1 versetzt. Der entstandene Niederschlag wird durch Zugabe von 3 ml Essigsäure R gelöst. Das Filtrat gibt die Identitätsreaktion auf Calcium (Ph. Eur.).

B. 5 ml Prüflösung geben die Identitätsreaktion b) auf Phosphat (Ph. Eur.).

C. 2 ml Essigsäure 12 % R werden mit 0,4 ml einer Mischung aus gleichen Volumteilen einer 5prozentigen Lösung (G/V) von Zirkoniumnitrat R in verdünnter Salzsäure R und einer 2prozentigen Lösung (G/V) von Alizarin R 1 Minute lang im Wasserbad erwärmt. Nach Zugabe von 0,1 g gepulverter Substanz (180) und Umschütteln schlägt die Farbe der Mischung von Violett nach Gelb um.

PRÜFUNG AUF REINHEIT

Fremde Minerale: In Habitus, Farbe und Glanz oder Härte abweichende Kristalle oder Aggregate dürfen nicht enthalten sein.

Säureunlösliche Bestandteile: Höchstens 8,0 Prozent; der unter ,,Prüflösung" im Glassintertiegel verbliebene Rückstand wird 2 Stunden lang bei 105 bis 110 °C getrocknet. Nach dem Erkalten wird gewogen.

GEHALTSBESTIMMUNG

20,0 ml Prüflösung werden mit 25,0 ml 0,1 M-Natrium-ÄDTA-Lösung und 250 ml Wasser versetzt. Die Lösung wird mit konzentrierter Ammoniaklösung R neutralisiert. Nach Zugabe von 20 ml Ammoniumchlorid-Pufferlösung pH 10 R, 10 ml Triäthanolamin R und etwa 30 mg Eriochromschwarz-T-Mischindikator R wird mit 0,1 M-Zinksulfat-Lösung bis zum Farbumschlag nach Rot titriert.

1 ml 0,1 M-Natrium-ÄDTA-Lösung entspricht 10,09 mg $Ca_5F(PO_4)_3$.

ARZNEIFORMEN

Die 1. Dezimalverreibung muß mindestens 8,5 und darf höchstens 10,5 Prozent $Ca_5F(PO_4)_3$ enthalten.

HERSTELLUNG

Verreibungen nach Vorschrift 6.

EIGENSCHAFTEN

Die 1. Dezimalverreibung ist ein weißes Pulver.

PRÜFUNG AUF IDENTITÄT

Prüflösung: Der Rest des unter ,,Gehaltsbestimmung" erhaltenen Glührückstandes wird in einem Porzellantiegel mit 2 ml Salpetersäure R versetzt und bedeckt 15 Minuten lang unter gelegentlichem Umschwenken auf dem Wasserbad erhitzt. Nach dem Erkalten werden 2 ml Wasser zugefügt. Anschließend wird filtriert.

A. 2 ml Prüflösung werden unter Umschütteln mit 3 ml verdünnter Ammoniaklösung R 1 versetzt und wie bei der Substanz unter Identitätsreaktion A beschrieben geprüft.

B. 2 ml Prüflösung geben die Identitätsreaktion b) auf Phosphat (Ph. Eur.).

C. 0,5 g der 1. Dezimalverreibung geben die Identitätsreaktion C der Substanz.

GEHALTSBESTIMMUNG

Etwa 2,00 g der 1. Dezimalverreibung, genau gewogen, werden in einem Porzellantiegel verascht; der Rückstand wird 30 Minuten lang bei etwa 600 °C geglüht. Nach dem Erkalten wird gewogen.

Etwa 0,150 g dieses Rückstandes, genau gewogen, werden in einem 500-ml-Erlenmeyerkolben nach Zusatz von 5 ml Salzsäure *R* 1 unter häufigem Umschütteln 15 Minuten lang auf dem Wasserbad erhitzt. Nach dem Abkühlen werden 15 ml Wasser und 25,0 ml 0,1 M-Natrium-ÄDTA-Lösung zugegeben. Nach Verdünnen mit 250 ml Wasser erfolgt die Bestimmung wie bei der Substanz unter ,,Gehaltsbestimmung" angegeben.

ARGENTIT

Verwendet wird das natürlich vorkommende Mineral *Argentit* mit einem Gehalt von mindestens 95 Prozent Ag_2S (MG 247,8).

BESCHREIBUNG

Das Mineral bildet metallisch glänzende, dunkelgraue, manchmal schwarz oder braun angelaufene, kubische Kristalle von hexaedrischem, oktaedrischem, dodekaedrischem oder ikositetraedrischem Habitus oder dendritische, blechartige Aggregate. Die Härte nach Mohs beträgt 2 bis 2½.

Das gepulverte Mineral ist dunkelgrau.

PRÜFUNG AUF IDENTITÄT

Prüflösung: Etwa 0,50 g gepulverte Substanz (180), genau gewogen, werden in einem Porzellantiegel 30 Minuten lang bei etwa 600 °C geglüht. Nach dem Erkalten wird der Rückstand mit 5 ml Wasser und 5 ml Salpetersäure *R* auf dem Wasserbad bis zum Verschwinden der nitrosen Gase erhitzt. Die abgekühlte Lösung wird über ein aschefreies Papierfilter in einen 100-ml-Meßkolben filtriert, das Filter mit Wasser nachgewaschen und der Meßkolben zur Marke aufgefüllt. Filter mit Rückstand werden für die ,,Prüfung auf Reinheit" aufbewahrt.

A. Die Prüflösung gibt die Identitätsreaktion auf Silber (Ph. Eur.).

B. 0,1 g gepulverte Substanz (180) wird mit 2 ml Salzsäure *R*1 erhitzt. Die entweichenden Dämpfe färben angefeuchtetes Blei(II)-acetat-Papier *R* schwarzbraun.

PRÜFUNG AUF REINHEIT

Fremde Minerale: In Habitus, Farbe, Glanz oder Härte abweichende Kristalle oder Aggregate dürfen nicht enthalten sein.

Säureunlösliche Bestandteile: Höchstens 4,0 Prozent; das bei der Herstellung der Prüflösung erhaltene Filter mit Rückstand wird in einem tarierten Porzellantiegel verascht und anschließend 30 Minuten lang bei etwa 600 °C geglüht. Nach dem Erkalten wird gewogen.

Argentit

GEHALTSBESTIMMUNG

25,0 ml Prüflösung werden mit 50 ml Wasser und 2 ml Ammoniumeisen(III)-sulfat-Lösung $R\,2$ versetzt und mit 0,1 N-Ammoniumthiocyanat-Lösung titriert, bis eine schwache Orangefärbung auch nach kräftigem Schütteln bestehen bleibt.

1 ml 0,1 N-Ammoniumthiocyanat-Lösung entspricht 12,39 mg Ag_2S.

ARZNEIFORMEN

Die 1. Dezimalverreibung muß mindestens 9,0 und darf höchstens 10,5 Prozent Ag_2S enthalten.

HERSTELLUNG

Verreibungen nach Vorschrift 6.

EIGENSCHAFTEN

Die 1. Dezimalverreibung ist ein hellgraues Pulver.

PRÜFUNG AUF IDENTITÄT

Prüflösung: Etwa 4,00 g der 1. Dezimalverreibung, genau gewogen, werden in einem Porzellantiegel verascht und anschließend 30 Minuten lang bei etwa 600 °C geglüht. Nach dem Erkalten wird der Rückstand mit 4 ml Wasser und 4 ml Salpetersäure R bis zum Verschwinden der nitrosen Gase auf dem Wasserbad erhitzt. Die abgekühlte Lösung wird unter Nachwaschen des Tiegels mit Wasser in einen 50-ml-Meßkolben filtriert und zur Marke aufgefüllt.

A. Die Prüflösung gibt die Identitätsreaktion auf Silber (Ph. Eur.).

B. 0,5 g der 1. Dezimalverreibung geben die Identitätsreaktion B der Substanz.

GEHALTSBESTIMMUNG

20,0 ml Prüflösung werden mit 50 ml Wasser und 2 ml Ammoniumeisen(III)-sulfat-Lösung R versetzt und wie bei der ,,Gehaltsbestimmung" der Substanz angegeben titriert.

LAGERUNG

Vor Licht geschützt und dicht verschlossen.

ARGENTUM METALLICUM

Ag   AG 107,9

Verwendet wird metallisches Silber mit einem Gehalt von mindestens 99,0 und höchstens 100,5 Prozent Ag.

EIGENSCHAFTEN

Grauweißes, mattes oder etwas glänzendes, sehr feines Pulver, das beim Reiben in einem Mörser Metallglanz annimmt; unlöslich in Salzsäure und Ammoniaklösung, löslich in Salpetersäure.

PRÜFUNG AUF IDENTITÄT

10 mg Substanz werden unter Erhitzen in 5 ml verdünnter Salpetersäure R gelöst. Die Lösung gibt die Identitätsreaktion auf Silber (Ph. Eur.).

PRÜFUNG AUF REINHEIT

Prüflösung: 1,50 g Substanz werden unter Erhitzen in einer Mischung aus 5 ml Salpetersäure R und 5 ml verdünnter Salpetersäure R gelöst. Nach dem Erkalten wird mit Wasser auf 10 ml aufgefüllt.

Aussehen der Lösung: Die Prüflösung muß klar (Ph. Eur., Methode B) und farblos (Ph. Eur., Methode II) sein.

Sauer oder alkalisch reagierende Verunreinigungen: 1,0 g Substanz wird 5 Minuten lang in 40 ml Wasser gekocht und anschließend abfiltriert. Die ersten 10 ml des Filtrates werden verworfen. 10,0 ml des Filtrates müssen nach Zusatz von 0,25 ml Bromthymolblau-Lösung R 1 und 0,10 ml 0,02 N-Salzsäure gelb und nach anschließendem Zusatz von 0,15 ml 0,02 N-Natriumhydroxid-Lösung blau gefärbt sein.

Fremde Metalle und Salze: Höchstens 0,4 Prozent. 5,0 ml Prüflösung werden mit 20 ml Wasser und 7,5 ml verdünnter Salzsäure R versetzt und kräftig geschüttelt. Die Lösung wird filtriert. 10,0 ml Filtrat werden auf dem Wasserbad eingeengt.

Der im Trockenschrank bei 100 bis 105 °C getrocknete Rückstand darf höchstens 1 mg betragen.

Aluminium, Blei, Kupfer, Wismut: 4,0 ml Prüflösung werden mit 6 ml konzentrierter Ammoniaklösung R versetzt. Die Mischung muß klar (Ph. Eur., Methode B) und farblos (Ph. Eur., Methode II) sein.

GEHALTSBESTIMMUNG

Etwa 0,100 g Substanz, genau gewogen, werden in einem 100-ml-Kolben mit 6 ml verdünnter Salpetersäure R so lange auf dem Wasserbad erhitzt, bis die Stickoxid-Entwicklung beendet ist. Nach Zugabe von 25 ml Wasser und 3 ml Ammoniumeisen(III)-sulfat-Lösung R 2 wird mit 0,1 N-Ammoniumthiocyanat-Lösung titriert, bis eine schwache Orangefärbung auch nach kräftigem Schütteln bestehen bleibt.
1 ml 0,1 N-Ammoniumthiocyanat-Lösung entspricht 10,79 mg Ag.

ARZNEIFORMEN

Die 1. Dezimalverreibung muß mindestens 9,5 und darf höchstens 10,5 Prozent Ag enthalten.

HERSTELLUNG

Verreibungen nach Vorschrift 6.

EIGENSCHAFTEN

Die 1. Dezimalverreibung ist ein fast weißes bis hellgraues Pulver.

PRÜFUNG AUF IDENTITÄT

0,1 g der 1. Dezimalverreibung werden bis zur Lösung in 5 ml verdünnter Salpetersäure R erhitzt. Die Lösung gibt die Identitätsreaktion der Substanz.

GEHALTSBESTIMMUNG

Etwa 1,00 g der 1. Dezimalverreibung, genau gewogen, werden in 5 ml Salpetersäure R unter Erhitzen gelöst und nach Zugabe von 10 ml Wasser wie bei der Substanz unter „Gehaltsbestimmung" angegeben mit Indikator versetzt und titriert.

ARNICA MONTANA E FLORIBUS H 10 %

Arnica, Flos H 10 %

Verwendet werden die getrockneten Blütenstände von *Arnica montana* L.

BESCHREIBUNG

Arnikablüten haben schwach aromatischen Geruch und leicht bitteren, etwas scharfen Geschmack.

Der Blütenstand ist mehr oder weniger flach ausgebreitet, etwa 4 cm breit, oft mit kurzem Stiel (höchstens 2 cm). Der Blütenstandsboden ist flach gewölbt, meist 4 bis 6 mm breit, wabenförmig gefeldert und mit einreihigen Gliederhaaren besetzt. Der Hüllkelch besteht aus etwa 20 bis 40 in 1 oder 2 Reihen angeordneten, lanzettlichen, etwa 8 mm langen Blättchen. Diese sind borstig behaart, außen bräunlich grün, innen glänzend hellgelb.

Die zwittrigen Röhrenblüten sind etwa 10 bis 15 mm lang, ihre Krone hat 5 etwas zurückgekrümmte Zipfel, die 5 Staubgefäße sind zu einer Röhre verwachsen. Die Griffel mit 2spaltiger Narbe ragen aus der Kronröhre heraus. Der Fruchtknoten ist meist 4 bis 6 mm lang, bräunlich, kantig. Er trägt an der Spitze einen Pappus mit 3 bis 6 mm langen, grauweißen Haaren.

Die Zungenblüten sind meist 15 bis 25 mm, seltener bis 35 mm lang, mit flacher, etwa 4 bis 6 mm breiter Krone, am unteren Ende röhrig, am oberen 3zähnig. Griffel, Fruchtknoten und Pappus entsprechen denen der Röhrenblüten. Die Zahl der Zungenblüten darf nicht weniger als 7 betragen.

Mikroskopische Merkmale: Die Epidermiszellen der Röhrenblüten sind in den oberen Teilen wellig-buchtig, sonst polygonal auf den Zipfeln mit langen, stark vorgewölbten Papillen. Auf der Außenseite der Kronröhre finden sich folgende Haarformen: meist gerade, bis 1200 µm lange, am Grunde etwa 30 bis 40 µm breite, derbwandige, bis 8zellige Gliederhaare mit meist lang zugespitzter Endzelle; etwa 60 bis 80 µm, mitunter bis 100 µm lange Drüsenhaare.

Die Staubblätter zeigen ein Endothecium mit bündelförmigen Wandverdickungen, etwa rechteckige, gerad- und derbwandige, getüpfelte Zellen des Konnektivs oberhalb und unterhalb der Antheren und wenige Drüsenhaare. Die etwa 35 bis 40 µm großen Pollenkörner haben eine stachelige Exine mit 3 Keimporen. Der Fruchtknoten zeigt außer einfachen Gliederhaaren zahlreiche Drüsenhaare und

Zwillingshaare mit getüpfelter Zwischenwand und 2 freien Enden. Die Pappusborsten bestehen aus mehreren, an der Spitze nur aus 2 oder 3 Reihen von Haarzellen mit abstehenden, spitzen Enden. Die obere Epidermis der Narbenzipfel besteht aus langen Papillen.

Die Zungenblüten zeigen ähnliche Merkmale wie die Röhrenblüten, die Epidermiszellen sind beiderseits leicht papillös. Längs der Nerven und auf der Basis der Kronröhre finden sich zahlreiche Glieder- und Drüsenhaare. Die Epidermis der Hüllkelchblätter besteht aus welligen Zellen, innen ohne, außen mit Spaltöffnungen vom anomocytischen Typ, die von 4 bis 6 Nebenzellen umgeben sind. Es finden sich auf der Außenseite zahlreiche einreihige, mehrzellige, gerade, bis 1600 µm lange Haare und Drüsenhaare. Der Blütenstandsboden besteht aus Sternparenchym, seine Oberfläche ist mit etwa 340 bis 850 µm langen, 2- bis 5zelligen Gliederhaaren besetzt.

PRÜFUNG AUF REINHEIT

Chromatographie: Die Prüfung erfolgt dünnschichtchromatographisch auf einer Schicht von Kieselgel G *R*.

Untersuchungslösung: 1 g grob gepulverte Droge (710) wird unter Rückfluß 5 Minuten lang mit 20 ml Methanol *R* auf dem Wasserbad extrahiert. Anschließend wird abfiltriert und das Filtrat schonend auf etwa 2 ml eingeengt.

Vergleichslösung: 5 mg Scopoletin *RN*, 5 mg Kaffeesäure *R* und 5 mg Rutin *R* werden in 10 ml Methanol *R* gelöst.

Aufgetragen werden getrennt je 10 µl Untersuchungs- und Vergleichslösung. Die Chromatographie erfolgt über eine Laufstrecke von 15 cm mit einer Mischung aus 50 Volumteilen Chloroform *R*, 42 Volumteilen Essigsäure 98 % *R* und 8 Volumteilen Wasser. Nach Verdunsten der mobilen Phase werden im ultravioletten Licht bei 365 nm die fluoreszierenden Flecke gekennzeichnet. Anschließend wird mit einer 1prozentigen Lösung (G/V) von Diphenylboryloxyäthylamin *R* in Methanol *R*, danach mit einer 5prozentigen Lösung (G/V) von Polyäthylenglykol 400 *R* in Methanol *R* besprüht und im ultravioletten Licht bei 365 nm ausgewertet.

Das Chromatogramm der Vergleichslösung zeigt nach dem Besprühen im oberen Drittel des Rf-Bereiches den blauen Fleck des Scopoletins, im mittleren Drittel den grünblauen Fleck der Kaffeesäure und im unteren Drittel den gelbroten Fleck des Rutins. Im unbehandelten Chromatogramm der Untersuchungslösung ist unterhalb der Vergleichssubstanz Kaffeesäure ein blaugrün fluoreszierender Fleck erkennbar, der auch nach dem Besprühen eine helle, blaugrüne Fluoreszenz zeigt. Nach dem Besprühen sind außerdem ein orange fluoreszierender Fleck in Höhe der Vergleichssubstanz Rutin und ein graugrüner Fleck sowie ein oder zwei gelborange Flecke knapp darüber zu sehen. In Höhe der Vergleichssubstanz Scopoletin liegt ein graublauer Fleck.

(M) A 625/2

Arnica montana e floribus H 10% 85

Asche (DAB): Höchstens 9,0 Prozent.

Fremde Bestandteile (Ph. Eur.): Höchstens 3 Prozent.

Sulfatasche (Ph. Eur.): Höchstens 12,0 Prozent, mit 1,000 g grob gepulverter Droge (710) bestimmt.

ARZNEIFORMEN

HERSTELLUNG

Öl aus der zerschnittenen Droge nach Vorschrift 12d mit Olivenöl.

EIGENSCHAFTEN

Das klare, gelbe bis grünlichgelbe fette Öl hat schwachen Arnika-Geruch.

PRÜFUNG AUF IDENTITÄT

Chromatographie: Die Prüfung erfolgt dünnschichtchromatographisch auf einer Schicht von Kieselgel H R.

Untersuchungslösung: 25 ml Öl werden 3mal mit je 15 ml Wasser ausgeschüttelt. Die vereinigten wäßrigen Extrakte werden zuerst 2mal mit je 20 ml Pentan R ausgeschüttelt, das jeweils verworfen wird. Danach wird 3mal mit je 20 ml Äthylacetat R ausgeschüttelt. Die vereinigten Äthylacetatphasen werden über wasserfreiem Natriumsulfat R getrocknet und bei etwa 40 °C unter vermindertem Druck eingeengt. Der Rückstand wird in 0,5 ml Methanol R aufgenommen.

Vergleichslösung: 5 mg Scopoletin RN, 5 mg Kaffeesäure R und 5 mg Rutin R werden in 10 ml Methanol R gelöst.

Aufgetragen werden getrennt 30 µl Untersuchungslösung und 10 µl Vergleichslösung. Die Chromatographie erfolgt über eine Laufstrecke von 15 cm mit einer Mischung aus 50 Volumteilen Chloroform R, 42 Volumteilen Essigsäure 98 % R und 8 Volumteilen Wasser. Nach Verdunsten der mobilen Phase werden die Chromatogramme zuerst mit einer 1prozentigen Lösung (G/V) von Diphenylboryloxyäthylamin R in Methanol R, danach mit einer 5prozentigen Lösung (G/V) von Polyäthylenglykol 400 R in Methanol R besprüht und im ultravioletten Licht bei 365 nm ausgewertet.

Das Chromatogramm der Vergleichslösung zeigt im oberen Drittel des Rf-Bereiches den blauen Fleck des Scopoletins, im mittleren Drittel den grünblauen Fleck der Kaffeesäure und im unteren Drittel den gelbroten Fleck des Rutins.

Das Chromatogramm der Untersuchungslösung zeigt je einen gelblichen Fleck in Höhe der Vergleichssubstanz Rutin und knapp darüber, einen grünblauen Fleck unterhalb der Vergleichssubstanz Kaffeesäure und je einen blauen Fleck in Höhe des Scopoletins und knapp darunter.

PRÜFUNG AUF REINHEIT

Relative Dichte (Ph. Eur.): 0,911 bis 0,917.

Brechungsindex (Ph. Eur.): 1,468 bis 1,471.

Peroxidzahl (Ph. Eur.): Höchstens 30.

LAGERUNG

Vor Licht geschützt, dicht verschlossen in möglichst vollständig gefüllten Behältnissen.

ARTEMISIA ABSINTHIUM

Absinthium

Verwendet werden die frischen, oberen Sproßteile, Blätter und Blüten von *Artemisia absinthium* L.

BESCHREIBUNG

Alle Teile haben einen aromatischen Geruch und stark bitteren Geschmack.

Die basalen Laubblätter haben einen 4 bis 12 cm langen, am Grunde scheidig verbreiterten Stiel; die etwa ebenso langen Spreiten sind dreifach fiederteilig. Die Stengelblätter sind gestielt oder sitzend, an Größe und Teilungsgrad nach oben hin abnehmend, die obersten dreispaltig oder ungeteilt. Die Blattzipfel sind lanzettlich bis lineal-lanzettlich, stumpflich bis spitz, meist 2 bis 3, selten nur 1 oder bis 5 mm breit. Die Stengel der blühenden Sproßspitzen sind kantig, markig mit wechselständigen Blättern. Blätter und Stengel sind durch seidige Behaarung silbergrau. Die zahlreichen, annähernd kugeligen, etwa 3 bis 4 mm großen, nickenden Köpfchen sind in einer aufrechten, reichästigen Rispe angeordnet; sie sitzen meist einzeln in den Achseln lanzettlicher bis spatelförmiger Tragblättchen. Auf dem von einem Hüllkelch umgebenen, langrauhaarigen, flachen Blütenstandsboden stehen wenige weibliche Randblüten und zahlreiche zwittrige Scheibenblüten. Die 3 äußeren Blätter des Hüllkelches sind lineal-länglich, beiderseits filzig mit schmalhäutiger abgerundeter Spitze, die inneren eiförmig stumpf, breit häutig gesäumt, auf der Innenseite kahl, auf der Außenseite mehr oder weniger behaart. Die Randblüten sind gelb, mit röhrenförmiger, unten erweiterter Korolle, welche in 2 kleineren und 2 oder 3 größeren Zähnen endet, mit 2 herausragenden Griffelästen. Die Scheibenblüten sind gelb, mit unten röhrenförmiger, oben glockig erweiterter Korolle mit 5 zurückgeschlagenen gleichen Zipfeln. Die Filamente der Staubgefäße sind an der Kronröhre angewachsen, die Antheren zu einer Röhre verbunden. Beide Arten von Blüten besitzen keinen Pappus.

ARZNEIFORMEN

Die Urtinktur hat einen Bitterwert von mindestens 1500.

Artemisia absinthium

HERSTELLUNG

Urtinktur und flüssige Verdünnungen nach Vorschrift 3a.

EIGENSCHAFTEN

Die Urtinktur ist eine gelbliche bis grünlichbraune Flüssigkeit mit aromatischem Geruch und stark bitterem Geschmack.

PRÜFUNG AUF IDENTITÄT

A. Die Mischung aus 1 ml Urtinktur und 5 ml Wasser wird mit 10 ml Methylenchlorid *R* ausgeschüttelt. Die Methylenchloridphase wird auf dem Wasserbad bis auf etwa 1 ml eingeengt und nach Zusatz von 1 ml Dimethylaminobenzaldehyd-Reagenz *RN* 10 Minuten lang im Wasserbad erhitzt. Es entsteht eine schmutzig blaugrüne Färbung.

B. 0,1 ml Urtinktur werden auf dem Wasserbad eingeengt. Wird der Rückstand mit 0,5 ml Schwefelsäure *R* versetzt, entsteht eine braune Färbung, die beim Erwärmen nach braunviolett übergeht. Nach Zusatz von 3 ml Wasser wird filtriert; das Filtrat ist gelborange bis orange gefärbt.

C. Chromatographie: Die Prüfung erfolgt dünnschichtchromatographisch auf einer Schicht von Kieselgel H *R*.

Untersuchungslösung: 10 ml Urtinktur werden unter vermindertem Druck bei einer Wasserbadtemperatur von höchstens 35 °C auf etwa 5 ml eingeengt. Der trübe Rückstand wird dreimal mit 5 ml eines Gemisches aus gleichen Volumteilen Hexan *R* und Methylenchlorid *R* ausgeschüttelt. Die organischen Phasen werden vereinigt und unter vermindertem Druck eingeengt. Der Rückstand wird in 0,2 ml Äthanol *R* aufgenommen.

Vergleichslösung: 50 mg Thujon *RN* und 10 mg Thymol *R* werden in 10 ml Methanol *R* gelöst.

Aufgetragen werden getrennt 50 µl Untersuchungslösung und 10 µl Vergleichslösung. Die Chromatographie erfolgt über eine Laufstrecke von 15 cm mit einer Mischung aus 75 Volumteilen Chloroform *R* und 25 Volumteilen Toluol *R*. Nach Verdunsten der mobilen Phase bei Raumtemperatur werden die Chromatogramme mit äthanolischer Molybdatophosphorsäure-Lösung *RN* besprüht und 5 bis 10 Minuten lang bei 105 bis 110 °C erhitzt.

Das Chromatogramm der Vergleichslösung zeigt als oberen Fleck den rotvioletten Fleck des Thujons (Rst 1,0) und bei Rst 0,7 bis 0,8 den blauen Fleck des Thymols. Im Chromatogramm der Untersuchungslösung treten 3 intensive, blaue Flecke oberhalb des Thujons sowie ein schwach rosafarbener Fleck auf der Höhe des Thujons auf. Etwas oberhalb sowie auf der Höhe und etwas unterhalb des Thymols liegt je 1 schwach graublauer Fleck; es folgen 2 intensiv graublaue Flecke bei Rst 0,55 bis 0,65 und Rst 0,43 bis 0,51.

PRÜFUNG AUF REINHEIT

Relative Dichte (Ph. Eur.: 0,902 bis 0,920.

Trockenrückstand (DAB): Mindestens 1,8 Prozent.

GEHALTSBESTIMMUNG

Bitterwert (DAB): Mindestens 1500 unter Verwendung einer Verdünnung der Urtinktur.

LAGERUNG

Vor Licht geschützt.

ARUM MACULATUM

Verwendet werden die frischen, vor der Entwicklung der Blätter gesammelten unterirdischen Teile von *Arum maculatum* L.

BESCHREIBUNG

Der Wurzelstock hat eigentümlichen Geruch und stark brennenden Geschmack.
Er ist länglich, mit rundlichem bis ovalem Querschnitt und einem Durchmesser von etwa 2,5 cm. Die braune Oberfläche ist gefurcht und höckerig. Besonders die eingeschnürte Übergangsstelle zwischen jüngstem und älterem Rhizomabschnitt ist mit zahlreichen Bulbillen besetzt. Die weißen, etwa 1 mm dicken, wenig verzweigten Wurzeln entspringen dem jüngsten, knollig rundlichen Rhizomteil. Das Innere ist weiß und saftig.

ARZNEIFORMEN

HERSTELLUNG

Urtinktur und flüssige Verdünnungen nach Vorschrift 3a.

EIGENSCHAFTEN

Die Urtinktur ist eine hellgelbe Flüssigkeit mit brennendem Geschmack.

PRÜFUNG AUF IDENTITÄT

A. Wird 1 ml Urtinktur mit 0,5 ml verdünnter Natriumhydroxid-Lösung *R* versetzt, tritt Farbvertiefung nach dunkelgelb ein.

B. Wird 1 ml Urtinktur mit 2 ml einer 10prozentigen Lösung (G/V) von Resorcin *R* in Salzsäure *R* erhitzt, tritt eine kräftige, rote Färbung auf.

C. Chromatographie: Die Prüfung erfolgt dünnschichtchromatographisch auf einer Schicht von Cellulose zur Chromatographie *R* 1.

Untersuchungslösung: Urtinktur.

Vergleichslösung: 10 mg Leucin *R*, 12 mg Phenylalanin *R* und 12 mg Threonin *R* werden in 5 ml Wasser gelöst; die Lösung wird mit Äthanol 70% *RN* zu 50 ml verdünnt.

Aufgetragen werden getrennt je 10 µl Untersuchungs- und Vergleichslösung. Die Chromatographie erfolgt zweimal über eine Laufstrecke von jeweils 12 cm mit einer Mischung von 75 Volumteilen n-Propanol *R*, 5 Volumteilen wasserfreier Ameisensäure *R* und 20 Volumteilen Wasser. Die Trocknung erfolgt jeweils durch 15 Minuten lange Einwirkung eines Warmluftstromes. Die Chromatogramme werden mit einer frisch bereiteten Lösung von 0,3 g Ninhydrin *R* in 100 ml Äthanol *R* besprüht, 10 Minuten lang auf 100 bis 105 °C erhitzt und im Tageslicht ausgewertet.

Das Chromatogramm der Vergleichslösung zeigt im oberen Teil des mittleren Rf-Bereich-Drittels den violetten Fleck des Threonins, im oberen Teil des oberen Rf-Bereich-Drittels den violetten Fleck des Phenylalanins und unterhalb der Front den violetten Fleck des Leucins.

Das Chromatogramm der Untersuchungslösung zeigt folgende violette bis rotviolette Flecke: je einen in Höhe der drei Vergleichssubstanzen, einen breiten und darüber einen schwächeren in etwa gleichmäßigem Abstand zwischen den beiden Vergleichssubstanzen Threonin und Phenylalanin sowie zwei mitunter nicht vollständig getrennte unterhalb der Vergleichssubstanz Threonin. Unterhalb der letztgenannten Flecke ist in der Mitte des unteren Rf-Bereich-Drittels eine Gruppe von mindestens drei Flecken sichtbar, deren Intensität derjenigen im oberen Rf-Bereich des Chromatogramms vergleichbar ist.

PRÜFUNG AUF REINHEIT

Relative Dichte (Ph. Eur.): 0,898 bis 0,913.

Trockenrückstand (DAB): Mindestens 1,0 und höchstens 2,0 Prozent.

LAGERUNG

Vor Licht geschützt.

Vorsichtig zu lagern!

ASARUM EUROPAEUM

Verwendet werden die frischen, unterirdischen Teile phenylpropanhaltiger Rassen von *Asarum europaeum* L.

BESCHREIBUNG

Der Wurzelstock hat aromatischen Geruch und scharfen, die Zunge vorübergehend anästhesierenden Geschmack.

Er ist mehrere Dezimeter lang und 2 bis 4 mm dick, abgerundet vierkantig, außen braun, innen weißlich. An der Unterseite entspringen die häufig abgebrochenen, verzweigten, 0,5 bis 2 mm dicken Wurzeln. Die Internodien sind ungleich lang. An den Knoten sind die Narben der Blätter erkennbar.

PRÜFUNG AUF IDENTITÄT

Chromatographie: Die Prüfung erfolgt dünnschichtchromatographisch auf einer Schicht von Kieselgel H *R*.

Untersuchungslösung: 0,5 g zerkleinerter Wurzelstock werden mit 5 ml Äthanol *R* im Wasserbad unter Rückfluß zum Sieden erhitzt; nach dem Abkühlen wird abfiltriert.

Vergleichslösung: 10 mg Eugenol *R* und 10 mg Anethol *R* werden in 10 ml Methanol *R* gelöst.

Aufgetragen werden getrennt 30 µl Untersuchungslösung und 10 µl Vergleichslösung. Die Chromatographie erfolgt über eine Laufstrecke von 15 cm mit einer Mischung von 75 Volumteilen Trichloräthylen *RH* und 25 Volumteilen Chloroform *R*. Nach Verdunsten der mobilen Phase werden die Chromatogramme mit einer 1prozentigen Lösung (G/G) von Vanillin *R* in Schwefelsäure *R* besprüht, 5 Minuten lang auf 105 bis 110 °C erhitzt und innerhalb von 10 Minuten im Tageslicht ausgewertet.

Das Chromatogramm der Vergleichslösung zeigt im unteren Drittel des Rf-Bereiches den bräunlich-orangefarbenen Fleck des Eugenols und im oberen Drittel den rosafarbenen Fleck des Anethols.

Das Chromatogramm der Untersuchungslösung zeigt folgende Flecke: oberhalb und deutlich unterhalb der Vergleichssubstanz Anethol je einen lilafarbenen Fleck sowie unterhalb der Vergleichssubstanz Eugenol einen intensiv dunkelvioletten Fleck; knapp über und unter diesem Fleck kann je ein rosafarbener Fleck erscheinen. Darunter treten mit fallenden Rf-Werten ein blauer, ein gelber und ein blauvioletter Fleck auf. Zwischen dem dunkelvioletten und dem blauen Fleck kann ein bräunlich-rosafarbener Fleck erscheinen.

ARZNEIFORMEN

HERSTELLUNG

Urtinktur und flüssige Verdünnungen nach Vorschrift 3a.

EIGENSCHAFTEN

Die Urtinktur ist eine braune bis bräunlich-grüne Flüssigkeit mit kampferartigem Geruch und scharfem, fast pfefferartigem Geschmack.

PRÜFUNG AUF IDENTITÄT

A. Wird 1 ml Urtinktur mit 2 ml 3 N-Schwefelsäure versetzt, entsteht eine Trübung.

B. Werden 2 ml Urtinktur mit 1 ml ammoniakalischer Silbernitrat-Lösung *R* versetzt, entsteht ein orangebrauner Niederschlag, der innerhalb von 4 Minuten in Schwarz übergeht.

C. Chromatographie: Die Prüfung erfolgt dünnschichtchromatographisch wie unter ,,Prüfung auf Identität" bei dem Wurzelstock beschrieben mit 30 µl Urtinktur als Untersuchungslösung.

PRÜFUNG AUF REINHEIT

Relative Dichte (Ph. Eur.): 0,895 bis 0,915.

Trockenrückstand (DAB): Mindestens 1,0 Prozent.

LAGERUNG

Vor Licht geschützt.

ASPARAGUS OFFICINALIS

Verwendet werden die frischen, jungen, unterirdischen Sprosse von *Asparagus officinalis* L.

BESCHREIBUNG

Die frischen Sprosse sind etwa 2,5 cm dick, bis etwa 25 cm lang und von weißer Farbe, die oft bläulichrot überhaucht ist. Die saftigen, fleischigen Sprosse sind mit anliegenden, spiralig gestellten, nach oben zunehmend enger stehenden, bis etwa 2 cm langen, fleischigen Schuppenblättern besetzt.

ARZNEIFORMEN

HERSTELLUNG

Urtinktur und flüssige Verdünnungen nach Vorschrift 1.

EIGENSCHAFTEN

Die Urtinktur ist eine hellgelbe Flüssigkeit mit arteigenem Geruch und Geschmack.

PRÜFUNG AUF IDENTITÄT

A. Wird 1 ml Urtinktur mit 5 ml Wasser kräftig geschüttelt, entsteht ein mindestens 30 Minuten lang beständiger Schaum.

B. 1 ml Urtinktur zeigt im ultravioletten Licht bei 365 nm hellblaue Fluoreszenz, die nach Zugabe von 0,2 ml konzentrierter Natriumhydroxid-Lösung *R* in grünlichgelbe Fluoreszenz umschlägt.

C. Chromatographie: Die Prüfung erfolgt dünnschichtchromatographisch auf einer Schicht von Kieselgel HF_{254} *R*.

Untersuchungslösung: Urtinktur.

Vergleichslösung: 5 mg Aescin *RN* werden in 1 ml Methanol *R* gelöst.

Aufgetragen werden getrennt je 20 µl Untersuchungs- und Vergleichslösung. Die Chromatographie erfolgt über eine Laufstrecke von 10 cm mit einer Mischung von 68 Volumteilen n-Butanol *R*, 16 Volumteilen Essigsäure 98 % *R* und 16 Volumteilen Wasser. Nach Verdunsten der mobilen Phase werden die Chromatogramme zunächst im ultravioletten Licht bei 254 nm ausgewertet.

Das Chromatogramm der Vergleichslösung zeigt den fluoreszenzmindernden Fleck des Aescins (Rst 1,0).

Das Chromatogramm der Untersuchungslösung zeigt je einen fluoreszenzmindernden Fleck bei Rst 0,4, bei Rst 1,0 und bei Rst 1,3 sowie einen hellblau fluoreszierenden Fleck bei Rst 1,5. Dieser Fleck fluoresziert im ultravioletten Licht bei 365 nm leuchtend hellblau.

Danach werden die Chromatogramme mit Anisaldehyd-Lösung *R* besprüht, 5 bis 10 Minuten lang auf 105 bis 110 °C erhitzt und innerhalb von 10 Minuten im Tageslicht ausgewertet.

Das Chromatogramm der Vergleichslösung zeigt den kräftigen, blauvioletten Fleck des Aescins (Rst 1,0); daneben treten noch mehrere schwache, blauviolette Flecke auf.

Das Chromatogramm der Untersuchungslösung zeigt einen gelblichen bis hellolivgrünen Fleck am Start und einen grünlichgelben Fleck bei Rst 0,85. Darüber können weitere, sehr schwache, grünlichgelbe Flecke auftreten.

PRÜFUNG AUF REINHEIT

Relative Dichte (Ph. Eur.): 0,926 bis 0,946.

Trockenrückstand (DAB): Mindestens 1,4 Prozent.

LAGERUNG

Vor Licht geschützt.

AVENA SATIVA

Verwendet werden die frischen, zur Blütezeit geernteten oberirdischen Teile von *Avena sativa* L.

BESCHREIBUNG

Die Pflanze ist am Grunde büschelig verzweigt. Jeder Stengel ist einfach, 0,6 bis 1,5 m hoch, trägt grüne, beiderseits besonders am Rande rauhe, bis 1,5 cm breite, lineal-lanzettliche Blätter und eine 15 bis 20 cm lange, lockere, ausgebreitete Blütenrispe. Die Rispenäste stehen in Halbquirlen zu 4 bis 6, mehr oder weniger waagerecht ab. Die Ährchen sind meist zweiblütig, anfangs zylindrisch, später etwas zusammengedrückt, grannenlos oder kurz begrannt.

ARZNEIFORMEN

HERSTELLUNG

Urtinktur und flüssige Verdünnungen nach Vorschrift 1.

EIGENSCHAFTEN

Die Urtinktur ist eine gelbbraune Flüssigkeit mit schwach malzigem Geruch.

PRÜFUNG AUF IDENTITÄT

A. Werden 0,5 ml Urtinktur mit 100 ml Wasser und 1 ml Kaliumhydroxid-Lösung *RN* versetzt, tritt Gelbfärbung ein.

B. Wird 1 ml Urtinktur mit 10 ml Wasser und 0,1 ml Eisen(III)chlorid-Lösung *R* 1 versetzt und kräftig geschüttelt, entsteht ein mehrere Stunden beständiger Schaum.

C. Chromatographie: Die Prüfung erfolgt dünnschichtchromatographisch auf einer Schicht von Kieselgel G *R*.

Untersuchungslösung: 5 ml Urtinktur werden mit 1 ml verdünnter Schwefelsäure *R* versetzt und 90 Minuten lang unter Rückfluß auf dem Wasserbad erhitzt. Danach wird mit 1 g Bariumcarbonat *R* versetzt, geschüttelt und abzentrifugiert.

Vergleichslösung: 10 mg Fructose RH und 10 mg Rhamnose *R* werden in 10 ml Methanol *R* gelöst.

Aufgetragen werden getrennt 20 µl Untersuchungslösung und 10 µl Vergleichslösung. Die Chromatographie erfolgt über eine Laufstrecke von 10 cm mit einer Mischung von 50 Volumteilen Aceton *R*, 40 Volumteilen n-Butanol *R* und 10 Volumteilen Wasser. Nach zehnminütigem Trocknen im Warmluftstrom wird noch einmal mit der gleichen Mischung über eine Laufstrecke von 15 cm entwickelt. Die Chromatogramme werden etwa 10 Minuten lang bei 105 bis 110 °C getrocknet, nach dem Erkalten mit einer Mischung aus 0,5 g Thymol *R*, 95 ml Äthanol *R* und 5 ml Schwefelsäure *R* besprüht und etwa 10 bis 15 Minuten lang auf 115 bis 120 °C erhitzt. Nach dem Erkalten wird im Tageslicht ausgewertet.

Das Chromatogramm der Vergleichslösung zeigt im oberen Drittel des Rf-Bereiches die rosafarbenen Flecke der Fructose und Rhamnose. Fructose besitzt, bezogen auf Rhamnose (Rst 1,0), einen Rst-Wert von 0,8.

Das Chromatogramm der Untersuchungslösung zeigt folgende Flecke: Rst 1,0 (rotbraun) (bezogen auf Fructose als Vergleich: Rst 1,0) sowie Rst 1,0 (rosa) und Rst 1,1 (rosa) (bezogen auf Rhamnose als Vergleich: Rst 1,0).

PRÜFUNG AUF REINHEIT

Relative Dichte (Ph. Eur.): 0,930 bis 0,950.

Trockenrückstand (DAB): Mindestens 2,0 Prozent.

LAGERUNG

Vor Licht geschützt.

BETULA PENDULA E FOLIIS

Betula, Folium

Verwendet werden die frischen, jungen Blätter von *Betula pendula* ROTH.

BESCHREIBUNG

Die Blätter haben einen 2 bis 3 cm langen, kahlen Stiel und eine rautenförmig-dreieckige Spreite mit lang ausgezogener Spitze. Die Spreite ist 4 bis 7 cm lang und 2,5 bis 4 cm breit. Sie wird durch den Mittelnerv geteilt und hat in jeder Hälfte 5 bis 7 Seitennerven. Der Blattrand ist scharf doppelt gesägt, der keilförmige Blattgrund ganzrandig. Junge Blätter sind dünn und klebrig, oberseits lebhaft grün und leicht glänzend, unterseits graugrün.

ARZNEIFORMEN

HERSTELLUNG

Urtinktur und flüssige Verdünnungen nach Vorschrift 3c.

EIGENSCHAFTEN

Die Urtinktur ist eine gelb- bis rötlichbraune Flüssigkeit mit fruchtigem Geruch und schwachem, arteigenem Geschmack.

PRÜFUNG AUF IDENTITÄT

A. 0,1 ml Urtinktur werden mit 10 ml Äthanol *R* verdünnt und mit 0,1 ml einer 10prozentigen Lösung (G/V) von Eisen(III)-chlorid *R* in Äthanol *R* versetzt. Nach Umschütteln tritt Grünfärbung auf.

B. Werden 2 ml Urtinktur mit 2 ml Methanol *R* und 1 ml Aluminiumchlorid-Reagenz *RN* versetzt, tritt im Tageslicht gelbe Färbung und im ultravioletten Licht bei 365 nm blaugrüne Fluoreszenz auf.

C. Chromatographie: Die Prüfung erfolgt dünnschichtchromatographisch auf einer Schicht von Kieselgel H *R*.

Untersuchungslösung: Urtinktur.

Vergleichslösung: 10 mg Gallussäure *RN* und 10 mg Hyperosid *RN* werden in 10 ml Aceton *R* gelöst.

Aufgetragen werden getrennt je 20 µl Untersuchungs- und Vergleichslösung. Die Chromatographie erfolgt über eine Laufstrecke von 15 cm mit einer Mischung von 80 Volumteilen Äthylacetat *R*, 10 Volumteilen wasserfreier Ameisensäure *R* und 10 Volumteilen Wasser. Nach Verdunsten der mobilen Phase werden die Chromatogramme zuerst mit einer 1prozentigen Lösung (G/V) von Diphenylboryloxyäthylamin *R* in Methanol *R* und danach mit einer 5prozentigen Lösung (G/V) von Polyäthylenglykol 400 *R* in Methanol *R* besprüht. Anschließend werden die Chromatogramme im ultravioletten Licht bei 365 nm ausgewertet.

Das Chromatogramm der Vergleichslösung zeigt im mittleren Drittel des Rf-Bereiches den gelbroten Fleck des Hyperosids und im oberen Drittel den leuchtend blauen Fleck der Gallussäure.

Das Chromatogramm der Untersuchungslösung zeigt in Höhe der Vergleichssubstanz Hyperosid zwei oder drei gelbrote Flecke und darüber einen hellblauen Fleck. Im Bereich zwischen den beiden Vergleichssubstanzen sind ein, zwei oder drei gelbrote Flecke vorhanden; in Höhe der Vergleichssubstanz Gallussäure tritt ein blauer Fleck auf, im Bereich bis zur Frontlinie können weitere hellblaue und gelbrote Flecke vorhanden sein.

PRÜFUNG AUF REINHEIT

Relative Dichte (Ph. Eur.): 0,957 bis 0,977.

Trockenrückstand (DAB): Mindestens 2,8 Prozent.

LAGERUNG

Vor Licht geschützt.

BISMUTUM METALLICUM

Bi   AG 209,0

Verwendet wird metallisches Wismut mit einem Gehalt von mindestens 99,0 und höchstens 101,0 Prozent Bi.

EIGENSCHAFTEN

Graues, metallisch glänzendes, geruchloses Pulver oder kristalline Stücke.

PRÜFUNG AUF IDENTITÄT

A. 1 ml Prüflösung (siehe ,,Prüfung auf Reinheit"), mit Wasser zu 10 ml verdünnt, gibt die Identitätsreaktion b) auf Wismut (Ph. Eur.).

B. 1 ml Prüflösung (siehe ,,Prüfung auf Reinheit") wird mit Wasser zu 10 ml verdünnt. Nach Zugabe von 0,3 ml Kaliumjodid-Lösung R entsteht ein schwarzer Niederschlag, der sich in überschüssiger Kaliumjodid-Lösung R unter Orangefärbung löst.

PRÜFUNG AUF REINHEIT

Prüflösung: Etwa 2,00 g gepulverte Substanz (90), genau gewogen, werden in 40 ml verdünnter Salpetersäure R unter Erwärmen gelöst. Die Lösung wird vorsichtig bis zum Verschwinden der braunen Dämpfe erhitzt. Nach dem Erkalten wird unter Nachwaschen mit 40 ml verdünnter Salpetersäure R durch einen Glassintertiegel Nr. 16 (Ph. Eur.) in einen 100-ml-Meßkolben filtriert und mit Wasser aufgefüllt.

Aussehen der Prüflösung: Die Prüflösung muß farblos (Ph. Eur., Methode I) sein.

Säureunlösliche Bestandteile: Höchstens 0,1 Prozent; der unter ,,Prüflösung" im Glassintertiegel verbliebene Rückstand wird bei 100 bis 105 °C bis zur Gewichtskonstanz getrocknet. Nach dem Erkalten wird gewogen.

Eisen: 1,0 ml Prüflösung wird mit 8 ml Wasser, 3 ml verdünnter Salzsäure R und 3 ml Kaliumthiocyanat-Lösung R versetzt.

Die Vergleichslösung wird aus 10 ml Eisen-Standardlösung (2 ppm Fe) *R*, 1 ml verdünnter Salzsäure *R*, 1 ml Wasser und 0,05 ml Bromwasser *R* hergestellt. Nach 5 Minuten wird der Bromüberschuß durch Einleiten eines Luftstromes entfernt und die Mischung mit 3 ml Kaliumthiocyanat-Lösung *R* versetzt.

5 Minuten nach Zugabe der Kaliumthiocyanat-Lösung werden beide Lösungen jeweils mit 5 ml Amylalkohol *R* ausgeschüttelt. Die organische Phase der zu untersuchenden Lösung darf nicht stärker rot gefärbt sein als die der Vergleichslösung (0,1 Prozent).

Kupfer: 10 ml Prüflösung werden mit 5 ml Ammoniaklösung *R* versetzt und geschüttelt. Danach wird abfiltriert. Das Filtrat darf bei Betrachtung gleicher Volumina nicht stärker blau gefärbt sein als ein Vergleich aus 2,0 ml Kupfer-Standardlösung (100 ppm Cu) *RH*, 8,0 ml Wasser und 5,0 ml Ammoniak-Lösung *R* (0,1 Prozent).

Blei: 5,0 ml Prüflösung werden auf dem Wasserbad eingeengt und vorsichtig bis zur Entwicklung brauner Dämpfe erhitzt. Nach dem Erkalten wird der Rückstand mit 9 ml siedendem Wasser angerieben. Die Suspension wird abgekühlt, mit 1 ml konzentrierter Natriumhydroxid-Lösung *R* versetzt und filtriert. In einem Scheidetrichter werden 2 ml bleifreie Hydroxylaminhydrochlorid-Lösung *R* und 5 ml einer 0,1prozentigen Lösung (G/V) von Natriumdiäthyldithiocarbamat *R* mit 0,5 ml Filtrat 2 Minuten lang geschüttelt. Die Mischung wird 15 Minuten lang stehengelassen und dann zweimal mit je 5 ml einer Mischung aus gleichen Volumteilen Isoamylalkohol *R* und Toluol *R* 2 Minuten lang geschüttelt. Die vereinigten organischen Phasen werden zweimal 2 Minuten lang mit je 2,5 ml 0,1 N-Salzsäure ausgeschüttelt. Zu den vereinigten Säureauszügen wird nach Zugabe von 0,05 ml Phenolrot-Lösung *R* Ammoniaklösung *R* bis zur Rosafärbung hinzugefügt. Die so neutralisierte Lösung wird mit weiteren 2 ml Ammoniaklösung *R*, 2 ml bleifreier Ammoniumcitrat-Lösung *R*, 2 ml bleifreier Hydroxylaminhydrochlorid-Lösung *R* und 10 ml bleifreier, ammoniakalischer Kaliumcyanid-Lösung *R* versetzt. Nach 1 Minute wird die Mischung mit 0,5 ml Dithizon-Lösung *R* und 9 ml Chloroform ausgeschüttelt. Die Chloroformphase wird in einen anderen Scheidetrichter überführt und zweimal je 1 Minute lang mit je 10 ml bleifreier, ammoniakalischer Kaliumcyanid-Lösung *R* ausgeschüttelt. Die mit 0,5 g wasserfreiem Natriumsulfat *R* geschüttelte Chloroformphase darf nicht stärker gefärbt sein als die einer Vergleichslösung, die mit 1,0 ml Blei-Standard-Lösung (10 ppm Pb) *R* und 4 ml Wasser anstelle von 5 ml der vereinigten Säureauszüge hergestellt ist (0,2 Prozent).

Arsen: 2,0 ml Prüflösung werden mit Wasser zu 10,0 ml verdünnt. 1,0 ml dieser Lösung wird mit 0,5 ml Schwefelsäure *R* versetzt und bis zum Auftreten weißer Dämpfe erhitzt. Nach Zugabe von 1 ml einer 10prozentigen Lösung (G/V) von Hydroxylaminhydrochlorid *R* wird der Rückstand mit Wasser auf 2,0 ml verdünnt. Die Lösung muß der Grenzprüfung A auf Arsen (Ph. Eur.) entsprechen. Die

Vergleichslösung wird mit 2,0 ml Arsen-Standard-Lösung (1 ppm As) *R* hergestellt (0,05 Prozent).

GEHALTSBESTIMMUNG

10,0 ml Prüflösung werden mit 50 ml Wasser verdünnt und nach Zusatz von 0,1 g Xylenolorange-Indikator *R* mit 0,1 M-Natrium-ÄDTA-Lösung bis zum Farbumschlag von Rot nach Gelb titriert.
1 ml 0,1 M-Natrium-ÄDTA-Lösung entspricht 20,90 mg Bi.

ARZNEIFORMEN

Die 1. Dezimalverreibung muß mindestens 9,5 und darf höchstens 10,5 Prozent Bi enthalten.

HERSTELLUNG

Verreibungen nach Vorschrift 6.

EIGENSCHAFTEN

Die 1. Dezimalverreibung ist ein graues Pulver.

PRÜFUNG AUF IDENTITÄT

A. 0,2 g der 1. Dezimalverreibung werden unter Erwärmen in 1 ml verdünnter Salpetersäure *R* gelöst. Die Lösung wird erhitzt, bis keine braunen Dämpfe mehr auftreten, und mit Wasser zu 10 ml verdünnt. Die Lösung gibt die Identitätsreaktion b) auf Wismut (Ph. Eur.).

B. 0,2 g der 1. Dezimalverreibung werden unter Erwärmen in 1 ml verdünnter Salpetersäure *R* gelöst. Die Lösung wird erhitzt, bis keine braunen Dämpfe mehr auftreten, und dann mit Wasser zu 10 ml verdünnt. Die Lösung gibt die Identitätsreaktion B der Substanz.

GEHALTSBESTIMMUNG

Etwa 2,0 g der 1. Dezimalverreibung, genau gewogen, werden in 7 ml verdünnter Salpetersäure *R* unter Erwärmen gelöst. Die Lösung wird erhitzt, bis keine braunen Dämpfe mehr auftreten, und danach mit 50 ml Wasser verdünnt. Nach Zugabe von 0,1 g Xylenolorange-Indikator *R* wird mit 0,1 M-Natrium-ÄDTA-Lösung bis zum Farbumschlag von Rot nach Gelb titriert.
1 ml 0,1 M-Natrium-ÄDTA-Lösung entspricht 20,90 mg Bi.

CAPSELLA BURSA-PASTORIS, ÄTHANOL. INFUSUM

Capsella, äthanol. Infusum

Verwendet werden die zur Blütezeit gesammelten, getrockneten, oberirdischen Teile von *Capsella bursa-pastoris* (L.) Medik.

BESCHREIBUNG

Die Droge besteht aus den Stengeln mit Blättern, Blüten und Früchten. Der aufrechte Stengel trägt am Grunde eine Rosette länglich-lanzettlicher, gestielter, meist fast fiederspaltiger, seltener buchtig gezähnter oder ungeteilter Blätter; die wenigen Stengelblätter sind kleiner, sitzend und stark runzelig eingerollt. Die Blätter sind unbehaart oder mehr oder weniger behaart. Der Stengel ist hellgrau, rund oder kantig oder fein längsgerillt.

Den kopfig gehäuften Blütenknospen an der Spitze des Stengels folgen nach rückwärts die offenen, kleinen, gestielten weißen Blüten und anschließend langgestielte, flachgedrückte, verkehrt-eiförmige, unbehaarte, ausgewachsen 4 bis 6 mm große Schötchen mit zahlreichen kleinen, rotbraunen Samen. Der bleibende, kurze Griffel überragt die Ausrandung des Schötchens nicht.

Mikroskopische Merkmale: Die obere Blattepidermis ist aus schwachen, die untere aus stärker wellig-buchtigen Zellen gebildet, beide mit Spaltöffnungen, die von meist 3 oft etwas kleineren Epidermiszellen umgeben sind. Auf beiden Epidermen finden sich in wechselnder Menge einzellige, konische, spitze, dickwandige, bis über 500 µm lange, glatte Haare, fein gekörnt; unterseits treten neben den unverzweigten auch verzweigte, einzellige, dickwandige, drei- bis fünfstrahlige Sternhaare auf mit der Epidermis angedrückten Sternstrahlen und warziger Kutikula. Das Mesophyll ist bifazial mit 1- oder 2lagigem Palisadenparenchym und einem aus rundlichen Zellen zusammengesetzten Schwammparenchym, das an der unteren Epidermis in kurz- und flacharmige Zellen übergeht.

PRÜFUNG AUF IDENTITÄT

Prüflösung: 3,0 g zerkleinerte Droge (1000) werden 30 Minuten lang mit 15 ml Äthanol 70 % *RN* und 15 ml Wasser im Wasserbad unter Rückfluß erhitzt. Nach dem Abkühlen wird abfiltriert.

A. Wird 1 ml Prüflösung mit 2 ml Äthanol R und 1 ml Eisen(III)-chlorid-Lösung R 1 versetzt, ist die Mischung graublau gefärbt.

B. 5 ml Prüflösung werden mit 1 ml verdünnter Natriumhydroxid-Lösung R im Reagenzglas gemischt. Über die Mündung des Glases wird ein Streifen feuchtes, rotes Lackmuspapier R gelegt. Wird die Flüssigkeit zum Sieden erhitzt, färbt sich das Papier blau, und es tritt aminartiger Geruch auf.

C. Chromatographie: Die Prüfung erfolgt dünnschichtchromatographisch auf einer Schicht von Kieselgel H R:

Untersuchungslösung: 20 ml Prüflösung werden auf dem Wasserbad auf etwa die Hälfte eingeengt. Der Rückstand wird 5 Minuten lang mit 20 ml Äthylacetat R geschüttelt. Nach Zugabe von 1 g gepulvertem Tragant RN wird nochmals 1 Minute lang geschüttelt. Nach Filtration wird auf dem Wasserbad bei etwa 40 °C unter vermindertem Druck eingeengt. Der Rückstand wird in 1 ml Methanol R aufgenommen.

Vergleichslösung: 10 mg Rutin R, 5 mg Kaffeesäure R und 5 mg Scopoletin RN werden in 10 ml Methanol R gelöst.

Aufgetragen werden getrennt je 10 µl Untersuchungs- und Vergleichslösung. Die Chromatographie erfolgt über eine Laufstrecke von 10 cm mit einer Mischung aus 50 Volumteilen Chloroform R, 42 Volumteilen Essigsäure 98 % R und 8 Volumteilen Wasser. Nach Verdunsten der mobilen Phase werden die Chromatogramme zuerst mit einer 1prozentigen Lösung (G/V) von Diphenylboryloxyäthylamin R in Methanol R und danach mit einer 5prozentigen Lösung (G/V) von Polyäthylenglykol 400 R in Methanol R besprüht und anschließend im ultravioletten Licht bei 365 nm ausgewertet.

Das Chromatogramm der Vergleichslösung zeigt im unteren Drittel des Rf-Bereiches den gelbroten Fleck des Rutins, im mittleren Drittel den blaugrünen Fleck der Kaffeesäure und im oberen Drittel den blauen Fleck des Scopoletins.

Im Chromatogramm der Untersuchungslösung sind vier gelbrote Flecke im Bereich zwischen den Vergleichssubstanzen Rutin und Kaffeesäure vorhanden. Wenig unterhalb der Vergleichssubstanz Scopoletin kann ein weiterer gelbroter Fleck auftreten.

PRÜFUNG AUF REINHEIT

Fremde Bestandteile (Ph. Eur.): Höchstens 5 Prozent fremde Pflanzenteile und höchstens 1 Prozent andere fremde Bestandteile.

Asche (DAB): Höchstens 12,0 Prozent.

ARZNEIFORMEN

HERSTELLUNG

Urtinktur und flüssige Verdünnungen nach Vorschrift 20 mit Äthanol 30 Prozent.

EIGENSCHAFTEN

Die Urtinktur ist eine gelb- bis rotbraune Flüssigkeit mit aromatischem, arteigenem Geruch und würzigem Geschmack.

PRÜFUNG AUF IDENTITÄT

Die Urtinktur gibt die bei der Droge beschriebenen Identitätsreaktionen A bis C. Prüflösung ist die Urtinktur.

PRÜFUNG AUF REINHEIT

Relative Dichte (Ph. Eur.): 0,955 bis 0,970.

Trockenrückstand (DAB): Mindestens 1,5 Prozent.

LAGERUNG

Vor Licht geschützt.

CARUM CARVI, ÄTHANOL. DECOCTUM

Verwendet werden die getrockneten, reifen Früchte von *Carum carvi* L. Sie enthalten mindestens 4,0 Prozent (V/G) ätherisches Öl.

BESCHREIBUNG

Die Droge hat aromatischen Geruch und würzigen Geschmack.

Die Früchte sind fast stets in ihre Teilfrüchte zerfallen. Diese sind graubraun, kahl, meist sichelförmig gekrümmt, beiderseits zugespitzt, etwa 3 bis 6 mm, meist etwa 5 mm lang, in der Mitte etwa 1 mm dick; sie zeigen auf der wenig gewölbten Rückenfläche je 3, am Rande der schwach vorgewölbten Fugenseite je 2 gerade, schmale, hervortretende, heller gefärbte Rippen; am oberen Ende sind die Griffel auf dem rundlichen Polster häufig noch erhalten. Der Querschnitt hat etwa die Form eines regelmäßigen Fünfecks. Er läßt die 5 gleichstarken Rippen, die breiten, in der Mitte etwas vorgewölbten, braunen Tälchen sowie das graue Endosperm erkennen.

Mikroskopische Merkmale: Das Exokarp besteht aus derbwandigen, polygonalen bis gestreckten Zellen und wird von einer dicken, längsstreifigen Kutikula bedeckt. Selten kommen rundlich-ovale Spaltöffnungen vor. Jedes Tälchen enthält 1 Ölgang, die Fugenseite 2 Ölgänge. Diese sind dunkelbraun gefärbt, im Querschnitt tangential gestreckt, meist etwa 170 bis 200 µm, zuweilen bis etwa 300 µm breit.

Ein kleiner, etwa 18 µm weiter Ölgang findet sich in der Spitze jeder Rippe. Die Rippen führen Leitbündel mit wenigen Spiralgefäßen, die von derbwandigen, getüpfelten, verholzten Sklerenchymfasern begleitet werden. Das Endokarp besteht aus dünnwandigen, schmal rechteckigen, etwa 10 bis 19 µm breiten, quer zur Längsausdehnung der Frucht gestreckten Zellen (Querzellen). Diese sind im Längsschnitt parallel angeordnet und verlaufen etwa rechtwinklig zu den Ölgängen. Die dünne, aus wenigen Lagen gelbbrauner, meist zusammengedrückter Zellen bestehende Samenschale ist mit dem Endokarp verwachsen. Nur an der Fugenfläche sind beide Schichten durch die Raphe getrennt.

Das Endosperm besteht aus farblosen, derbwandigen, gerundet-polygonalen Zellen, die zahlreiche, winzige Calciumoxalatdrusen enthalten und, ebenso wie die zartwandigen Gewebe des Embryos, reichlich fettes Öl und Aleuronkörner führen.

PRÜFUNG AUF IDENTITÄT

Chromatographie: Die Prüfung erfolgt dünnschichtchromatographisch auf einer Schicht von Kieselgel GF_{254} R.

Untersuchungslösung: Die unter „Gehaltsbestimmung" erhaltene Lösung des ätherischen Öls in Xylol wird wasserfrei abgelassen; 0,5 ml dieser Lösung werden mit 5 ml Toluol R versetzt.

Vergleichslösung: 10 µl Carvon RN werden in 1 ml Methanol R gelöst.

Aufgetragen werden getrennt je 10 µl Untersuchungs- und Vergleichslösung. Die Chromatographie erfolgt über eine Laufstrecke von 10 cm mit Methylenchlorid R. Nach Verdunsten der mobilen Phase werden im ultravioletten Licht bei 254 nm die fluoreszenzmindernden Flecke gekennzeichnet. Anschließend werden die Chromatogramme mit Anisaldehyd-Lösung R besprüht, etwa 5 bis 10 Minuten lang unter Beobachtung auf 100 bis 105 °C erhitzt und innerhalb von 10 Minuten im Tageslicht ausgewertet.

Im ultravioletten Licht bei 254 nm ist in den Chromatogrammen der Untersuchungslösung und der Vergleichslösung im unteren Drittel des Rf-Bereiches der fluoreszenzmindernde Fleck des Carvons sichtbar; er färbt sich nach dem Besprühen und Erhitzen orange bis rotbraun. Außerdem treten im Chromatogramm der Untersuchungslösung noch zwei weitere rötlich-violettgefärbte Flecke in Startnähe auf. Im mittleren Drittel des Rf-Bereiches können ein oder zwei rötlich-violettgefärbte Flecke auftreten.

PRÜFUNG AUF REINHEIT.

Fremde Bestandteile (Ph. Eur.): Höchstens 1,5 Prozent.

Sulfatasche (Ph. Eur.): Höchstens 10,0 Prozent, mit 1,000 g grob gepulverter Droge (710) bestimmt.

GEHALTSBESTIMMUNG

Ätherisches Öl (Ph. Eur.): Die Bestimmung erfolgt mit 10,0 g der unmittelbar vorher grob gepulverten Droge (710) und 200 ml Wasser als Destillationsflüssigkeit in einem 500-ml-Rundkolben; Destillation 90 Minuten lang bei 2 bis 3 ml in der Minute; 1,0 ml Xylol R als Vorlage.

ARZNEIFORMEN

HERSTELLUNG

Urtinktur aus der frisch zerquetschten Droge und flüssige Verdünnungen nach Vorschrift 19f mit Äthanol 62 Prozent.

EIGENSCHAFTEN

Die Urtinktur ist eine hellgelbe bis gelbbraune Flüssigkeit mit arteigenem Geruch und Geschmack.

PRÜFUNG AUF IDENTITÄT

Prüflösung: 10 ml Urtinktur werden 3mal mit je 10 ml Pentan *R* ausgeschüttelt. Die vereinigten organischen Phasen werden filtriert und unter vermindertem Druck eingeengt. Der Rückstand wird in 2,0 ml Chloroform *R* aufgenommen.

A. Werden 0,5 ml Prüflösung mit 1 ml Acetanhydrid *R* und danach mit 0,1 ml Schwefelsäure *R* versetzt, verfärbt sich die Mischung von hellgelb über rötlichbraun nach schmutzig braun.

B. Chromatographie: Die Prüfung erfolgt dünnschichtchromatographisch wie unter ,,Prüfung auf Identität" bei der Droge beschrieben mit der Prüflösung als Untersuchungslösung.

PRÜFUNG AUF REINHEIT

Relative Dichte (Ph. Eur.): 0,886 bis 0,900.

Trockenrückstand (DAB): Mindestens 0,8 Prozent.

LAGERUNG

Vor Licht geschützt.

CHALKOSIN

Verwendet wird das natürlich vorkommende Mineral *Chalkosin* mit einem Gehalt von mindestens 85 Prozent Cu_2S (MG 159,2).

BESCHREIBUNG

Dunkelgraue, metallisch glänzende Kristalle von rhombisch-dipyramidalem, pseudohexagonalem Habitus oder derbe, massige Aggregate. Die Härte nach Mohs beträgt 2½ bis 3.
Das gepulverte Mineral ist dunkelgrau.

PRÜFUNG AUF IDENTITÄT

Prüflösung: Etwa 1,00 g gepulverte Substanz (180), genau gewogen, wird in einem mit einem Uhrglas bedeckten Becherglas mit einer Mischung von 2 ml Brom *R* und 3 ml Tetrachlorkohlenstoff *R* versetzt. Unter gelegentlichem Umschwenken wird 15 Minuten lang stehengelassen. Danach werden vorsichtig durch den Ausguß des Becherglases 10 ml Salpetersäure *R* hinzugegeben; die Mischung wird weitere 15 Minuten lang unter gelegentlichem Umschwenken stehengelassen. Das bedeckte Becherglas wird auf dem Wasserbad erhitzt, bis die Hauptmenge des Broms verdampft ist. Darauf wird das Uhrglas abgenommen, die Mischung eingeengt und noch 30 Minuten lang auf dem Wasserbad belassen.
Zum Rückstand werden 2 ml Salzsäure *R* gegeben. Nach 5 Minuten wird mit 100 ml Wasser versetzt. Die Probe wird zum Sieden erhitzt und nach dem Abkühlen durch einen Glassintertiegel Nr. 16 (Ph. Eur.) in einen 250-ml-Meßkolben filtriert. Unter Nachwaschen der Glasgeräte wird aufgefüllt.

A. 5 ml Prüflösung werden mit 2 ml verdünnter Ammoniaklösung *R* 1 versetzt und nach Umschütteln filtriert. Werden zum tiefblauen Filtrat nacheinander 3 ml Essigsäure 30 % *R* und 2 ml Kaliumhexacyanoferrat(II)-Lösung *R* gegeben, entsteht ein brauner Niederschlag.

B. 0,1 g gepulverte Substanz (180) werden mit 2 ml Salzsäure *R* 1 im Wasserbad erwärmt. Die entweichenden Dämpfe färben angefeuchtetes Blei(II)-acetat-Papier *R* schwarzbraun.

PRÜFUNG AUF REINHEIT

Fremde Minerale: In Habitus, Farbe, Glanz oder Härte abweichende Kristalle oder Aggregate dürfen nicht enthalten sein.

Säureunlösliche Bestandteile: Höchstens 10 Prozent; der unter ,,Prüflösung" im Glassintertiegel verbliebene Rückstand wird 2 Stunden lang bei 105 bis 110 °C getrocknet. Nach dem Erkalten wird gewogen.

Eisen: 0,5 ml Prüflösung werden mit Salzsäure *R* 1 zu 10 ml verdünnt und zweimal mit je 5 ml salzsäuregesättigtem Isobutylmethylketon *RH* ausgeschüttelt. Die vereinigten organischen Phasen werden im Wasserbad eingeengt. Der Rückstand wird unter Erwärmen in 4 ml verdünnter Salzsäure *R* aufgenommen und nach dem Erkalten mit Wasser zu 10 ml verdünnt. 5 ml der Lösung werden mit 7 ml Wasser verdünnt und mit 3 ml Kaliumthiocyanat-Lösung *R* gemischt. Nach 5 Minuten darf eine entstandene Rotfärbung nicht stärker sein als die einer Vergleichslösung aus 2 ml Eisen-Standardlösung (20 ppm Fe) *R*, 8 ml Wasser, 2 ml verdünnter Salzsäure *R* und 3 ml Kaliumthiocyanat-Lösung *R* (4 Prozent).

GEHALTSBESTIMMUNG

50,0 ml Prüflösung werden unter Umschwenken mit 2 g Natriumfluorid *R* versetzt. Nach Zugabe von 3 g Kaliumjodid *R* wird durchgemischt und danach mit 0,1 N-Natriumthiosulfat-Lösung zunächst bis zum Verblassen der Braunfärbung, nach Zusatz von 3 ml Stärke-Lösung *R* bis zum Verschwinden der Blaufärbung titriert, wobei kurz zuvor noch 2 g Kaliumthiocyanat *R* zugesetzt werden.

1 ml 0,1 N-Natriumthiosulfat-Lösung entspricht 7,96 mg Cu_2S.

ARZNEIFORMEN

Die 1. Dezimalverreibung muß mindestens 8,1 und darf höchstens 10,5 Prozent Cu_2S enthalten.

HERSTELLUNG

Verreibungen nach Vorschrift 6.

EIGENSCHAFTEN

Die 1. Dezimalverreibung ist ein graues Pulver.

PRÜFUNG AUF IDENTITÄT

A. 0,5 g der 1. Dezimalverreibung werden mit 2 ml verdünnter Salpetersäure *R* 15 Minuten lang im Wasserbad erhitzt. Nach dem Abkühlen wird mit Wasser auf 5 ml verdünnt und filtriert. Das Filtrat gibt die Identitätsreaktion A der Substanz.

B. 0,5 g der 1. Dezimalverreibung geben die Identitätsreaktion B der Substanz.

GEHALTSBESTIMMUNG

Etwa 2,00 g der 1. Dezimalverreibung, genau gewogen, werden in einem Porzellantiegel verascht und 1 Stunde lang bei etwa 600 °C geglüht. Nach dem Abkühlen wird der Rückstand mit 2 ml Salzsäure *R* auf dem Wasserbad erwärmt und die Probe nach dem Lösen eingeengt. Dieser Rückstand wird mit 1 ml verdünnter Salzsäure *R* angefeuchtet und in 5 ml Wasser gelöst. Die Lösung wird quantitativ in einen Erlenmeyerkolben überführt und mit Wasser zu etwa 100 ml verdünnt. Nach Zugabe von 2 g Natriumfluorid *R* erfolgt die Bestimmung wie bei der Substanz unter ,,Gehaltsbestimmung" angegeben.

CHELIDONIUM MAJUS E FLORIBUS, ÄTHANOL. DIGESTIO

Chelidonium, Flos, äthanol. Digestio

Verwendet werden die frischen Blüten von *Chelidonium majus* L.

BESCHREIBUNG

Die gelben, radiären Blüten stehen in wenigblütigen, langgestielten, lockeren Dolden. Sie haben 2 blaßgelbe, zerstreut behaarte, hinfällige Kelchblätter, 4 breit eiförmige Kronblätter und zahlreiche gelbe Staubblätter. Der kurze, dicke Griffel hat eine zweilappige Narbe. Der längliche, aus 2 Fruchtblättern gebildete Fruchtknoten ist einfächerig und hat zahlreiche, zweireihig angeordnete Samenanlagen.

ARZNEIFORMEN

HERSTELLUNG

Urtinktur und flüssige Verdünnungen nach Vorschrift 18c.

EIGENSCHAFTEN

Die Urtinktur ist eine braungelbe Flüssigkeit mit bitterem Geschmack und würzigem Geruch.

PRÜFUNG AUF IDENTITÄT

A. Werden 0,2 ml Urtinktur mit 1 ml Wasser verdünnt, zeigt die Mischung im ultravioletten Licht bei 365 nm rötlichgelbe Fluoreszenz, die nach Zugabe von 1 ml verdünnter Natriumhydroxid-Lösung *R* in reines Blau umschlägt. Nach weiterem Verdünnen mit 10 ml Wasser und Zugabe von 3 ml Äther *R* fluoresziert die Ätherschicht nach vorsichtigem Schwenken unter Vermeidung von Schütteln blau.

B. Chromatographie: Die Prüfung erfolgt dünnschichtchromatographisch auf einer Schicht von Kieselgel H *R*.

Untersuchungslösung: 10 ml Urtinktur werden auf dem Wasserbad auf etwa 5 ml eingeengt. Der Rückstand wird mit 3 ml verdünnter Ammoniaklösung *R* versetzt und mit 10 ml Äther *R* ausgeschüttelt. Die Ätherphase wird eingeengt und der Rückstand in 1 ml Methanol *R* aufgenommen.

Vergleichslösung: 5 mg Papaverinhydrochlorid *RN* und 10 mg Colchicin *RH* werden in 10 ml Methanol *R* gelöst.

Aufgetragen werden getrennt 40 µl Untersuchungslösung und 20 µl Vergleichslösung. Die Chromatographie erfolgt über eine Laufstrecke von 15 cm mit einer Mischung von 90 Volumteilen n-Propanol *R*, 9 Volumteilen Wasser und 1 Volumteil wasserfreier Ameisensäure *R*. Nach Verdunsten der mobilen Phase werden die Chromatogramme im ultravioletten Licht bei 365 nm ausgewertet und die Flecke markiert.

Das Chromatogramm der Vergleichslösung zeigt im unteren Drittel des Rf-Bereiches den Fleck des Papaverins und im mittleren Drittel den Fleck des Colchicins.

Das Chromatogramm der Untersuchungslösung zeigt im ultravioletten Licht im oberen Drittel des Rf-Bereiches einen rötlichbraunen und einen blauen Fleck, zwischen Startlinie und Papaverinfleck treten ein blaugrüner und zwei gelbe Flecke auf. Nach dem Besprühen mit verdünntem Dragendorffs Reagenz *R* sind folgende gelbrote Flecke zu sehen: In Höhe der Vergleichssubstanz Papaverin ein Fleck, darunter bis in Startnähe zwei oder drei Flecke und knapp unterhalb der Vergleichssubstanz Colchicin ein Fleck.

PRÜFUNG AUF REINHEIT

Relative Dichte (Ph. Eur.): 0,888 bis 0,908.

Trockenrückstand (DAB): Mindestens 1,4 Prozent.

LAGERUNG

Vor Licht geschützt.

CHIMAPHILA UMBELLATA

Verwendet werden die frischen, oberirdischen Teile blühender Pflanzen von *Chimaphila umbellata* (L.) NUTT.

BESCHREIBUNG

Auf einem kriechenden, holzigen Wurzelstock erhebt sich ein bis 25 cm hoher Halbstrauch mit aufrechtem oder aufsteigendem 4kantigem einfachem oder gabelig verzweigtem holzigem Stengel, der an der Spitze rosettenähnlich büschelig gehäufte, immergrüne, lederige, am Rande umgerollte Blätter trägt. Die Blattstellung ist kreuzgegenständig. Die Blätter sind umgekehrt eiförmigspatelig bis fast lineal, 2 bis 4,5 cm lang und 1 bis 1,5 cm breit, kurzgestielt, am Grunde keilförmig in einen 2 bis 5 cm langen Stiel verschmälert, ganzrandig, von der Mitte zur Spitze hin mit wenigen, scharfen Zähnen versehen. Die Oberseite ist stark glänzend, dunkelgrün, die Unterseite etwas heller, weniger glänzend. Die ganze Pflanze ist völlig unbehaart.

Die Blüten stehen in 2- bis 7blütigen Trugdolden auf 8 bis 20 mm langen, meist von einem aufgerichteten Tragblatt begleiteten Stielen. Die Kelchblätter sind verkehrt eiförmig, gezähnelt, etwa so lang wie die Kronblätter. Die glockenförmige Korolle ist 5zählig. Die hellrosaroten Kronblätter sind 5 bis 6 mm lang und kugelig gewölbt. Die purpurroten bis violetten Staubgefäße sind kürzer als die Kronblätter, am Grunde mehr oder weniger dick-3eckig, mit etwas geflügelten oder gewimperten Seitenkanten und 2 etwas spreizenden Staubbeuteln.

ARZNEIFORMEN

HERSTELLUNG

Urtinktur und flüssige Verdünnungen nach Vorschrift 3a.

EIGENSCHAFTEN

Die Urtinktur ist eine dunkelbraune Flüssigkeit mit aromatischem Geruch und bitterem, leicht adstringierendem Geschmack.

PRÜFUNG AUF IDENTITÄT

A. Wird 1 ml Urtinktur mit 4 ml Äthanol 70 % *RN* und 0,1 ml Eisen(III)-chlorid-Lösung *R* 1 versetzt, färbt sich die Mischung schmutzig grün.

B. Werden 0,5 ml Urtinktur mit 1 ml Äthanol *R*, 1 ml Vanillin-Lösung *RN* und 1 ml Salzsäure *R* versetzt und im Wasserbad bei etwa 80 °C erhitzt, färbt sich die Mischung kräftig weinrot.

C. 1,0 ml Urtinktur wird mit Wasser zu 100 ml verdünnt. Wird 1 ml dieser Verdünnung mit 1 ml Natriumcarbonat-Lösung *R* und 0,2 ml Folin-Reagenz *RN* versetzt, wird die Mischung grünblau und danach blau.

D. 0,1 ml Eisen(III)-chlorid-Lösung *R* 1 und 0,2 ml Kaliumhexacyanoferrat(III)-Lösung *R* werden mit Wasser zu 25 ml verdünnt. Werden 3 ml dieser Mischung mit etwa 0,05 ml Urtinktur versetzt, erfolgt Farbumschlag von hell-olivgrün nach kräftig blau unter Bildung eines flockigen, voluminösen, blauen Niederschlages.

E. Chromatographie: Die Prüfung erfolgt dünnschichtchromatographisch auf einer Schicht von Kieselgel HF_{254} *R*.

Untersuchungslösung: 2 ml Urtinktur werden mit 0,25 g Blei(II)-acetat *R* versetzt und unter Umschütteln 10 Minuten lang auf dem Wasserbad erhitzt. Anschließend wird vom Niederschlag abzentrifugiert.

Vergleichslösung: 25 mg Hydrochinon *R* und 25 mg Arbutin *RN* werden in 10 ml Methanol *R* gelöst.

Aufgetragen werden getrennt je 10 µl Untersuchungs- und Vergleichslösung. Die Chromatographie erfolgt über eine Laufstrecke von 10 cm mit einer Mischung von 77 Volumteilen Äthylacetat *R*, 13 Volumteilen Methanol *R* und 10 Volumteilen Wasser. Nach Verdunsten der mobilen Phase werden die Chromatogramme zunächst im ultravioletten Licht bei 254 nm betrachtet und dann mit einer frisch hergestellten Lösung von 1,0 g Eisen(III)-chlorid *R* und 0,06 g Kaliumhexacyanoferrat(III) *R* in 10 ml Wasser besprüht.

Das Chromatogramm der Vergleichslösung zeigt im ultravioletten Licht bei 254 nm im mittleren Drittel des Rf-Bereiches den Fleck des Arbutins (Rst 1,0) und bei Rst um 2,1 den Fleck des Hydrochinons.

Das Chromatogramm der Untersuchungslösung zeigt einen kräftigen Fleck bei etwa Rst 1,2, bis zu drei sehr schwache Flecke darüber und einen weiteren schwachen Fleck über dem Fleck des Hydrochinons. Nach dem Besprühen erscheinen im Tageslicht diese Flecke sowie der Start der Untersuchungslösung kräftig blau auf blaßblauem Untergrund.

PRÜFUNG AUF REINHEIT

Relative Dichte (Ph. Eur.): 0,900 bis 0,915.

Trockenrückstand (DAB): Mindestens 2,0 Prozent.

LAGERUNG

Vor Licht geschützt.

CICHORIUM INTYBUS, ÄTHANOL. DECOCTUM

Cichorium, äthanol. Decoctum

Verwendet wird die ganze, zur Blütezeit gesammelte, getrocknete Pflanze von *Cichorium intybus* L. subsp. *intybus* und *Cichorium intybus* L. subsp. *sativum* (DC) JANCHEN ohne die derben, mittleren Stengelteile.

BESCHREIBUNG

Die Droge ist geruchlos und hat leicht bitteren Geschmack.

Unterart intybus: Die Wurzel ist bis zu 2 cm dick, spindelförmig bis fast stielrund, einfach oder wenig gegabelt, ein- oder mehrköpfig, hornartig hart, außen hellbraun und längsfurchig. Eine schmale, weißliche, braun punktierte oder von ausgetretenem, eingetrocknetem Milchsaft im ganzen bräunlich gefärbte Rinde umgibt einen etwa ⅕ des Durchmessers einnehmenden, hellen Holzkörper. Der aus der Wurzel entspringende, steif-aufrechte, längsrinnige, innerhalb des weißlichen Markes hohle Stengel ist 15 bis 100 cm hoch, unten relativ wenig, oben jedoch stärker sparrig verzweigt, kahl oder häufiger behaart, bisweilen drüsigborstig. Die Laubblätter sind verkehrteiförmig länglich, 1 bis 5 cm breit, 7 bis 30 cm lang, kahl oder vielfach unterseits steifhaarig und schrotsägeförmig oder fast ganzrandig. Die untersten sind allmählich in den kurzen Stiel verschmälert. Die unteren Stengelblätter sind den grundständigen Blättern fast gleichgestaltet, jedoch mit abgesetztem oder schwach pfeilförmigem Grund sitzend. Die oberen sowie die Blätter im Bereich des Blütenstandes sind länglich bis lanzettlich mit gestutztem oder herzförmigem Grund sitzend. Die zahlreichen Blütenköpfchen treten einzeln oder zu mehreren auf, sind sitzend oder kurz wechselständig, seitenständig oder auf einem bis zu 7 cm langen, keulenförmig verdickten Stiel endständig. Sie haben einen Durchmesser von 3 bis 4 cm und werden von einem borstig bewimperten, häufig drüsig behaarten Hüllkelch aus einem äußeren Kranz von 5 oder 8 eiförmigen, zurückgebogen abstehenden und einem bis doppelt so langen, inneren Kranz aus bis 8 länglichen, aufrechten Hüllblättern umgeben. Die hellblauen, selten rosaroten oder weißen Blüten sind bis dreimal länger als der Hüllkelch. Die zungenförmige, in 5 kurze Zähne auslaufende und nur an der Basis röhrige Blumenkrone ist unterseits drüsenhaarig. Jede Blüte enthält 5 an den Antheren zu einer Röhre verklebte, meist blaue Staubblätter und einen durch diese Röhre wachsenden, ebenfalls blauen, zweiklappig nach außen gebogenen, an der Unterseite mit Fegehaaren besetzten Griffel. Der Fruchtknoten ist unterständig, weißlich und 1 bis 2 mm lang. Die Früchte sind verkehrt-eiförmige, undeutlich 2- bis 5kantige, 2 bis 3 mm lange, strohgelbe oder hellbraune bis fast schwärzliche Achänen, die einen kleinen, ein unscheinbares Krönchen bildenden Pappus tragen.

Unterart sativum: Sie entspricht der Unterart intybus, hat jedoch eine dicke, rübenförmige, nach dem Trocknen stark geschrumpfte, 100 bis 200 g schwere Wurzel und bis über 40 cm lange und 15 cm breite, oft steifhaarige, zerschlitzte und ausgebreitete oder ganzrandige und aufwärts gerichtete Blätter und einen bis zu 200 cm hohen Stengel, der selten dicker als 2,5 cm ist.

Mikroskopische Merkmale: In der Wurzel folgt auf einen wenige Lagen hohen, hellbraunen, großzelligen, dünnwandigen Kork ein interzellularenreiches Rindenparenchym aus großen, dünnwandigen, rundlichen bis tangential gestreckten Parenchymzellen. Die nach innen anschließenden Parenchymzellen sind kleiner, leicht radial gestreckt und in mehr oder weniger deutlichen radialen Reihen angeordnet. Dazwischen liegen Gruppen kleinzelliger, derbwandiger Phloemelemente. In der Rinde kommen zahlreiche, 7 bis 10 µm weite Milchröhren mit querverlaufenden Anastomosen vor (vernetzte Milchröhren), die einen tropfenförmigen bis grobkörnigen Inhalt führen. Der Holzkörper ist locker gebaut.

Die teils einzeln, teils aber auch in kleineren oder größeren Gruppen vorkommenden, 10 bis 60 µm weiten Gefäße werden von Parenchymzellen umgeben oder sind in Bündel aus 10 bis 35 µm weiten Holzfasern eingebettet. Die weiter innen vorkommenden Gefäße haben netzartige Wandverdickungen und sind englumiger als die weiter außen vorkommenden, von sehr vielen, breit spaltenförmigen, quergestellten, nur undeutlich behöften Tüpfeln durchsetzten Gefäße. Die 2 bis 4 µm dicken Wände der Fasern sind von wenigen, schmalen, schräggestellten Tüpfeln durchbrochen. Gefäße und Fasern sind verholzt. Die nur undeutlich abgesetzten Parenchymstrahlen sind 1- bis 3reihig. In den dicken, fleischigen Wurzeln der *Unterart sativum* kann das Xylemparenchym verdickt, verholzt und spaltenförmig bis fensterartig getüpfelt sein. Unregelmäßige, alle Übergänge von Parenchymzellen bis zu Gefäßen zeigende Elemente sind häufig. Auch das Strahlenparenchym kann dickwandig, deutlich getüpfelt und verholzt sein.

Die dünnen Laubblätter sind von einer ober- wie unterseits fast gradwandigen bis stark wellig buchtigen, dünnwandigen Epidermis bedeckt, die beiderseits zahlreiche, 22 bis 35 µm lange, breit elliptische, in der Epidermis liegende Spaltöffnungsapparate mit meist 4, gelegentlich auch 5 Nebenzellen trägt. Die Epidermen sind von einer besonders in der Nähe der Spaltöffnungsapparate leicht wellig gestriften Kutikula bedeckt. Das relativ interzellularenreiche, 1-, nur stellenweise 2reihige Palisadenparenchym besteht aus weiten Zellen, die höchstens dreimal länger als breit sind. Das lockere, mehrere Lagen hohe Schwammparenchym wird aus unregelmäßig rundlichen, breit buchtigen Zellen gebildet.

Die mehr oder weniger zahlreichen, beiderseits vorkommenden Gliederhaare mit körnig rauher bis streifiger Oberfläche sind 5 bis 12, nur selten mehr Glieder hoch und bestehen im unteren Teil häufig aus 2 bis 5 parallelen Reihen derbwandiger Zellen. Die obere Endzelle ist zugespitzt bis abgerundet. Häufig tragen die Haare ein ein- bis mehrzelliges, rundes Drüsenköpfchen. Ähnliche, stark körnig rauhe, im unteren Teil meist aus mehr parallelen Reihen bestehende Haare mit vielzelligen Drüsenköpfchen finden sich auch auf den Stengeln und den Hüllblättern. Die Epidermis der Hüllblätter besteht aus fast gradwandigen, polygonalen Zellen und führt breit elliptische bis rundliche, ansonsten denen des Blattes ähnliche Spaltöffnungsapparate. Die Epidermis der Kronblätter wird aus länglichen, im unteren Teil fast gradwandigen, sonst scharf wellig buchtigen, an der Kronblattspitze in Papillen auslaufenden Epidermiszellen gebildet. Die Haare der Blüte entsprechen denen der Blätter, sind jedoch kleiner, meist nur einreihig und haben kleinere Drüsenköpfchen. Die grob stacheligen Pollenkörner sind fenestrat und liegen in einem Pollensack, dessen Endothecium langgestreckte bügelförmige oder unregelmäßig querverlaufende, bügel- bis netzförmige Verdickungsleisten aufweist.

Das Gewebe des Stengels besteht überwiegend aus langgestreckten Fasern, Gefäßen und nach innen an Größe zunehmenden, in der Längsrichtung gestreckten, zylindrischen Markzellen. Gefäße, Fasern und Mark sind verholzt.

In den Parenchymzellen besonders der Wurzel und des Blattes kommen unregelmäßige Inulinschollen vor.

PRÜFUNG AUF IDENTITÄT

Prüflösung: 1 g grob gepulverte Droge (710) wird mit 10 ml Äthanol 70% *RN* 30 Minuten lang im Wasserbad unter Rückfluß erhitzt. Nach dem Abkühlen wird abfiltriert.

A. Wird 1 ml Prüflösung mit 0,3 ml Phloroglucin-Lösung *R* und 1 ml Salzsäure *R* versetzt, entsteht eine hellrote Färbung, die in Braunrot übergeht.

B. 1 ml Prüflösung wird mit 0,5 ml einer 0,5prozentigen Lösung (G/V) von Thymol *R* in Äthanol *R* gemischt. Wird zu dieser Mischung vorsichtig 1 ml Schwefelsäure *R* zugegeben, tritt Rotfärbung auf.

C. Chromatographie: Die Prüfung erfolgt dünnschichtchromatographisch auf einer Schicht von Kieselgel H *R*.

Untersuchungslösung: Prüflösung.

Vergleichslösung: 10 mg Kaffeesäure *RN* und 10 mg Chlorogensäure *RN* werden in 10 ml Methanol *R* gelöst.

Aufgetragen werden getrennt 20 µl Untersuchungslösung und 10 µl Vergleichslösung. Die Chromatographie erfolgt über eine Laufstrecke von 15 cm mit einer Mischung von 50 Volumteilen Chloroform *R*, 42 Volumteilen Essigsäure 98 % R und 8 Volumteilen Wasser. Nach Verdunsten der mobilen Phase werden die Chromatogramme mit einer 1prozentigen Lösung (G/V) von Diphenylboryloxyäthylamin R in Methanol R und danach mit einer 5prozentigen Lösung (G/V) von Polyäthylenglykol 400 R in Methanol R besprüht und im ultravioletten Licht bei 365 nm ausgewertet.

Das Chromatogramm der Vergleichslösung zeigt im unteren Drittel des Rf-Bereiches den grünen Fleck der Chlorogensäure und im mittleren Drittel den ebenfalls grünen Fleck der Kaffeesäure.

Das Chromatogramm der Untersuchungslösung zeigt folgende Flecke: in Höhe des Chlorogensäureflecks der Vergleichslösung und knapp darunter je einen grünen Fleck, darüber einen weiteren grünen Fleck, in Höhe der Vergleichssubstanz Kaffeesäure und knapp darunter zwei oder drei blaue bis grüne Flecke sowie im oberen Drittel des Rf-Bereiches einen blauen Fleck.

PRÜFUNG AUF REINHEIT

Fremde Bestandteile (Ph. Eur.): Höchstens 5 Prozent Stengelteile von mehr als 6 mm Dicke.

Asche (DAB): Höchstens 13 Prozent.

Salzsäureunlösliche Asche (Ph. Eur.): Höchstens 4,0 Prozent.

ARZNEIFORMEN

HERSTELLUNG

Urtinktur aus der zerschnittenen Droge (2800) und flüssige Verdünnungen nach Vorschrift 19f mit Äthanol 62 Prozent.

EIGENSCHAFTEN

Die Urtinktur ist eine bräunlichgelbe Flüssigkeit mit schwach aromatischem Geruch und bitterem Geschmack.

PRÜFUNG AUF IDENTITÄT

Die Urtinktur gibt die bei der Droge beschriebenen Identitätsreaktionen A, B und C. Prüflösung ist die Urtinktur.

PRÜFUNG AUF REINHEIT

Relative Dichte (Ph. Eur.): 0,885 bis 0,905.

Cichorium intybus, äthanol. Decoctum

Trockenrückstand (DAB): Mindestens 1,0 und höchstens 3,0 Prozent.

LAGERUNG

Vor Licht geschützt.

CINNAMOMUM ZEYLANICUM

Cinnamomum

Verwendet wird die von den äußeren Teilen befreite Rinde junger Schößlinge von *Cinnamomum zeylanicum* Blume. Sie enthält mindestens 1,3 Prozent (V/G) ätherisches Öl.

BESCHREIBUNG

Die Rinde hat würzigen, arttypischen Geruch und aromatischen, etwas bitterlich adstringierenden Geschmack.

Sie besteht aus etwa 15 cm langen, bis 0,7 mm dicken, ineinander geschobenen und zu Röhren oder Doppelröhren eingerollten Stücken; diese sind außen hellbraun, durch mehr oder weniger glänzende, helle Linien fein gestreift, innen etwas dunkler und matt. Der Bruch ist kurzfaserig.

Mikroskopische Merkmale: Die Droge wird außen begrenzt von wenigen Schichten dünnwandiger, tangential gestreckter, meist durch das Schälen zerrissener, braunwandiger Parenchymzellen der primären Rinde. Die Grenze zur sekundären Rinde bildet ein geschlossener Steinzellring, dem außen in unregelmäßigen Abständen Bündel primärer Fasern anliegt; diese sind bis 250 µm lang, beiderseits zugespitzt, im Querschnitt rundlich-polygonal mit verholzten und getüpfelten Wänden. Der mehrere Schichten breite Steinzellenring ist zusammengesetzt aus meist tangential gestreckten, 40 bis 150 µm langen und etwa 35 µm breiten Zellen mit deutlich geschichteten, getüpfelten und in der Regel allseitig gleichmäßig verdickten Wänden. Die sekundäre Rinde wird von meist zweireihigen, bis 20 Zellen hohen Markstrahlen durchzogen, die sich nach außen etwas erweitern. In den dazwischen liegenden Teilen wechseln breite Schichten braunwandigen Parenchyms mit meist kollabierten und nur schwer erkennbaren Siebelementen ab. Im Parenchym finden sich außerdem 30 bis 60 µm weite Schleimzellen, große Ölzellen, vereinzelte Steinzellen und ziemlich zahlreiche, schwach verholzte, bis auf ein enges tangential gestrecktes, strichförmiges Lumen verdickte und undeutlich getüpfelte Fasern; diese sind etwa 30 µm breit, bis 70 µm lang, im Querschnitt meist deutlich tangential verbreitert; sie stehen einzeln oder sind zu kurzen, tangentialen Reihen gruppiert. In den Parenchym- und Markstrahlzellen finden sich bis 12 µm große, einfache oder bis 20 µm große, zusammengesetzte Stärkekörner, in den Markstrahlen außerdem zahlreiche, kleine, etwa 7 µm lange Calciumoxalatnadeln.

PRÜFUNG AUF IDENTITÄT

Prüflösung: 1,0 g grob gepulverte Droge (710) wird mit 10 ml Äthanol 70% *RN* eine Stunde lang unter häufigem Schütteln extrahiert und danach abfiltriert.

A. Wird 1 ml Prüflösung mit 0,5 ml Dinitrophenylhydrazin-Reagenz *R* versetzt und 1 Minute lang kräftig geschüttelt, entsteht ein orangeroter Niederschlag.

B. Werden 2 ml Prüflösung mit 1 ml ammoniakalischer Silbernitrat-Lösung *R* versetzt, entsteht ein grau-schwarzer Niederschlag.

PRÜFUNG AUF REINHEIT

Chromatographie: Die Prüfung erfolgt dünnschichtchromatographisch auf einer Schicht von Kieselgel H *R*.

Untersuchungslösung: Prüflösung.

Vergleichslösung: 20 mg Cumarin *RH* werden in 100,0 ml Methanol *R* gelöst (Stammlösung). 2,0 ml Cumarin-Stammlösung und 10 mg Eugenol *R* werden gemischt und mit Methanol *R* zu 10,0 ml aufgefüllt.

Auf der linken und der rechten Hälfte der Dünnschichtplatte werden jeweils getrennt je 10 µl Untersuchungs- und Vergleichslösung aufgetragen. Die Chromatographie erfolgt zweimal über eine Laufstrecke von 15 cm mit Methylenchlorid *R*. Nach dem Verdunsten der mobilen Phase bei Raumtemperatur werden die linken Chromatogramme der Untersuchungs- und Vergleichslösung mit einer Glasplatte abgedeckt und die rechten mit methanolischer Kaliumhydroxid-Lösung *RN* besprüht. Die Platte wird im ultravioletten Licht bei 365 nm ausgewertet. Im Chromatogramm der Vergleichslösung erscheint im mittleren Drittel des Rf-Bereiches der gelb fluoreszierende Fleck des Cumarins.

Auf gleicher Höhe kann ein schwacher, gelbgrüner Fleck im Chromatogramm der Untersuchungslösung auftreten.

Danach werden die rechten Chromatogramme der Untersuchungs- und Vergleichslösung mit einer Glasplatte abgedeckt, die linken mit Anisaldehyd-Reagenz *R* besprüht, 5 bis 10 Minuten lang auf 105 bis 110°C erhitzt und innerhalb von 10 Minuten im Tageslicht ausgewertet.

Das Chromatogramm der Vergleichslösung zeigt im oberen Drittel des Rf-Bereiches den blaugrauen Fleck des Eugenols (Rst 1,0). Im Chromatogramm der Untersuchungslösung tritt auf gleicher Höhe ein gleichartiger Fleck auf. Darunter liegen bei Rst 0,85 bis 0,95 ein blau- bis rosafarbener, bei Rst 0,70 bis 0,80 ein hellvioletter und bei Rst 0,50 bis 0,60 ein oder zwei unvollständig getrennte, hellviolette Flecke sowie bei Rst 0,30 bis 0,45 ein hellvioletter und bei Rst 0,15 bis 0,25 ein weiterer violetter Fleck.

Fremde Beimengungen: Rinden anderer Zimtarten dürfen nicht vorhanden sein. Die Rinde von *Cinnamomum aromaticum* Nees besteht aus dickeren, nicht ineinandergeschobenen, gewöhnlich zum Teil noch mit graubraunem Kork bedeckten Röhren und schmeckt stärker schleimig und adstringierend. Im mikroskopischen Präparat treten reichlich Elemente der primären Rinde mit Korkgewebe auf; die Stärkekörner sind etwas größer (zusammengesetzte bis 30 µm) und reichlicher vorhanden. Die Steinzellen sind kleiner und meist hufeisenförmig verdickt. Die Fasern der sekundären Rinde haben nur mehr ein im Querschnitt punktförmiges Lumen. Die Oxalatnadeln sind mit 7 bis 9 µm etwas größer. Im Chromatogramm fehlt der Fleck des Eugenols. Der dem Cumarin im Chromatogramm der Vergleichslösung entsprechende Fleck ist bei Cinnamomum aromaticum größer und intensiver als der im Chromatogramm der Vergleichslösung.

Die Rinde von *Cinnamomum burmanni* Blume ist zumeist von den äußeren Teilen befreit. Der gemischte Sklerenchymring ist nicht unterbrochen. Steinzellen, Markstrahl- und Parenchymzellen enthalten zum Teil 6 bis 15 µm große, würfel-, platten- oder säulenförmige Oxalatkristalle. Die Bastfasern der sekundären Rinde sind 250 bis 650 µm lang und knorrig, von veränderlicher Breite (16 bis 33 µm) und im Verlauf der Faser unterschiedlich weitem Lumen. Die Steinzellen sind zum Teil hufeisenförmig verdickt. Bei der Rinde älterer Stämme von *Cinnamomum zeylanicum* Blume (Seychellen-Zimt) ist der gemischte Sklerenchymring häufig unterbrochen und nicht mehr eindeutig erkennbar. An seiner Stelle befinden sich im äußeren Teil der sekundären Rinde auffallend große, tangential gestreckte, gleichmäßig verdickte Steinzellen in radialen Reihen. Statt feiner Oxalatrhaphiden finden sich große Nadeln oder flache, rhombenförmige 12 bis 24 µm lange Plättchen. Die sekundären Bastfasern sind länger, breiter, stärker knorrig verdickt als bei der Rinde jüngerer Sprosse.

Sulfatasche (Ph. Eur.): Höchstens 6,5 Prozent, bestimmt mit 1,00 g grob gepulverter Droge (710).

GEHALTSBESTIMMUNG

Ätherisches Öl (Ph. Eur.): Die Bestimmung erfolgt mit 20,0 g der unmittelbar vorher grob gepulverten Droge (710) und 250 ml Wasser als Destillationsflüssigkeit in einem 500-ml-Rundkolben; Destillation 2 Stunden lang bei 2 bis 3 ml in der Minute; 0,5 ml Xylol *R* als Vorlage.

ARZNEIFORMEN

HERSTELLUNG

Urtinktur aus der grob gepulverten Droge (710) und flüssige Verdünnungen nach Vorschrift 4a mit Äthanol 62 Prozent.

EIGENSCHAFTEN

Die Urtinktur ist eine tiefrotbraune Flüssigkeit mit arttypischem Geruch und aromatisch bitterlichem, leicht adstringierendem Geschmack.

PRÜFUNG AUF IDENTITÄT

Die Urtinktur gibt die bei der Droge beschriebenen Identitätsreaktionen A und B. Prüflösung ist die Urtinktur.

PRÜFUNG AUF REINHEIT

Die Urtinktur muß der bei der Prüfung auf Reinheit unter ,,Chromatographie" gegebenen Beschreibung genügen. Prüflösung ist die Urtinktur.

Relative Dichte (Ph. Eur.): 0,890 bis 0,905.

Trockenrückstand (DAB): Mindestens 1,0 Prozent.

LAGERUNG

Vor Licht geschützt.

CLEMATIS RECTA

Clematis

Verwendet werden die frischen, oberirdischen Teile blühender Pflanzen von *Clematis recta* L.

BESCHREIBUNG

Der aufrechte, nicht kletternde, meist krautige Stengel hat eine Höhe von etwa 1 m und ist schwach gefurcht. Die gegenständigen Blätter sind unpaarig gefiedert. Die einzelnen Fiederblättchen sind gestielt, ganzrandig und lederartig. Sie sind eiförmig zugespitzt und auf der Unterseite blaugrün. Die Blüten stehen in Rispen, die zu Trugdolden vereinigt sind. Sie sind end- oder achselständig. Die vier weißen Perigonblätter sind etwa 1 cm lang und mit Ausnahme des Randes kahl. Die zahlreichen Staubblätter sind gelb und fast so lang wie die Perigonblätter. Die ebenfalls zahlreichen Fruchtblätter besitzen einen langen, federartig behaarten Griffel.

ARZNEIFORMEN

HERSTELLUNG

Urtinktur und flüssige Verdünnungen nach Vorschrift 3a.

EIGENSCHAFTEN

Die Urtinktur ist eine braungrüne Flüssigkeit ohne besonderen Geruch und Geschmack.

PRÜFUNG AUF IDENTITÄT

A. 2 ml Urtinktur werden auf dem Wasserbad bis zum Verschwinden des Äthanolgeruchs erwärmt. Nach dem Abkühlen wird mit 5 ml Wasser verdünnt und mit 10 ml Äther *R* ausgeschüttelt. Die Ätherphase wird in einer Porzellanschale auf dem Wasserbad eingeengt. Wird der Rückstand mit 0,5 ml Salzsäure *R* 1 versetzt, entsteht eine grasgrüne Färbung.

B. 10 ml Urtinktur werden bis fast zur Trockne destilliert. Werden 2 ml des wasserklaren Destillates mit 0,1 ml einer 10prozentigen Lösung (G/V) von Natriumpentacyanonitrosylferrat(II) *R* und 0,1 ml Kaliumhydroxid-Lösung *RN* versetzt, entsteht eine rotorange Färbung, die nach Überschichten mit 1 ml Essigsäure 98 % *R* in violett umschlägt.

C. Chromatographie: Die Prüfung erfolgt dünnschichtchromatographisch auf einer Schicht von Kieselgel HF_{254} *R*.

Untersuchungslösung: Urtinktur.

Vergleichslösung: 10 mg Kaffeesäure *R* und 10 mg Chlorogensäure *RN* werden in 10 ml Methanol gelöst.

Aufgetragen werden getrennt 40 µl Untersuchungslösung und 20 µl Vergleichslösung. Die Chromatographie erfolgt über eine Laufstrecke von 15 cm mit einer Mischung aus 90 Volumteilen Äthylacetat *R*, 5 Volumteilen wasserfreier Ameisensäure *R* und 5 Volumteilen Wasser. Die Chromatogramme werden 5 Minuten lang bei 105 bis 110 °C getrocknet und anschließend im ultravioletten Licht bei 254 nm ausgewertet.

Das Chromatogramm der Vergleichslösung zeigt im unteren Drittel des Rf-Bereiches den fluoreszenzmindernden Fleck der Chlorogensäure und im oberen Drittel den der Kaffeesäure. Das Chromatogramm der Untersuchungslösung zeigt unterhalb der Vergleichssubstanz Chlorogensäure zwei fluoreszenzmindernde Flecke und in gleicher Höhe einen Fleck. Unterhalb der Vergleichssubstanz Kaffeesäure liegen zwei oder drei Flecke und darüber ein kräftig fluoreszenzmindernder Fleck.

Die Chromatogramme werden mit Vanillin-Lösung *RN* und danach mit einer 5prozentigen Lösung (V/V) von Schwefelsäure *R* in Äthanol *R* besprüht, 15 Minuten lang auf 105 bis 110 °C erhitzt und im Tageslicht ausgewertet.

Im Chromatogramm der Untersuchungslösung erscheinen oberhalb der Vergleichssubstanz Chlorogensäure ein leuchtend hellblauer und ein violettbrauner Fleck. Unterhalb der Vergleichssubstanz Kaffeesäure liegt ein hellgrüner Fleck. Die beiden direkt unterhalb und oberhalb der Vergleichssubstanz Kaffeesäure liegenden fluoreszenzmindernden Flecke erscheinen nach dem Besprühen violett.

PRÜFUNG AUF REINHEIT

Relative Dichte (Ph. Eur.): 0,900 bis 0,915.

Trockenrückstand (DAB): Mindestens 2,4 Prozent.

LAGERUNG

Vor Licht geschützt.

COLCHICUM AUTUMNALE

Colchicum

Verwendet werden die frischen, im Frühjahr gesammelten Zwiebelknollen von *Colchicum autumnale* L.

BESCHREIBUNG

Die Knollen haben unangenehm rettichartigen Geruch.

Sie sind 2 bis 4 cm lang, breiteiförmig, auf der einen Seite flach mit einer breiten Längsfurche versehen, auf der anderen Seite konvex, außen gelbbraun und häutig, innen weiß. An der Basis befindet sich ein Schopf faseriger Wurzeln.

ARZNEIFORMEN

Die Urtinktur enthält mindestens 0,06 und höchstens 0,12 Prozent Colchicin und Demecolcin, berechnet als Colchicin ($C_{22}H_{25}NO_6$; MG 399,4).

HERSTELLUNG

Urtinktur und flüssige Verdünnungen nach Vorschrift 2a.

EIGENSCHAFTEN

Die Urtinktur ist eine gelbbraune Flüssigkeit.

PRÜFUNG AUF IDENTITÄT

A. 5 ml Urtinktur werden mit 5 ml Wasser verdünnt und mit 10 ml Chloroform *R* ausgeschüttelt. Wird die Chloroform-Phase in einer Porzellanschale eingeengt und der Rückstand mit 0,2 ml Schwefelsäure *R* versetzt, tritt Gelbfärbung auf, die nach Zugabe von 0,2 ml Salpetersäure *R* in Violett übergeht.

B. Chromatographie: Die Prüfung erfolgt dünnschichtchromatographisch auf einer Schicht von Kieselgel HF_{254} *R*.

Untersuchungslösung: Urtinktur.

Vergleichslösung: Etwa 20 mg Colchicin *RH*, genau gewogen, werden in Äthanol *R* zu 25,0 ml gelöst. Bei Bedarf frisch herzustellen.

Aufgetragen werden getrennt je 50 µl Untersuchungs- und Vergleichslösung. Die Chromatographie erfolgt über eine Laufstrecke von 10 cm mit einer Mischung von 90 Volumteilen Chloroform *R* und 10 Volumteilen Diäthylamin *R*. Nach Verdunsten der mobilen Phase zeigt das Chromatogramm der Vergleichslösung im ultravioletten Licht bei 254 nm den Fleck des Colchicins im mittleren Drittel des Rf-Bereiches; das Chromatogramm der Untersuchungslösung zeigt (bezogen auf Colchicin als Vergleich: Rst 1,0) Flecke bei Rst 1,0 und Rst 1,5. In der Nähe des Startpunktes befinden sich zwei oder drei weitere Flecke mit nur schwacher Fluoreszenzminderung. Die Flecke bei Rst 1,0 und Rst 1,5 färben sich beim Besprühen mit Dragendorffs Reagenz *R* orange bis braun.

PRÜFUNG AUF REINHEIT

Relative Dichte (Ph. Eur.): 0,935 bis 0,950.

Trockenrückstand (DAB): Mindestens 2,5 Prozent.

GEHALTSBESTIMMUNG

Die Gehaltsbestimmung erfolgt dünnschichtchromatographisch auf einer Schicht von Kieselgel HF_{254} *R* wie unter ,,Prüfung auf Identität B" beschrieben.

Aufgetragen werden jedoch getrennt 2mal je 50 µl Untersuchungslösung und 2mal je 50 µl Vergleichslösung. Ein 3 cm breiter Streifen bleibt für die Blindprobe frei. Nach dem Entwickeln der Chromatogramme und Verdunsten der mobilen Phase wird im ultravioletten Licht bei 254 nm in beiden Chromatogrammen der Fleck des Colchicins und im Chromatogramm der Untersuchungslösung zusätzlich bei Rst 1,5 der Fleck des Demecolcins markiert; die Flecke von Colchicin und Demecolcin im Chromatogramm der Untersuchungslösung werden zusammen bestimmt. Die markierten Flecke werden sorgfältig abgeschabt, in Reagenzgläser überführt und mit jeweils 4,00 ml Äthanol *R* 30 Minuten lang unter häufigem Umschütteln eluiert. Vom freigelassenen Teil der Platte wird ein gleich großer Bereich abgeschabt und ebenso behandelt (Blindprobe). Nach 30 Minuten wird zentrifugiert und die Extinktion bei 350 nm in einer Schichtdicke von 1 cm gegen die Blindprobe gemessen.

Der Prozentgehalt x_{proz} an Colchicin und Demecolcin, berechnet als Colchicin, wird nach folgender Formel berechnet.

$$x_{proz} = \frac{E_1 \cdot e \cdot 0{,}004}{E_2 \cdot d}$$

E_1 = Mittelwert der Extinktionen der Untersuchungslösung
E_2 = Mittelwert der Extinktionen der Vergleichslösung
e = Einwaage Colchicin *RH* in mg
d = relative Dichte der Untersuchungslösung.

Grenzprüfung der D 4

Die Extinktion der 4. Dezimalverdünnung wird bei 230 nm in einer Schichtdicke von 1 cm gegen Äthanol 43 Prozent gemessen. Die Extinktion darf höchstens 0,10 betragen.

LAGERUNG
Vor Licht geschützt.

Vorsichtig zu lagern!

CYCLAMEN EUROPAEUM

Cyclamen

Verwendet werden die frischen, unterirdischen Teile von *Cyclamen europaeum* L.

BESCHREIBUNG

Der Wurzelstock ist geruchlos und hat brennend scharfen Geschmack.

Er ist kugelig bis abgeflacht-kugelig, etwa 2 cm hoch und 3 bis 5 cm breit, außen mit einer harten, dunkelbraunen Korkschicht bedeckt, innen fleischig und weiß. Die Oberfläche, insbesondere die Grundfläche, ist von langen, braunen, faserförmigen Wurzeln besetzt.

ARZNEIFORMEN

HERSTELLUNG

Urtinktur und flüssige Verdünnungen nach Vorschrift 2a.

EIGENSCHAFTEN

Die Urtinktur ist eine gelbe Flüssigkeit ohne besonderen Geruch und mit schwach bitterem, stark kratzendem Geschmack.

PRÜFUNG AUF IDENTITÄT

A. Wird 1 ml Urtinktur mit 1 ml einer Lösung von 0,1 g Resorcin *R* in 10 ml Salzsäure *R* versetzt und 1 Minute lang im Wasserbad erwärmt, tritt kräftige Rotfärbung auf.

B. 0,1 ml Urtinktur werden auf dem Wasserbad eingeengt. Wird der Rückstand mit 0,03 ml Schwefelsäure *R* versetzt, tritt anfangs orangerote, später tiefviolette Färbung auf.

C. Wird 1 ml Urtinktur mit 15 ml Wasser kräftig geschüttelt, entsteht ein mindestens 1 Stunde lang beständiger Schaum.

D. Werden 2 ml Urtinktur mit 2 ml Wasser versetzt, entsteht eine deutliche Trübung.

E. 1,0 ml Urtinktur wird auf dem Wasserbad eingeengt. Der Rückstand wird mit 3,0 ml Phosphat-Pufferlösung *p*H 7,4 *R* gemischt und 10 Minuten lang auf dem Wasserbad erhitzt. Nach dem Abkühlen wird durch ein Faltenfilter filtriert. 1,0 ml des Filtrats wird mit 1,0 ml Blutkörperchensuspension *RH* leicht geschüttelt; nach 30 Minuten wird erneut geschüttelt. Nach 3 Stunden langem Stehenlassen bei Raumtemperatur muß eine klare, rote Lösung ohne Bodensatz entstanden sein.

F. Chromatographie: Die Prüfung erfolgt dünnschichtchromatographisch auf einer Schicht von Kieselgel H *R*.

Untersuchungslösung: Urtinktur.

Vergleichslösung: 10 mg Aescin *RN* und 5 mg Arbutin *RN* werden in 10 ml Methanol *R* gelöst.

Aufgetragen werden getrennt zweimal je 20 µl Untersuchungs- und Vergleichslösung. Die Chromatographie erfolgt über eine Laufstrecke von 15 cm mit einer Mischung aus 68 Volumteilen n-Butanol *R*, 16 Volumteilen Essigsäure 98% *R* und 16 Volumteilen Wasser. Nach Verdunsten der mobilen Phase wird die eine Hälfte der Platte mit Blutkörperchen-Sprühlösung *RH* besprüht und im Tageslicht ausgewertet.

Das Chromatogramm der Vergleichslösung zeigt im unteren Teil des mittleren Rf-Bereich-Drittels den hellen Hämolysefleck des Aescins auf rotem Untergrund. Das Chromatogramm der Untersuchungslösung zeigt vier Hämolyseflecke, von denen einer unterhalb der Vergleichssubstanz Aescin liegt, einer auf gleicher Höhe und zwei im mittleren Drittel des Rf-Bereiches über dem Aescinfleck.

Die andere Hälfte der Platte wird mit Anisaldehyd-Lösung *R* besprüht, 5 bis 10 Minuten lang auf 105 bis 110 °C erhitzt und innerhalb von 10 Minuten im Tageslicht ausgewertet.

Das Chromatogramm der Vergleichslösung zeigt wenig über der Grenze von unterem und mittlerem Drittel des Rf-Bereiches den violetten Fleck des Aescins und wenig über der Grenze von mittlerem und oberem Drittel den grünbraunen Fleck des Arbutins.

Das Chromatogramm der Untersuchungslösung zeigt folgende Flecke: in Startnähe einen langgezogenen grünbraunen Fleck, knapp unterhalb der Vergleichssubstanz Aescin einen violetten und dicht darunter einen kräftigen, grünbraunen Fleck sowie etwa in der Mitte zwischen den Vergleichssubstanzen und dicht unterhalb des Arbutin-Fleckes je einen grünlichen bis violetten Fleck. Ein weiterer grünlicher bis violetter Fleck kann wenig oberhalb der Vergleichssubstanz Aescin auftreten.

PRÜFUNG AUF REINHEIT

Relative Dichte (Ph. Eur.): 0,948 bis 0,968.

Trockenrückstand (DAB): Mindestens 5,0 und höchstens 10,0 Prozent.

LAGERUNG

Vor Licht geschützt.

Vorsichtig zu lagern!

CYPRIPEDIUM CALCEOLUS VAR. PUBESCENS

Cypripedium pubescens

Verwendet werden die frischen, im Herbst geernteten unterirdischen Teile von *Cypripedium calceolus* L. var. *pubescens* (Willd.) Corell.

BESCHREIBUNG

Das Rhizom hat eigenartig baldrianähnlichen Geruch und bitterlich süßen Geschmack.

Das horizontal im Erdboden liegende, etwa 3 bis 10 cm lange und 2 bis 6 cm dicke Rhizom ist hin- und hergebogen, von orangebrauner bis dunkelbrauner Farbe. Die Oberseite ist mit becherförmig vertieften Stengel- und Blattnarben, die Unterseite mit einfachen, fadenförmigen, 3 bis 15 cm langen, rotbraunen Wurzeln besetzt. Der Querbruch des Rhizoms ist nicht faserig, derjenige der Wurzeln ist faserig.

ARZNEIFORMEN

HERSTELLUNG

Urtinktur und flüssige Verdünnungen nach Vorschrift 3a.

EIGENSCHAFTEN

Die Urtinktur ist eine rotbraune Flüssigkeit mit angenehm würzigem Geruch und leicht bitterem Geschmack.

PRÜFUNG AUF IDENTITÄT

A. 5 ml Urtinktur werden mit 5 ml Wasser versetzt und mit 10 ml Petroläther *R* ausgeschüttelt. Die Petrolätherphase wird unter vermindertem Druck eingeengt. Wird der Rückstand mit 0,2 ml einer 2prozentigen Lösung (G/V) von Vanillin *R* in Schwefelsäure *R* versetzt und 5 Minuten lang häufig umgeschwenkt, färbt sich die Mischung rotbraun.

B. Wird 1 ml Urtinktur mit 0,1 g Magnesium *R* als Späne und 1 ml Salzsäure *R* 1 versetzt, entwickelt sich ein widerlicher Geruch.

C. Wird 1 ml Urtinktur mit 10 ml Wasser und 0,2 ml Eisen(III)-chlorid-Lösung *R* 1 versetzt, färbt sich die Mischung grünbraun.

D. Chromatographie: Die Prüfung erfolgt dünnschichtchromatographisch auf einer Schicht von Kieselgel H *R*.

Untersuchungslösung: 10 ml Urtinktur werden mit 10 ml Wasser versetzt und mit 15 ml Pentan *R* ausgeschüttelt. Der Pentanauszug wird über entwässertem Natriumsulfat *RH* getrocknet und filtriert. Filter und Rückstand werden mit 5 ml Pentan *R* nachgespült. Das Filtrat wird unter vermindertem Druck eingeengt und der Rückstand in 1 ml Methanol *R* aufgenommen.

Vergleichslösung: 5 mg Anethol *R* und 10 mg Borneol *R* werden in 10 ml Methanol *R* gelöst.

Aufgetragen werden getrennt 30 µl Untersuchungslösung und 10 µl Vergleichslösung. Die Chromatographie erfolgt über eine Laufstrecke von 15 cm mit einer Mischung von 93 Volumteilen Toluol *R* und 7 Volumteilen Äthylacetat *R*. Nach Verdunsten der mobilen Phase im Kaltluftstrom werden die Chromatogramme mit Molybdatophosphorsäurelösung *RN* besprüht, 5 bis 10 Minuten lang auf 105 bis 110 °C erhitzt und im Tageslicht ausgewertet.

Das Chromatogramm der Vergleichslösung zeigt im unteren Drittel des Rf-Bereiches den blauen Fleck des Borneols und im oberen Drittel den blauen Fleck des Anethols.

Das Chromatogramm der Untersuchungslösung zeigt folgende blaue bis blauviolette Flecke: zwischen Start und der Vergleichssubstanz Borneol drei Flecke und knapp unterhalb der Vergleichssubstanz Anethol einen Fleck.

PRÜFUNG AUF REINHEIT

Relative Dichte (Ph. Eur.): 0,900 bis 0,915.

Trockenrückstand (DAB): Mindestens 1,6 Prozent.

LAGERUNG

Vor Licht geschützt.

CYTISUS SCOPARIUS

Spartium scoparium

Verwendet werden die frischen, abgestreiften Blüten zusammen mit den bei der Blütenernte anfallenden Blättern, jedoch ohne die Zweigspitzen, von *Cytisus scoparius* (L.) LINK.

BESCHREIBUNG

Die Blüten haben einen 1,0 bis 1,5 cm langen Stiel und einen früh vertrocknenden, zweilippigen Kelch, dessen Oberlippe aus 2 und dessen Unterlippe aus 3 miteinander verwachsenen Kelchblättern besteht. Die Blumenkrone ist 2,0 bis 2,5 cm lang, leuchtend gelb mit großer, zurückgeschlagener Fahne, 2 stumpfen Flügeln und einem Schiffchen, das die Flügel kaum überragt. Die 10 Staubblätter sind im unteren Abschnitt zu etwa zwei Dritteln zu einer in der Mitte bauchig erweiterten Röhre verwachsen. Der grünliche, weißzottig behaarte Fruchtknoten erscheint kurzgestielt und trägt einen stark gekrümmten Griffel.

Daneben können kurzgestielte Laubblätter mit 3 verkehrteiförmigen bis lanzettlichen, 1 bis 2 cm langen, meist spitzen und unterseits häufig seidenhaarigen Blättchen vorkommen sowie zahlreiche, ähnlich gestaltete, einfache Hochblätter. Rutenförmige, kantige Zweige dürfen nicht vorhanden sein.

ARZNEIFORMEN

Die Urtinktur enthält mindestens 0,002 und höchstens 0,015 Prozent Alkaloide, berechnet als Spartein ($C_{15}H_{26}N_2$; MG 234,4).

HERSTELLUNG

Urtinktur und flüssige Verdünnungen nach Vorschrift 3a.

EIGENSCHAFTEN

Die Urtinktur ist eine grünlichgelbe bis grünbraune Flüssigkeit mit arteigenem Geruch und Geschmack.

Cytisus scoparius

PRÜFUNG AUF IDENTITÄT

A. Werden 2 ml Urtinktur mit 0,5 g Zinkstaub *R*, 0,5 g Magnesium *R* in Spänen und 1 ml Salzsäure *R* 1 versetzt, entsteht unter geringer Gasentwicklung eine rotbraune Färbung.

B. 1 ml Urtinktur wird in einem Reagenzglas mit 1 ml verdünnter Natriumhydroxid-Lösung *R* versetzt. In den oberen Teil des Reagenzglases wird ein Wattebausch gedrückt und über die Öffnung des Reagenzglases ein angefeuchteter Streifen rotes Lackmuspapier *R* gelegt. Wird die Mischung vorsichtig erhitzt, so färbt sich das Lackmuspapier blau.

C. Chromatographie: Die Prüfung erfolgt dünnschichtchromatographisch auf einer Schicht von Kieselgel HF_{254} *R*.

Untersuchungslösung: Urtinktur.

Vergleichslösung: 10 mg Hyperosid *RN* und 10 mg Rutin *R* werden in 10 ml Methanol gelöst.

Aufgetragen werden getrennt 50 µl Untersuchungslösung und 20 µl Vergleichslösung. Die Chromatographie erfolgt über eine Laufstrecke von 15 cm mit einer Mischung aus 70 Volumteilen Äthylacetat *R*, 10 Volumteilen Methanol *R*, 10 Volumteilen wasserfreier Ameisensäure *R* und 10 Volumteilen Wasser. Nach Verdunsten der mobilen Phase werden die Chromatogramme zuerst im ultravioletten Licht bei 254 nm ausgewertet. Dann werden sie mit einer 1prozentigen Lösung (G/V) von Diphenylboryloxyäthylamin *R* in Methanol *R* und danach mit einer 5prozentigen Lösung (G/V) von Polyäthylenglykol 400 *R* in Methanol *R* besprüht und im ultravioletten Licht bei 365 nm ausgewertet.

Das Chromatogramm der Vergleichslösung zeigt im unteren Drittel des Rf-Bereiches den orangefarbenen Fleck des Rutins. Deutlich darunter und wenig darüber liegen im Chromatogramm der Untersuchungslösung je ein vor dem Besprühen im ultravioletten Licht von 254 nm fluoreszenzmindernder Fleck. Im Chromatogramm der Untersuchungslösung finden sich zwei weitere Flecke kurz oberhalb und kurz unterhalb des in der oberen Hälfte des Chromatogrammes der Vergleichslösung liegenden Hyperosidfleckes. Im Chromatogramm der Untersuchungslösung wird nach dem Besprühen ein im ultravioletten Licht von 365 nm orange fluoreszierender Fleck auf der Höhe des Hyperosids sichtbar. Kurz darunter liegen ein oder zwei grüngelb fluoreszierende Flecke, wenig unterhalb der Fließmittelfront ein bläulichgrüner und darunter ein rötlicher Fleck.

PRÜFUNG AUF REINHEIT

Relative Dichte (Ph. Eur.): 0,900 bis 0,915.

Cytisus scoparius

Trockenrückstand (DAB 8): Mindestens 2,0 Prozent.

GEHALTSBESTIMMUNG

Etwa 5,00 g Urtinktur, genau gewogen, werden unter vermindertem Druck eingeengt. Der Rückstand wird viermal mit je 5 ml Pufferlösung pH 5,6 RH behandelt. Die Lösungen werden in einem Scheidetrichter vereinigt und mit 2 ml einer Lösung von 0,100 g Eriochromschwarz T R in 50 ml Methanol R versetzt. Diese Mischung wird zuerst mit 50 ml und dann noch einmal mit 40 ml Chloroform R 5 Minuten lang ausgeschüttelt. Die Chloroformphasen werden über etwas Watte filtriert, in einen 100-ml-Meßkolben, der 5,0 ml Methanol R enthält, abgelassen und mit Chloroform R zur Marke aufgefüllt. Die Extinktion dieser Lösung wird bei 520 nm in einer Schichtdicke von 1 cm gegen Chloroform R gemessen. Der Berechnung des Gehaltes an Alkaloiden, berechnet als Spartein, wird eine spezifische Extinktion $E_{1cm}^{1\%}$ = 1035 zugrundegelegt. Die Berechnung des Prozentgehaltes x_{proz} erfolgt nach der Formel

$$x_{proz} = \frac{E_{520}}{e} \cdot 0{,}09662$$

e = Einwaage in Gramm.

LAGERUNG

Vor Licht geschützt.

DATURA STRAMONIUM

Stramonium

Verwendet werden die frischen, oberirdischen Teile blühender Pflanzen von *Datura stramonium* L.

BESCHREIBUNG

Die Droge hat würzigen Geruch und arteigenen, schwach bitteren Geschmack.

Der mehr als 1 m hohe Stengel ist einfach oder meist gegabelt, kahl und grün oder violett angelaufen. Die Blätter sind lang gestielt, eiförmig zugespitzt und grobbuchtig gezähnt. Sie sind bis zu 20 cm lang und bis 15 cm breit, dunkelgrün mit grünen oder violetten Nerven.

Die gestielten Blüten stehen einzeln in den Astgabeln oder am Ende der Seitenachsen. Der Kelch ist röhrig, fünfzähnig und bis 4 cm lang. Die weiße oder hellviolette, bis 7 cm lange Blumenkrone ist trichterförmig und endet in 5 spitzen Zipfeln. Die 5 Staubblätter sind im unteren Teil mit der Kronröhre verwachsen.

Die kugeligen bis eiförmigen Früchte sind stachelig oder stachellos.

ARZNEIFORMEN

Die Urtinktur enthält mindestens 0,015 und höchstens 0,040 Prozent nicht flüchtige Basen, berechnet als Hyoscyamin ($C_{17}H_{23}NO_3$; MG 289,4).

HERSTELLUNG

Urtinktur und flüssige Verdünnungen nach Vorschrift 2a.

EIGENSCHAFTEN

Die Urtinktur ist eine grüngelbe Flüssigkeit mit schwachem, arteigenem Geruch.

Datura stramonium

PRÜFUNG AUF IDENTITÄT

A. 5 ml Urtinktur werden mit 10 ml Wasser, 1 ml konzentrierter Ammoniaklösung R und 0,5 g Natriumchlorid R versetzt und mit 10 ml Äther R ausgeschüttelt. Die Ätherphase wird über entwässertem Natriumsulfat RH getrocknet und filtriert. Filter und Rückstand werden mit 5 ml Äther R gewaschen. Die Ätherphase wird in einer Abdampfschale auf dem Wasserbad eingeengt, der Rückstand mit 0,2 ml rauchender Salpetersäure R versetzt und die Mischung über einer kleinen Flamme eingeengt. Wird dieser Rückstand mit 5 ml Aceton R und tropfenweise mit 0,2 ml äthanolischer Kaliumhydroxid-Lösung R versetzt, färbt sich die Flüssigkeit violett.

B. Chromatographie: Die Prüfung erfolgt dünnschichtchromatographisch auf einer Schicht von Kieselgel H R.

Untersuchungslösung: 10 ml Urtinktur werden auf dem Wasserbad bis zum Verschwinden des Äthanolgeruches erwärmt, mit 1 ml Ammoniaklösung R versetzt und zweimal mit je 10 ml peroxidfreiem Äther R ausgeschüttelt. Die vereinigten Ätherphasen werden mit entwässertem Natriumsulfat RH getrocknet und filtriert, wobei das Filter mit 10 ml peroxidfreiem Äther R ausgewaschen wird. Das Filtrat wird auf dem Wasserbad eingeengt und der Rückstand in 0,5 ml Methanol R gelöst.

Vergleichslösung: 5 mg Scopolaminhydrobromid R und 15 mg Atropinsulfat R werden in 10 ml Methanol R gelöst.

Aufgetragen werden getrennt je 20 µl Untersuchungs- und Vergleichslösung. Die Chromatographie erfolgt über eine Laufstrecke von 15 cm mit einer Mischung von 90 Volumteilen Aceton R, 7 Volumteilen Wasser und 3 Volumteilen konzentrierter Ammoniaklösung R. Die Chromatogramme werden 15 Minuten lang bei 100 bis 105 °C getrocknet und nach dem Abkühlen mit Natriumwismutjodid-Lösung R und anschließend mit 0,1 N-Schwefelsäure bis zum Erscheinen von roten oder orangeroten Flecken auf gelbem bis braunem Untergrund besprüht.

Das Chromatogramm der Vergleichslösung zeigt im unteren Drittel des Rf-Bereiches den orangefarbenen Fleck des Atropins und im oberen Drittel den orangefarbenen Fleck des Scopolamins.

Die Flecke im Chromatogramm der Untersuchungslösung müssen denen der Vergleichslösung in bezug auf ihre Lage, ungefähre Größe und Farbe ähnlich sein.

PRÜFUNG AUF REINHEIT

Atropa belladonna: 10 ml Urtinktur werden auf dem Wasserbad bis zum Verschwinden des Äthanolgeruches erwärmt, mit 10 ml Wasser verdünnt und filtriert.

Das Filtrat wird mit 15 ml Chloroform R ausgeschüttelt. Die Chloroformphase wird mit 10 ml Wasser gewaschen und auf dem Wasserbad eingeengt. Der Rückstand wird mit 10 ml heißem Wasser aufgenommen. Werden nach dem Abkühlen 0,1 ml konzentrierte Ammoniaklösung R zugesetzt, darf bei Betrachten im ultravioletten Licht bei 365 nm höchstens eine ganz schwache blaugrüne Fluoreszenz auftreten.

Relative Dichte (Ph. Eur.): 0,930 bis 0,950.

Trockenrückstand (DAB): Mindestens 1,2 Prozent.

GEHALTSBESTIMMUNG

Etwa 24,0 g Urtinktur, genau gewogen, werden auf dem Wasserbad auf etwa 3 ml eingeengt, mit 3,5 ml Ammoniaklösung R versetzt und nach Zugabe von 60,0 g Äther R 3 Minuten lang geschüttelt. Nach Zugabe von 1,0 g gepulvertem Tragant RN wird 1 Minute lang geschüttelt und dann durch einen kleinen Wattebausch in einen trockenen Erlenmeyerkolben mit Glasstopfen filtriert, wobei der Trichter zum Schutz gegen Verdunstungsverluste abzudecken ist. 50,0 g Filtrat (entsprechend etwa 20,0 g Urtinktur) werden auf dem Wasserbad eingeengt und danach noch 15 Minuten lang auf dem Wasserbad belassen. Der Rückstand wird in 5 ml Äthanol R aufgenommen. Nach Zusatz von 5 ml Wasser, 5,0 ml 0,01 N-Salzsäure und 0,1 ml Methylrot-Mischindikator-Lösung R wird mit 0,01 N-Natriumhydroxid-Lösung titriert.

1 ml 0,01 N-Salzsäure entspricht 2,894 mg nicht flüchtigen Basen, berechnet als Hyoscyamin.

Grenzprüfung der D 4

15,0 ml der vierten Dezimalverdünnung werden auf dem Wasserbad auf 2 bis 3 ml eingeengt; die verbliebene Lösung wird mit 5 ml Wasser in einen Scheidetrichter überführt. Nach Zugabe von 1 ml konzentrierter Ammoniaklösung R und 10,0 ml Äther R wird 5 Minuten lang geschüttelt. Die Ätherphase wird in einer kleinen Porzellanschale von etwa 10 ml Fassungsvermögen auf dem Wasserbad eingeengt. Nach Zusatz von 0,1 ml rauchender Salpetersäure R wird erneut eingeengt. Der Rückstand wird in 1 ml Aceton R aufgenommen und tropfenweise mit 0,2 ml einer 3prozentigen Lösung (G/V) von Kaliumhydroxid R in Äthanol R versetzt. Die Mischung darf nicht stärker violett gefärbt sein als 1,2 ml einer aus 0,1 ml 0,1 N-Kaliumpermanganatlösung und 100 ml Wasser hergestellten Vergleichslösung.

LAGERUNG

Vor Licht geschützt.

Vorsichtig zu lagern!

DROSERA

Verwendet werden die ganzen, frischen, bei Beginn der Blüte gesammelten Pflanzen von *Drosera rotundifolia* L., *Drosera intermedia* HAYNE und *Drosera anglica* HUDSON.

BESCHREIBUNG

Drosera rotundifolia: Die ausdauernde Pflanze hat faserige Wurzeln und an der Sproßbasis rosettig gedrängte, abstehende, lang gestielte, 1,0 bis 7,0 cm lange Laubblätter. Die Spreite ist kreisrund oder queroval, muldenartig, plötzlich in den Stiel verschmälert, 4 bis 10 mm lang und 5 bis 12 mm breit, unterseits kahl oder zerstreut kurzhaarig und oberseits mit spreizenden, drüsentragenden, roten Tentakeln besetzt. Die glatten, kahlen und meist rot überlaufenen Stiele der 10 bis 20 cm hohen Blütenstände entspringen in der Mitte der Rosette. Die Spitzen der Drüsenhaare sind mit Tröpfchen besetzt, die wie Tau in der Sonne glänzen. Die Blüten stehen in Wickeln. Die 5 weißen Kronblätter sind spatelig und 4 bis 6 mm lang; die 5 Staubblätter sind meist etwas kürzer und tragen weißliche Staubbeutel. Die 3 Griffel sind bis zum Grund zweispaltig, 1,5 bis 2 mm lang; die Narben sind keulig.

Drosera intermedia: Die ausdauernde Pflanze hat faserige Wurzeln und meist an den Sproßbasen rosettig angehäufte, aufrecht abstehende, 2,0 bis 5,0 cm lange Laubblätter. Die Spreite ist verkehrt-eiförmig bis spatelig, allmählich in den aufrechten Stiel verschmälert, 5 bis 10 mm lang und 3 bis 5 mm breit, unten kahl und oberseits mit bis 4 mm langen, abstehenden, drüsigen, roten Tentakeln besetzt. Die blattlosen und schaftartigen Stiele der Blütenstände entspringen unter der Blattrosette und steigen aus liegendem Grund 1 bis 10 cm hoch auf; sie sind zur Blütezeit so lang oder nur wenig länger als die Laubblätter; später verlängern sich die glatten, kahlen und rot überlaufenen Stiele mäßig. Die Blüten stehen in armblütigen Scheintrauben. Die 5 weißen Kronblätter sind schmal, verkehrt-eiförmig, 4 bis 5 mm lang; die Staubblätter sind etwas kürzer. Die 3 Griffel sind bis zur Basis zweispaltig, die Narben an der Spitze verbreitert und meist herzförmig-zweilappig.

Drosera anglica: Die ausdauernde Pflanze hat faserige Wurzeln und an den Sproßbasen rosettig gedrängte, aufrechte, lang gestielte, 3,0 bis 10,0 cm lange

Laubblätter. Die Spreite ist lineal-keilförmig, ganz allmählich in den Stiel verschmälert, 1,0 bis 4,0 cm lang und 2 bis 5 mm breit, unterseits kahl und oberseits mit abstehenden, bis 7 mm langen, drüsentragenden, roten Tentakeln besetzt. Die Stiele der Blütenstände entspringen in der Mitte der Rosette; sie sind aufrecht, blattlos, schaftartig, 5 bis 30 cm hoch, zwei- bis mehrfach länger als die Laubblätter, glatt, kahl und rot überlaufen. Die Blüten sind in armblütigen Scheintrauben angeordnet. Die 5 weißen Kronblätter sind breit, spatelförmig, ungefähr 6 mm lang; die 5 Staubblätter sind etwas kürzer und tragen gelbe Staubbeutel. Die 3 Griffel sind bis zum Grund gespalten, etwa 2 mm lang, die Narben sind keulig.

ARZNEIFORMEN

HERSTELLUNG

Urtinktur und flüssige Verdünnungen nach Vorschrift 2a.

EIGENSCHAFTEN

Die Urtinktur ist eine rotbraune Flüssigkeit.

PRÜFUNG AUF IDENTITÄT

A. Wird eine Mischung aus 1 ml Urtinktur und 10 ml Wasser kräftig geschüttelt, entsteht ein mehrere Stunden lang beständiger Schaum.

B. 5 ml Urtinktur werden mit 10 ml Wasser verdünnt und nach Zugabe von 0,5 ml verdünnter Schwefelsäure R mit 10 ml Äther R ausgeschüttelt. Die gelbe Ätherphase zeigt im ultravioletten Licht bei 365 nm eine graugrüne Fluoreszenz. Werden 2 ml des Ätherauszuges vorsichtig mit 1 ml Schwefelsäure R unterschichtet, färbt sich die Säure intensiv goldgelb und fluoresziert im ultravioletten Licht bei 365 nm stark gelbgrün.

C. Chromatographie: Die Prüfung erfolgt dünnschichtchromatographisch auf einer Schicht von Kieselgel H R.

Untersuchungslösung: 5 ml Urtinktur werden mit 5 ml Wasser verdünnt und 3mal mit je 10 ml Chloroform R ausgeschüttelt. Die vereinigten organischen Phasen werden eingeengt; der Rückstand wird in 0,5 ml Methanol R aufgenommen.

Vergleichslösung: 10 mg Naphtholbenzein R werden in 10 ml Chloroform R gelöst.

Drosera

Aufgetragen werden getrennt 30 µl Untersuchungslösung und 10 µl Vergleichslösung. Die Chromatographie erfolgt über eine Laufstrecke von 10 cm mit einer Mischung aus 97 Volumteilen Chloroform R und 3 Volumteilen Methanol R. Nach Verdunsten der mobilen Phase zeigt das Chromatogramm der Vergleichslösung im Tageslicht im unteren Drittel des Rf-Bereiches den braunen Fleck des Naphtholbenzeins (Rst 1,0).

Das Chromatogramm der Untersuchungslösung zeigt im ultravioletten Licht bei 254 nm Flecke mit den Rst-Werten 0,6 (grünlich), 1,1 (gelb) und 3,0 (hellblau).

Die Chromatogramme werden einige Minuten lang in eine Kammer gestellt, in der sich ein Gefäß mit Ammoniaklösung R befindet. Das Chromatogramm der Untersuchungslösung zeigt im Tageslicht bei Rst 0,4 einen gelben Fleck.

PRÜFUNG AUF REINHEIT

Relative Dichte (Ph. Eur.): 0,930 bis 0,950.

Trockenrückstand (DAB): Mindestens 1,2 Prozent.

LAGERUNG

Vor Licht geschützt.

EICHHORNIA CRASSIPES

Eichhornia

Verwendet wird die ganze, frische Pflanze von *Eichhornia crassipes* (Mart.) Solms.

BESCHREIBUNG

Die sympodial verzweigte, gestauchte Scheinachse trägt dicht gedrängt rosettig angeordnete, herz- oder einierenförmige Blätter. Bei der im Schlamm wurzelnden Form bildet die Sproßachse ein kriechendes Rhizom, bei der frei schwimmenden Form ist sie fadenförmig verlängert und bildet in Rosetten endende Ausläufer. An allen Knoten der Scheinachse sitzen Adventivwurzeln. Die Blattstiele sind, insbesondere bei der frei schwimmenden Form, zu Schwimmblasen angeschwollen. Der scheinährige Blütenstand wird von einer scheidigen Spatha umhüllt. Die große, bläuliche, farbvariable Blütenhülle ist trichterförmig, beinahe regelmäßig sechszipfelig; alle Blütenhüllblätter sind ganzrandig. Der dreifächrige Fruchtknoten ist von 6 Staubblättern umgeben.

ARZNEIFORMEN

HERSTELLUNG

Urtinktur und flüssige Verdünnungen nach Vorschrift 3a.

EIGENSCHAFTEN

Die Urtinktur ist eine gelbbraune Flüssigkeit mit eigenartigem Geruch und ohne besonderen Geschmack.

PRÜFUNG AUF IDENTITÄT

A. Wird 1 ml Urtinktur mit 1 ml Salzsäure *R* 1 und 50 mg Resorcin *R* 10 Minuten lang im Wasserbad erhitzt, färbt sich die Mischung rot.

B. Wird 1 ml Urtinktur mit 1 ml einer 0,5prozentigen Lösung (G/V) von Ninhydrin *R* versetzt und 5 Minuten lang im Wasserbad erhitzt, färbt sich die Mischung violett.

C. Chromatographie: Die Prüfung erfolgt dünnschichtchromatographisch auf einer Schicht von Kieselgel H *R*.

Untersuchungslösung: 5 ml Urtinktur werden unter vermindertem Druck eingeengt. Der Rückstand wird in 1 ml Äthanol 70 % *RN* aufgenommen.

Vergleichslösung: 5 mg Pyrogallol *R* und 10 mg Hyperosid *RN* werden in 10 ml Methanol *R* gelöst.

Aufgetragen werden getrennt 40 µl Untersuchungslösung und 20 µl Vergleichslösung. Die Chromatographie erfolgt über eine Laufstrecke von 15 cm mit einer Mischung aus 80 Volumteilen Äthylacetat *R*, 10 Volumteilen wasserfreier Ameisensäure *R* und 10 Volumteilen Wasser. Die Chromatogramme werden 10 Minuten lang bei 105 bis 110 °C getrocknet, mit Anisaldehyd-Lösung *R* besprüht und nochmals 10 Minuten lang auf 105 bis 110 °C erhitzt. Die Auswertung erfolgt sofort im Tageslicht.

Das Chromatogramm der Vergleichslösung zeigt im mittleren Drittel des Rf-Bereiches den gelben Fleck des Hyperosids und im oberen Drittel den orangeroten Fleck des Pyrogallols.

Das Chromatogramm der Untersuchungslösung zeigt zwischen Start und der Vergleichssubstanz Hyperosid von unten nach oben in etwa gleichen Abständen einen braungrünen, einen schwachen, gelborangefarbenen und einen braungelben Fleck. Etwa in Höhe der Vergleichssubstanz Hyperosid ist ein kräftig rotvioletter Fleck sichtbar. Deutlich über der Vergleichssubstanz Hyperosid befindet sich ein rosavioletter Fleck und oberhalb der Vergleichssubstanz Pyrogallol ein blauvioletter Fleck.

PRÜFUNG AUF REINHEIT

Relative Dichte (Ph. Eur.): 0,895 bis 0,915.

Trockenrückstand (DAB): Mindestens 0,3 Prozent.

LAGERUNG

Vor Licht geschützt.

EUCALYPTUS GLOBULUS

Eucalyptus

Verwendet werden die getrockneten Blätter von *Eucalyptus globulus* LABILL. Sie enthalten mindestens 1,5 Prozent (V/G) ätherisches Öl.

BESCHREIBUNG

Die Droge riecht würzig und schmeckt arteigen und schwach bitter.

Die Blätter sind länglich-elliptisch, sichelförmig, bis etwa 20 cm lang, allmählich in eine lange Spitze auslaufend, gegen den Grund 3 bis 5 cm breit, schief abgerundet und in einen etwa 2 cm langen Stiel zusammengezogen, dick-lederigsteif. Bei Lupenbetrachtung ist das Blatt durchscheinend punktiert. Der Mittelnerv tritt scharf hervor, parallel dem verdickten Blattrand verläuft jederseits ein Randnerv.

Mikroskopische Merkmale: Unter der beidseitig reichlich Spaltöffnungen führenden, von einer dicken Kutikula bedeckten, dickwandigen, polyedrischen Epidermis befindet sich an Blattober- und -unterseite eine zwei- bis dreireihige Palisadenschicht. Dazwischen liegt ein lockeres Schwammparenchym, dessen Zellen in gleicher Richtung wie die Palisadenzellen verlaufen. Im Mesophyll treten große schizogene Sekretbehälter, Drusen und Einzelkristalle von Calciumoxalat auf. Außerdem zeigt die Epidermis nicht selten Korkwucherungen, die sie als braune Punkte durchsetzen. Im großen, kollateralen Leitbündel der Mittelrippe sind die beiden Enden des Siebteiles soweit aufgebogen, daß sie sich im Querschnittsbild an der Oberseite fast berühren und beinahe ein konzentrisches Leitbündel im äußeren Siebteil entsteht. Starke Sklerenchymfasern umgeben ringsum den Siebteil.

PRÜFUNG AUF IDENTITÄT

Prüflösung: 1 g grob gepulverte Droge (710) wird mit 10 ml Äthanol 90 % *RN* 30 Minuten lang unter Rückfluß im Wasserbad erhitzt. Nach dem Abkühlen wird abfiltriert.

Eucalyptus globulus

A. 1 ml Prüflösung wird mit 2 ml Äthanol R und 10 ml Wasser verdünnt. Nach Zusatz von 0,1 ml Eisen(III)-chlorid-Lösung R1 entsteht eine blauschwarze Färbung.

B. Chromatographie: Die Prüfung erfolgt dünnschichtchromatographisch auf einer Schicht von Kieselgel H R.

Untersuchungslösung: Das bei der Gehaltsbestimmung anfallende Gemisch aus ätherischem Öl und Xylol wird mit Methanol R so verdünnt, daß der Gehalt der Lösung an ätherischem Öl 1 Prozent (V/V) beträgt.

Vergleichslösung: 20 mg Cineol R, 10 mg Linalool RN und 10 mg Thymol R werden in 10 ml Methanol R gelöst.

Aufgetragen werden getrennt 30 µl Untersuchungslösung und 10 µl Vergleichslösung. Die Chromatographie erfolgt über eine Laufstrecke von 15 cm mit einer Mischung aus 90 Volumteilen Methylenchlorid R und 10 Volumteilen Äthylacetat R. Nach Verdunsten der mobilen Phase werden die Chromatogramme mit einer 2prozentigen Lösung (G/V) von Furfurol R in Äthanol R und danach mit Schwefelsäure R besprüht und im Tageslicht ausgewertet.

Das Chromatogramm der Vergleichslösung zeigt im mittleren Drittel des Rf-Bereiches den violetten Fleck des Linalools, darüber den blauen Fleck des Cineols und den gelben Fleck des Thymols.

Im Chromatogramm der Untersuchungslösung treten blaue bis violette Flecke auf: Einer unterhalb der Vergleichssubstanz Linalool, je einer in Höhe der Vergleichssubstanzen Linalool und Cineol sowie zwei knapp oberhalb der Vergleichssubstanz Thymol.

PRÜFUNG AUF REINHEIT

Fremde Bestandteile (Ph. Eur.): Höchstens 5 Prozent (Blätter, Stiele, Blüten) und höchstens 1 Prozent andere fremde Bestandteile.

GEHALTSBESTIMMUNG

Ätherisches Öl (Ph. Eur.): Die Bestimmung erfolgt mit 20,0 g der unmittelbar vorher grob gepulverten Droge (710) und 300 ml Wasser als Destillationsflüssigkeit in einem 500-ml-Rundkolben; Destillation 90 Minuten lang bei 2 bis 3 ml in der Minute; 1,0 ml Xylol R als Vorlage.

ARZNEIFORMEN

HERSTELLUNG

Urtinktur aus der zerkleinerten Droge (2800) und flüssige Verdünnungen nach Vorschrift 4a mit Äthanol 86 Prozent.

Eucalyptus globulus

EIGENSCHAFTEN

Die Urtinktur ist eine gelb- bis braungrüne Flüssigkeit mit dumpfwürzigem Geruch und schwach bitterem, arteigenem Geschmack.

PRÜFUNG AUF IDENTITÄT

Prüflösung: 10 ml Urtinktur werden 3mal mit je 10 ml Hexan *R* ausgeschüttelt. Die vereinigten organischen Phasen werden filtriert und unter vermindertem Druck auf dem Wasserbad bei etwa 30 °C eingeengt. Der Rückstand wird in 2 ml Chloroform *R* aufgenommen.

A. 1 ml Urtinktur wird mit 2 ml Äthanol *R* und 10 ml Wasser verdünnt. Nach Zusatz von 0,1 ml Eisen(III)-chlorid-Lösung *R* 1 entsteht blauschwarze Färbung.

B. Wird 0,1 ml Prüflösung mit 1 ml Acetanhydrid *R* und danach mit 0,1 ml Schwefelsäure *R* versetzt, ändert sich die Farbe von hellgrün über rot nach grün.

C. Chromatographie: Die Prüfung erfolgt wie bei der Droge angegeben. Untersuchungslösung ist die Prüflösung, von der 40 µl aufgetragen werden. Im Chromatogramm der Untersuchungslösung treten außer den bei der Droge beschriebenen Flecken noch ein oder zwei blaue bis violette Flecke in Startnähe auf.

PRÜFUNG AUF REINHEIT

Relative Dichte (Ph. eur.): 0,833 bis 0,848.

Trockenrückstand (DAB): Mindestens 2,0 Prozent.

LAGERUNG

Vor Licht geschützt.

EUPATORIUM PERFOLIATUM

Verwendet werden die frischen, zu Beginn der Blüte gesammelten oberirdischen Teile von *Eupatorium perfoliatum* L.

BESCHREIBUNG

Die weichhaarige, feste Pflanze ist 1 bis 1,5 m hoch mit aufrechtem, stumpfkantigem, oben stark verzweigtem Stengel. Die Blätter sind 10 bis 15 cm lang, gegenständig, unten verwachsen und stengelumfassend, oben sitzend und nicht verwachsen, lanzettlich zugespitzt, am Rande kerbig gezähnt, mit einer starken Mittelrippe. Auf den wellig-runzeligen Blättern sitzen beiderseits Drüsenhaare. Die Blütenkörbchen bilden eine endständige, gedrängte, zusammengesetzte, ebensträußige Trugdolde. Die Blüten sind von einem zylindrischen Hüllkelch mit weißgrünen, lanzettlichen, behaarten, sich dachziegelig deckenden Schuppen umgeben. Sie tragen 8 bis 12 weiße, röhrig glockige Röhrenblüten mit 5zähnigen Blumenkronen. Die Blüte hat 5 Staubgefäße und einen fädigen, zweischenkligen Griffel. Der Blütenstandsboden ist nackt und flach.

ARZNEIFORMEN

HERSTELLUNG

Urtinktur und flüssige Verdünnungen nach Vorschrift 3a.

EIGENSCHAFTEN

Die Urtinktur ist eine grünlichgelbe bis grünbraune Flüssigkeit mit schwach aromatischem Geruch und bisweilen bitterem Geschmack.

PRÜFUNG AUF IDENTITÄT

A. Wird 1 ml Urtinktur mit 1 ml Wasser gemischt, entsteht eine schwache Trübung.

B. Werden 3 ml Urtinktur mit 0,5 ml Eisen(III)-chlorid-Lösung *R* 1 versetzt, färbt sich die Mischung grünschwarz.

C. Wird 1 ml Urtinktur mit 2 ml Fehlingscher Lösung *R* versetzt und erwärmt, entsteht ein roter Niederschlag.

D. Chromatographie: Die Prüfung erfolgt dünnschichtchromatographisch auf einer Schicht von Kieselgel HF_{254} *R*.

Untersuchungslösung: Urtinktur.

Vergleichslösung: 5 µl Carvon *RN* und 5 mg Menthol *R* werden in 1 ml Toluol *R* gelöst.

Aufgetragen werden getrennt 20 µl Untersuchungslösung und 10 µl Vergleichslösung. Die Chromatographie erfolgt über eine Laufstrecke von 10 cm mit Methylenchlorid *R*.

Nach Verdunsten der mobilen Phase zeigt das Chromatogramm der Untersuchungslösung im ultravioletten Licht bei 365 nm einen violettfluoreszierenden Fleck wenig über dem Start.

Danach werden die Chromatogramme mit Anisaldehyd-Lösung *R* besprüht, 5 bis 10 Minuten lang auf 105 bis 110 °C erhitzt und innerhalb von 10 Minuten im Tageslicht ausgewertet.

Das Chromatogramm der Vergleichslösung zeigt im unteren Drittel des Rf-Bereiches den blauen Fleck des Menthols und an der Grenze von unterem und mittlerem Drittel den roten Fleck des Carvons.

Das Chromatogramm der Untersuchungslösung zeigt knapp unterhalb der Vergleichssubstanz Menthol einen roten Fleck, zwischen den Vergleichssubstanzen einen blauen Fleck und an der Grenze von mittlerem und oberem Drittel des Rf-Bereiches einen blauen Fleck.

PRÜFUNG AUF REINHEIT

Relative Dichte (Ph. Eur.): 0,890 bis 0,910.

Trockenrückstand (DAB): Mindestens 1,0 Prozent.

LAGERUNG

Vor Licht geschützt.

EUPHRASIA OFFICINALIS

Euphrasia

Verwendet wird die ganze, frische, blühende Pflanze von *Euphrasia officinalis* L. emend. Hayne.

BESCHREIBUNG

Die Pflanzen haben nur ein schmächtiges Wurzelwerk mit einer dünnen, verkrümmten Hauptwurzel und wenigen Seitenwurzeln. Die bis 30 cm hohen Stengel steigen aus kurzem Grunde straff auf, sie sind fast stielrund, von rückwärts gebogenen, krausen Härchen flaumig und meist auch drüsenhaarig. Sie sind meist braun-violett gefärbt. Wenn Seitentriebe vorhanden sind, dann gehen diese ziemlich steil bis rechtwinklig von der Hauptachse ab und steigen bogig auf. Die 0,3 bis 1,7 cm langen Laubblätter sind steif, im Umriß breit keilförmig, rasch in den Blattgrund verschmälert, die oberen mehr eiförmig und spitzer. Die sitzenden Blätter sind unterwärts meist deutlich, oberwärts oft weniger deutlich gegenständig. Sie tragen auf der Unterseite kurze Borsten und meist auch längere, geschlängelte Drüsenhaare (Lupe).

Der Blütenstand ist vielblütig. Die Deckblätter der Blüten sind etwas kürzer und breiter als die obersten Laubblätter und tragen am Rand 3 bis 6 spitze oder kurz stachelspitzige Zähne. Die fast ungestielten Blüten haben einen vierzipfeligen, schwach dorsiventralen Kelch. Die besonders am Rande drüsenlos oder langdrüsig behaarten Kelchzipfel sind schmal dreieckig und laufen manchmal in eine kurze Stachelspitze aus. Die Krone ist 6 bis 15 mm lang und deutlich zweilippig, außen meist behaart und weiß bis blaßlila gefärbt. Die drei Zipfel der Unterlippe tragen je 3 violette Radialstreifen, die Mitte der Unterlippe einen großen, gelben Fleck. Die trichterförmige Kronröhre hat einen gelben Schlund. Die 4 Staubblätter besitzen lange, glatte, nach außen gebogene Filamente und dunkle, fest miteinander verklebte Antheren. Der dünne Griffel folgt der Krümmung der Oberlippe und ragt vorn heraus. Er ist im mittleren Teil behaart und trägt eine kleine, kopfige, ockerfarbene Narbe.

Euphrasia officinalis ist eine sehr formenreiche Sammelart, die in den meisten Merkmalen große Variabilität zeigt.

Euphrasia officinalis

ARZNEIFORMEN

HERSTELLUNG

Urtinktur und flüssige Verdünnungen nach Vorschrift 3c.

EIGENSCHAFTEN

Die Urtinktur ist eine grünbraune bis dunkelbraune Flüssigkeit mit krautigem Geruch und Geschmack.

PRÜFUNG AUF IDENTITÄT

A. 1 ml Urtinktur wird mit 10 ml Wasser und 2 ml Dimethylaminobenzaldehyd-Lösung R 1 gemischt und 5 Minuten lang im Wasserbad erwärmt. Nach Zugabe von 2 ml Amylalkohol R werden die Phasen ohne Schütteln unter vorsichtigem Schwenken durchmischt; die obere Phase färbt sich graublau.

B. Werden 0,3 ml Urtinktur mit 2 ml einer 1prozentigen Lösung (G/V) von Vanillin R in Salzsäure R versetzt, färbt sich die Mischung rot.

C. Chromatographie: Die Prüfung erfolgt dünnschichtchromatographisch auf einer Schicht von Kieselgel H R.

Untersuchungslösung: Die Mischung aus 10 ml Urtinktur und 10 ml Wasser wird 2mal mit je 10 ml Äthylacetat R ausgeschüttelt. Die vereinigten organischen Phasen werden unter vermindertem Druck im Wasserbad eingeengt. Der Rückstand wird in 1 ml Methanol R aufgenommen.

Vergleichslösung: 10 mg Hyperosid RN, 10 mg Kaffeesäure R und 10 mg Scopoletin RN werden in 10 ml Methanol R gelöst.

Aufgetragen werden getrennt 20 µl Untersuchungslösung und 10 µl Vergleichslösung. Die Chromatographie erfolgt über eine Laufstrecke von 15 cm mit einer Mischung von 50 Volumteilen Chloroform R, 42 Volumteilen Essigsäure 98 % R und 8 Volumteilen Wasser. Nach Verdunsten der mobilen Phase werden die Chromatogramme zuerst mit einer 1prozentigen Lösung (G/V) von Diphenylboryloxyäthylamin R in Methanol R, danach mit einer 5prozentigen Lösung (G/V) von Polyäthylenglykol 400 R in Methanol R besprüht und im ultravioletten Licht bei 365 nm ausgewertet.

Das Chromatogramm der Vergleichslösung zeigt im unteren Drittel des Rf-Bereiches den gelbroten Fleck des Hyperosids, im mittleren Drittel den grünen Fleck der Kaffeesäure und im oberen Drittel den leuchtend blauen Fleck des Scopoletins.

Das Chromatogramm der Untersuchungslösung zeigt in Höhe der Vergleichssubstanz Hyperosid einen etwas langgezogenen grünen Fleck, unterhalb

Euphrasia officinalis

der Vergleichssubstanz Kaffeesäure einen grünen und einen gelben Fleck, oberhalb dieser Substanz einen weiteren gelben Fleck, in Höhe der Vergleichssubstanz Scopoletin einen blauen und knapp darunter einen grünen Fleck sowie oberhalb des Scopoletins einen gelben Fleck.

PRÜFUNG AUF REINHEIT

Relative Dichte (Ph. Eur.): 0,955 bis 0,970.

Trockenrückstand (DAB): Mindestens 2,0 Prozent.

LAGERUNG

Vor Licht geschützt.

FEL TAURI

Verwendet wird die frische, aus der Gallenblase des Rindes (*Bos taurus* L.) gesammelte Galle.

BESCHREIBUNG

Die Galle ist eine bräunlichgrüne oder dunkelgrüne, schleimig dickliche, eigentümlich, aber nicht widerlich oder faulig riechende Flüssigkeit mit sehr bitterem, unangenehmem Geschmack.

PRÜFUNG AUF IDENTITÄT

Prüflösung: 1 g Substanz wird in 9 g Äthanol 50% *RN* gelöst.

A. Wird 1,0 ml Substanz mit 4,0 ml Wasser kräftig geschüttelt, entsteht ein mindestens 2 Stunden lang beständiger Schaum.

B. Wird 1 ml Prüflösung mit 1 ml Schwefelsäure *R* und 0,2 ml einer Lösung aus 1 mg Furfurol *R* in 1 ml Äthanol *R* versetzt, entsteht eine kirschrote Färbung.

C. Chromatographie: Die Prüfung erfolgt dünnschichtchromatographisch auf einer Schicht von Kieselgel HF_{254} *R*.

Untersuchungslösung: Prüflösung.

Vergleichslösung: 25 mg Arbutin *RN* und 50 mg Quercetin *RN* werden in 10 ml Methanol *R* gelöst.

Aufgetragen werden getrennt 25 µl Untersuchungslösung und 10 µl Vergleichslösung. Die Chromatographie erfolgt über eine Laufstrecke von 10 cm mit einer Mischung von 70 Volumteilen Äthylacetat *R*, 20 Volumteilen Cyclohexan *R* und 10 Volumteilen Essigsäure 98% *R*. Nach Verdunsten der mobilen Phase werden die Chromatogramme mit einem Gemisch aus 60 Volumteilen Acetanhydrid *R*, 10 Volumteilen Schwefelsäure *R* und 30 Volumteilen Essigsäure 98% *R* besprüht, 30 Minuten lang auf 105 bis 110 °C erhitzt und im ultravioletten Licht bei 365 nm ausgewertet.

Das Chromatogramm der Vergleichslösung zeigt im unteren Drittel des Rf-Bereiches den bräunlichen Fleck des Arbutins und im oberen Drittel den bräunlichen Fleck des Quercetins.

Das Chromatogramm der Untersuchungslösung zeigt am Start, dicht darüber und wenig unterhalb der Vergleichssubstanz Arbutin je einen blauen Fleck, dicht über der Vergleichssubstanz Arbutin zwei blaue Flecke und etwa in der Mitte zwischen den beiden Vergleichssubstanzen einen weiteren blauen Fleck. Wenig über der Vergleichssubstanz Quercetin treten zwei violette Flecke auf.

PRÜFUNG AUF REINHEIT

Relative Dichte (Ph. Eur.): 1,018 bis 1,028.

Trockenrückstand (DAB): Mindestens 5,0 Prozent.

LAGERUNG

Dicht verschlossen, bei 4 °C höchstens 1 Tag lagern.

ARZNEIFORMEN

HERSTELLUNG

Lösung (D 1) und flüssige Verdünnungen nach Vorschrift 5a mit Äthanol 43 Prozent.

EIGENSCHAFTEN

Die Lösung (D 1) ist eine grünlichgelbe Flüssigkeit ohne besonderen Geruch und mit stark bitterem Geschmack.

PRÜFUNG AUF IDENTITÄT

10 ml der Lösung (D 1) werden auf etwa 1 ml eingeengt; dieses Konzentrat gibt die bei der Substanz beschriebenen Identitätsreaktionen A bis C.

PRÜFUNG AUF REINHEIT

Aussehen der Lösung: Die Lösung (D 1) muß klar (Ph. Eur., Methode B) sein und darf nicht stärker gefärbt sein als die Farbvergleichslösung GG_4 (PH. Eur., Methode II).

Relative Dichte (Ph. Eur.): 0,930 bis 0,945.

Trockenrückstand (DAB): Mindestens 0,5 Prozent.

LAGERUNG

Dicht verschlossen und vor Licht geschützt.

FERRUM METALLICUM

Fe AG 55,85

Verwendet wird reduziertes Eisen, das mindestens 90,0 Prozent und höchstens 100,0 Prozent metallisches Eisen (Fe) enthält.

EIGENSCHAFTEN

Feines, grauschwarzes bis schwarzes, glanzloses Pulver ohne körnige Bestandteile, das vom Magneten angezogen wird; unlöslich in Wasser, unter Wasserstoffentwicklung löslich in verdünnten Mineralsäuren. Beim Erhitzen an der Luft geht es unter Verglimmen in schwarze Eisenoxide über.

PRÜFUNG AUF IDENTITÄT

A. 50 mg Substanz werden in 2,0 ml verdünnter Schwefelsäure *R* gelöst. Die mit 10 ml Wasser verdünnte Lösung gibt die Identitätsprüfung a) auf Eisen (Ph. Eur.).

B. 0,5 g Substanz werden mit 2 ml Eisen(III)-chlorid-Lösung *R* 1 versetzt und geschüttelt. Die Mischung wird nach einigen Minuten filtriert; das Filtrat ist farblos.

PRÜFUNG AUF REINHEIT

Prüflösung: Eine Mischung aus 10,0 g Substanz und 40 ml Wasser wird 1 Minute lang zum Sieden erhitzt, filtriert und das Filtrat unter Nachwaschen des Filters auf 50,0 ml aufgefüllt.

Alkalisch reagierende Verunreinigungen: Werden 10 ml Prüflösung mit 0,1 ml Bromthymolblau-Lösung *R* 1 versetzt, darf die Mischung nicht blau gefärbt sein.

Säureunlösliche Verunreinigungen: Höchstens 1,0 Prozent. 2,00 g Substanz werden in 40,0 ml Salzsäure *R* bis zum Aufhören der Gasentwicklung auf dem Wasserbad erwärmt. Nach dem Absaugen durch einen Glassintertiegel Nr. 40 (Ph. Eur.) wird der Rückstand mit Wasser gewaschen und bei 100 bis 105 °C getrocknet.

Ferrum metallicum

Wasserlösliche Stoffe: Höchstens 0,1 Prozent. 10 ml Prüflösung werden auf dem Wasserbad eingeengt. Der Rückstand wird bei 100 bis 105 °C getrocknet.

Chlorid (Ph. Eur.): 5 ml Prüflösung werden mit 10 ml Wasser verdünnt. Die Mischung muß der Grenzprüfung auf Chlorid entsprechen (50 ppm).

Sulfid, Phosphid: 1 g Substanz wird in einem 100-ml-Erlenmeyerkolben mit 10 ml verdünnter Salzsäure *R* versetzt. Nach gründlichem Durchmischen darf das entweichende Gas ein über die Kolbenöffnung gelegtes, angefeuchtetes Blei(II)-acetatpapier *R* innerhalb von 30 Sekunden höchstens hellbraun färben.

Arsen: 1,0 g Substanz wird mit 20 ml Wasser 1 Minute lang zum Sieden erhitzt; nach dem Abkühlen wird filtriert und auf 25 ml aufgefüllt. 2,5 ml dieser Lösung müssen der Grenzprüfung A auf Arsen (Ph. Eur.) entsprechen (10 ppm).

Eisenoxide: Die Substanz darf beim Verreiben auf weißem Papier keine rotbraunen Flecke und Streifen geben.

Fremde Schwermetalle (Ph. Eur.): Das Filtrat der Prüfung auf säureunlösliche Verunreinigungen wird auf 100 ml aufgefüllt. 10,0 ml des Filtrates werden vorsichtig tropfenweise mit 5,0 ml konzentrierter Wasserstoffperoxid-Lösung *R* versetzt. Der Überschuß an Wasserstoffperoxid wird verkocht und die Lösung auf etwa 10 ml eingeengt, in einen Scheidetrichter überführt und mit 5,0 ml konzentrierter Salzsäure *R* versetzt. Die Mischung wird zweimal mit je 20 ml frisch destilliertem Isobutylmethylketon *R* 3 Minuten lang ausgeschüttelt. Die wäßrige Phase wird mit verdünnter Ammoniaklösung *R* 1 neutralisiert und auf 25,0 ml aufgefüllt. 10,0 ml dieser Mischung werden mit 5,0 ml Wasser verdünnt. 12 ml der verdünnten Mischung müssen der Grenzprüfung auf Schwermetalle entsprechen (120 ppm). Zur Herstellung der Vergleichslösung werden 6,4 ml Blei-Standardlösung (1 ppm Pb) *R* verwendet.

GEHALTSBESTIMMUNG

In einem Erlenmeyerkolben mit Glasstopfen werden etwa 0,100 g Substanz, genau gewogen, 10 Minuten lang mit einer heißen Lösung von 1,25 g Kupfer(II)-sulfat *R* in 20 ml Wasser geschüttelt. Es wird schnell filtriert und das Filter nachgewaschen. Filtrat und Waschwasser werden vereinigt, mit verdünnter Schwefelsäure *R* angesäuert und mit 0,1 N-Kaliumpermanganat-Lösung bis zur Rosafärbung titriert.

1 ml 0,1 N-Kaliumpermanganat-Lösung entspricht 5,585 mg Fe.

ARZNEIFORMEN

Die 1. Dezimalverreibung muß mindestens 8,5 und darf höchstens 10,5 Prozent Eisen enthalten.

Ferrum metallicum

HERSTELLUNG

Verreibungen nach Vorschrift 6.

EIGENSCHAFTEN

Die 1. Dezimalverreibung ist ein hellgraues Pulver.

PRÜFUNG AUF IDENTITÄT

0,1 g der 1. Dezimalverreibung geben die Identitätsreaktion A der Substanz.

GEHALTSBESTIMMUNG

Etwa 1,00 g der 1. Dezimalverreibung, genau gewogen, wird mit 20 ml Wasser versetzt und bis zur Lösung des Milchzuckers geschüttelt. Die Mischung wird zentrifugiert und der Überstand verworfen. Der Bodensatz wird noch einmal auf gleiche Weise mit 20 ml Wasser gewaschen und danach weiterbehandelt wie bei der Substanz unter ,,Gehaltsbestimmung" angegeben.

FLUORIT

Verwendet wird das natürlich vorkommende Mineral *Fluorit* mit einem Gehalt von mindestens 90 Prozent CaF_2 (MG 78,1).

BESCHREIBUNG

Farblose, violette, blaue, grüne oder gelbe Kristalle von hexaedrischem oder oktaedrischem Habitus mit Glasglanz oder grob- bis feinkörnige, spätige bis dichte, stengelige oder radialstrahlige Aggregate.

Das Mineral zeigt im ultravioletten Licht bei 365 nm oft starke Fluoreszenz. Die Farbe des Minerals verschwindet beim Erhitzen auf 200 bis 300 °C. Die Härte nach Mohs beträgt 4.

Das gepulverte Mineral ist weiß bis grauweiß.

PRÜFUNG AUF IDENTITÄT

Prüflösung: Etwa 1,25 g gepulverte Substanz (180), genau gewogen, werden in einem Becherglas mit 50 ml Salzsäure *R* 1 unter häufigem Umrühren 4 Stunden lang auf dem Wasserbad erhitzt. Nach dem Abkühlen wird mit 50 ml Wasser verdünnt, unter Nachwaschen mit Wasser durch einen Glassintertiegel Nr. 16 (Ph. Eur.) in einen 250-ml-Meßkolben filtriert und mit Wasser aufgefüllt.

A. 5 ml Prüflösung werden tropfenweise unter Umschütteln so lange mit verdünnter Natriumhydroxid-Lösung *R* versetzt, wie sich der entstehende Niederschlag gerade noch auflöst; dann wird mit Wasser zu 10 ml verdünnt. Die Mischung gibt die Identitätsreaktion auf Calcium (Ph. Eur.).

B. 2 ml verdünnte Salzsäure *R* werden mit 0,2 ml einer Mischung aus gleichen Volumteilen einer 5prozentigen Lösung (G/V) von Zirkoniumnitrat *R* in verdünnter Salzsäure *R* und einer 2prozentigen Lösung (G/V) von Alizarin *R* 1 Minute im Wasserbad erwärmt. Nach Zugabe von 0,1 g gepulverter Substanz (180) und Umschütteln schlägt die Farbe der Mischung von Violett nach Gelb um.

PRÜFUNG AUF REINHEIT

Fremde Minerale: In Habitus, Farbe, Glanz oder Härte abweichende Kristalle oder Aggregate dürfen nicht enthalten sein.

Säureunlösliche Bestandteile: Höchstens 8,0 Prozent; der unter ,,Prüflösung" im Glassintertiegel verbliebene Rückstand wird 2 Stunden lang bei 105 bis 110 °C getrocknet. Nach dem Erkalten wird gewogen.

Wasserlösliche Bestandteile: Höchstens 1,0 Prozent; 2,00 g gepulverte Substanz (180) werden mit 100 ml Wasser 5 Minuten lang zum Sieden erhitzt. Nach dem Abkühlen wird zum ursprünglichen Volumen ergänzt und abfiltriert. 50 ml Filtrat werden in einer Porzellanschale eingeengt und anschließend 2 Stunden lang bei 105 bis 110 °C getrocknet. Nach dem Erkalten wird gewogen.

GEHALTSBESTIMMUNG

25,0 ml Prüflösung werden in einem 500-ml-Erlenmeyerkolben mit 250 ml Wasser verdünnt. Die Lösung wird mit konzentrierter Natriumhydroxid-Lösung R auf pH 12 bis 13 eingestellt. Nach Zusatz von 10 ml Triäthanolamin R, 5 ml Kaliumcyanid-Lösung R und 0,1 g Calcon-Indikator R wird mit 0,1 M-Natrium-ÄDTA-Lösung bis zum Farbumschlag nach Blau titriert.

1 ml 0,1 M-Natrium-ÄDTA-Lösung entspricht 7,81 mg CaF_2.

ARZNEIFORMEN

Die 1. Dezimalverreibung muß mindestens 8,5 und darf höchstens 10,5 Prozent CaF_2 enthalten.

HERSTELLUNG

Verreibungen nach Vorschrift 6.

EIGENSCHAFTEN

Die 1. Dezimalverreibung ist ein weißes Pulver.

PRÜFUNG AUF IDENTITÄT

A. 25 mg des unter ,,Gehaltsbestimmung" erhaltenen Glührückstandes werden mit 2 ml Salzsäure R 1 versetzt und 30 Minuten lang im Wasserbad erhitzt. Nach dem Erkalten wird mit 5 ml Wasser verdünnt und abfiltriert. Danach wird die Lösung tropfenweise so lange mit verdünnter Natriumhydroxid-Lösung R versetzt, wie sich der entstehende Niederschlag gerade noch auflöst. Die Lösung ergibt die Identitätsreaktion auf Calcium (Ph. Eur.).

B. 0,3 g der 1. Dezimalverreibung geben die bei der Substanz beschriebene Identitätsreaktion B.

Fluorit

GEHALTSBESTIMMUNG

Etwa 2,00 g der 1. Dezimalverreibung, genau gewogen, werden in einem Porzellantiegel verascht; der Rückstand wird 30 Minuten lang bei etwa 600 °C geglüht. Nach dem Erkalten wird der Rückstand gewogen.

Etwa 0,150 g Rückstand, genau gewogen, werden in einem 500-ml-Erlenmeyerkolben nach Zusatz von 8 ml Salzsäure R 1 unter häufigem Umrühren 1 Stunde lang auf dem Wasserbad erhitzt. Nach dem Abkühlen und nach Zugabe von 250 ml Wasser erfolgt die Bestimmung wie bei der Substanz unter ,,Gehaltsbestimmung" angegeben.

Vorsichtig zu lagern!

FOENICULUM VULGARE, ÄTHANOL. DECOCTUM

Foeniculum, äthanol. Decoctum

Verwendet werden die getrockneten, reifen Früchte von *Foeniculum vulgare* MILLER var. vulgare. Sie enthalten mindestens 4,0 Prozent (V/G) ätherisches Öl.

BESCHREIBUNG

Die Droge hat würzigen Geruch und würzigen, etwas süßlichen, später fast brennenden Geschmack.

Die Früchte sind häufig in ihre Teilfrüchte zerfallen. Die ganzen Früchte sind fast zylindrisch, unten breit abgerundet, oben etwas verschmälert, gelblichgrün bis gelbbraun, etwa 3 bis 12 mm lang, bis etwa 4 mm breit; Griffelpolster mit 2 zurückgebogenen, häufig abgebrochenen Griffelresten; Teilfrüchte mit ebener Fugenfläche und konvexer Rückenfläche mit 5 primären Rippen, 2 davon dorsal, 3 lateral; Rippen deutlich hervortretend, gerade, heller gefärbt, dazwischen 4 dunklere, flache Tälchen.

Mikroskopische Merkmale: Das Exokarp besteht aus gerade- und derbwandigen Zellen mit glatter Kutikula, auf der Rückenseite mit spärlichen runden, etwa 25 µm langen Spaltöffnungen. Das Mesokarp besteht aus dünnwandigen, rundlichen Parenchymzellen, auf der Rückenseite mit 4, auf der Fugenseite mit meist 2, etwa 100 bis 250 µm breiten gekammerten Ölgängen. Das Endokarp hat dünnwandige, gestreckte Zellen in parkettartiger Anordnung. In den Rippen befinden sich kleine Leitbündel mit Spiralgefäßen und verholzten Sklerenchymfasern sowie Mesokarpzellen mit netzförmig verdickten, verholzten Wänden.

Die Samenschale besteht aus einer Schicht polygonaler Zellen und mehreren obliterierten, gelben bis bräunlichen Zellagen. Das nicht eingefaltete Endosperm besteht aus derbwandigen Zellen, die zahlreiche Tröpfchen von fettem Öl und Aleuronkörner mit bis etwa 4 µm großen Oxalatrosetten enthalten.

PRÜFUNG AUF IDENTITÄT

Chromatographie: Die Prüfung erfolgt dünnschichtchromatographisch auf einer Schicht von Kieselgel GF_{254} R.

Untersuchungslösung: Die unter „Gehaltsbestimmung" erhaltene Lösung des ätherischen Öls in Xylol wird wasserfrei abgelassen; 0,5 ml dieser Lösung werden mit 5 ml Toluol *R* versetzt.

Vergleichslösung: 10 µl Anisaldehyd *R* und 3 µl Anethol *R* werden in 1 ml Methanol *R* gelöst.

Aufgetragen werden getrennt je 10 µl Untersuchungs- und Vergleichslösung. Die Chromatographie erfolgt über eine Laufstrecke von 10 cm mit Methylenchlorid *R*. Nach Verdunsten der mobilen Phase werden im ultravioletten Licht bei 254 nm die fluoreszenzmindernden Flecke gekennzeichnet. Anschließend werden die Chromatogramme mit äthanolischer Molybdatophosphorsäure-Lösung *RN* besprüht und 5 bis 10 Minuten lang unter Beobachtung auf 100 bis 105 °C erhitzt. Nach Kennzeichnung der Flecke wird die noch warme Schicht mit einer frisch und vorsichtig hergestellten Lösung von 0,5 g Kaliumpermanganat *R* in 15 ml Schwefelsäure *R* besprüht. Es wird nochmals etwa 5 bis 10 Minuten lang unter Beobachtung auf 100 bis 105 °C erhitzt.

Im ultravioletten Licht bei 254 nm sind in den Chromatogrammen der Untersuchungslösung und der Vergleichslösung im oberen Drittel des Rf-Bereiches die fluoreszenzmindernden Flecke des Anethols und im Chromatogramm der Vergleichslösung der Fleck des Anisaldehyds im unteren Drittel des Rf-Bereiches sichtbar. Der Fleck des Anisaldehyds färbt sich nach dem ersten Besprühen und Erhitzen blauviolett; die Flecke des Anethols sind kräftig blau gefärbt. Nach dem Besprühen mit der Kaliumpermanganat-Schwefelsäure ist der Anetholfleck intensiv blau gefärbt. Im unteren Drittel des Rf-Bereiches erscheint über dem blau gefärbten Fleck des Anisaldehyds ein weiterer deutlich blau gefärbter Fleck im Chromatogramm der Untersuchungslösung.

PRÜFUNG AUF REINHEIT

Fremde Bestandteile (Ph. Eur.): Höchstens 1,5 Prozent Doldenstiele und höchstens 1,5 Prozent andere fremde Bestandteile.

Wasser (Ph. Eur.): Höchstens 7,0 Prozent (V/G), mit 20,0 g grob gepulverter Droge (710) durch azeotrope Destillation bestimmt.

Sulfatasche (Ph. Eur.): Höchstens 12,0 Prozent, mit 1,000 g grob gepulverter Droge (710) bestimmt.

GEHALTSBESTIMMUNG

Ätherisches Öl (Ph. Eur.): Die Bestimmung erfolgt mit 10,0 g der unmittelbar vorher grob zerkleinerten Droge (1400) und 200 ml Wasser als Destillationsflüssigkeit in einem 500-ml-Rundkolben; Destillation 2 Stunden lang bei 2 bis 3 ml in der Minute; 1,0 ml Xylol *R* als Vorlage.

Foeniculum vulgare, äthanol. Decoctum 181

ARZNEIFORMEN

HERSTELLUNG

Urtinktur aus der frisch zerquetschten Droge und flüssige Verdünnungen nach Vorschrift 19f mit Äthanol 62 Prozent.

EIGENSCHAFTEN

Die Urtinktur ist eine gelbe bis grünlichgelbe Flüssigkeit mit arteigenem Geruch und Geschmack.

PRÜFUNG AUF IDENTITÄT

Prüflösung: 10 ml Urtinktur werden 3mal mit je 10 ml Pentan *R* ausgeschüttelt. Die vereinigten organischen Phasen werden filtriert und unter vermindertem Druck eingeengt. Der Rückstand wird in 2,0 ml Chloroform *R* aufgenommen.

A. Die Urtinktur zeigt im ultravioletten Licht bei 365 nm hellblaue Fluoreszenz, die nach Zugabe von verdünnter Natriumhydroxid-Lösung *R* nach gelb umschlägt.

B. Werden 0,5 ml Prüflösung mit 1 ml Acetanhydrid *R* und danach mit 0,1 ml Schwefelsäure *R* versetzt, schlägt die Farbe von hellgelb nach rotviolett um.

C. Chromatographie: Die Prüfung erfolgt dünnschichtchromatographisch in gleicher Weise wie unter „Prüfung auf Identität" bei der Droge angegeben mit 40 µl Prüflösung als Untersuchungslösung.

PRÜFUNG AUF REINHEIT

Relative Dichte (Ph. Eur.): 0,886 bis 0,900.

Trockenrückstand (DAB): Mindestens 0,7 Prozent.

LAGERUNG

Vor Licht geschützt.

FUMARIA OFFICINALIS

Verwendet werden die frischen, oberirdischen Teile blühender Pflanzen von *Fumaria officinalis* L.

BESCHREIBUNG

Die 25 bis 50 cm hohe Pflanze hat einen aufrechten, dünnen, etwas gerillten, leicht blau bereiften und ästigen Stengel. Die Laubblätter sind gestielt, doppelt gefiedert, weich, mit gestielten, hand- oder fiederförmig geteilten Fiedern und länglich-linealen, 2 bis 3 mm breiten, stumpfen oder spitzen Abschnitten. Die kurzgestielten Blüten sind bis zu 1 cm lang und stehen in aufrechten, den Laubblättern gegenständigen, dichten endständigen Trauben.

Die 2 Kelchblätter sind bis zu 3 mm lang, eiförmig-lanzettlich, gezähnt und schmäler und kürzer als die Blumenkronröhre. Die äußeren Kronblätter sind vorn abgerundet, purpurrot bis rosa, an der Spitze aber wie die inneren tief dunkelrot bis schwarz, mit grünem Kiel. Die meist schon während der Blütezeit erscheinenden Früchte sind kugelig, seitlich etwas abgeplattet, grün und am oberen Pol deutlich eingedrückt.

ARZNEIFORMEN

HERSTELLUNG

Urtinktur und flüssige Verdünnungen nach Vorschrift 2a.

EIGENSCHAFTEN

Die Urtinktur ist eine grüne bis braune Flüssigkeit mit schwach süßlichem Geruch und leicht bitterem Geschmack.

PRÜFUNG AUF IDENTITÄT

A. Werden 2 ml Urtinktur mit 2 ml Wasser und 2 ml Chloramin-T-Lösung *R* versetzt, entsteht ein hellbrauner Niederschlag.

B. Werden 5 ml Urtinktur mit 5 ml Wasser und 1 ml konzentrierter Ammoniaklösung *R* versetzt und zweimal mit je 5 ml Äther *R* ausgeschüttelt, fluoresziert die Ätherphase im ultravioletten Licht bei 365 nm hellblau, die wäßrige Phase gelbgrün.

C. Chromatographie: Die Prüfung erfolgt dünnschichtchromatographisch auf einer Schicht von Kieselgel HF_{254} *R*.

Untersuchungslösung: 10 ml Urtinktur werden auf dem Wasserbad bis zum Verschwinden des Äthanolgeruches erwärmt, mit 1,0 ml konzentrierter Ammoniaklösung *R* versetzt und zweimal mit je 10 ml Äther *R* ausgeschüttelt. Die vereinigten Ätherphasen werden filtriert und im Wasserbad bei etwa 50 °C eingeengt; der Rückstand wird in 1 ml Methanol *R* aufgenommen.

Vergleichslösung: 10 mg Papaverinhydrochlorid *RN*, 10 mg Colchicin *RH* und 5 mg Resorcin *R* werden in 10 ml Methanol *R* gelöst.

Aufgetragen werden getrennt 30 µl Untersuchungslösung und 20 µl Vergleichslösung. Die Chromatographie erfolgt über eine Laufstrecke von 15 cm mit einer Mischung von 50 Volumteilen Äthylmethylketon *R*, 40 Volumteilen Xylol *R*, 6 Volumteilen Methanol *R* und 4 Volumteilen Diäthylamin *R*. Nach Verdunsten der mobilen Phase werden die Chromatogramme im ultravioletten Licht bei 254 nm (Vergleichslösung) und bei 365 nm (Untersuchungslösung) ausgewertet.

Das Chromatogramm der Vergleichslösung zeigt im ultravioletten Licht bei 254 nm im unteren Drittel des Rf-Bereiches den Fleck des Colchicins, im mittleren Drittel den Fleck des Resorcins und im oberen Drittel den Fleck des Papaverins.

Das Chromatogramm der Untersuchungslösung zeigt im ultravioletten Licht bei 365 nm dicht über dem Start und etwa in der Mitte zwischen Start und dem Fleck des Colchicins je einen gelben Fleck, dicht über dem Colchicinfleck zwei gelbe Flecke und dicht darüber einen hellblauen Fleck. Wenig über dem Resorcinfleck liegen drei gelbe Flecke und wenig über dem Papaverinfleck liegen ein hellblauer, ein gelber und ein brauner Fleck.

Die Chromatogramme werden mit verdünntem Dragendorffs Reagenz *R* und anschließend mit einer 10prozentigen Lösung (G/V) von Natriumnitrit *R* besprüht und sofort im Tageslicht ausgewertet.

Das Chromatogramm der Untersuchungslösung zeigt auf hellrosafarbenem Grund folgende gelbrote Flecke: dicht über dem Start einen Fleck, wenig über der Vergleichssubstanz Colchicin zwei Flecke sowie wenig unter der Vergleichssubstanz Papaverin einen Fleck.

PRÜFUNG AUF REINHEIT

Relative Dichte (Ph. Eur.): 0,935 bis 0,950.

Trockenrückstand (DAB): Mindestens 2,2 und höchstens 3,0 Prozent.

LAGERUNG

Vor Licht geschützt.

FUMARIA OFFICINALIS SPAG. KRAUSS

Verwendet werden die ganzen, frischen, blühenden Pflanzen von *Fumaria officinalis* L.

BESCHREIBUNG

Die 25 bis 50 cm hohe Pflanze hat eine dünne, wenig verästelte, gelbliche Wurzel und einen aufrechten, dünnen, etwas gerillten, leicht blau bereiften und ästigen Stengel. Die Laubblätter sind gestielt, doppelt gefiedert, weich, mit gestielten, hand- oder fiederförmig geteilten Fiedern und länglich-linealen, 2 bis 3 mm breiten, stumpfen oder spitzen Abschnitten. Die kurzgestielten Blüten sind bis zu 1 cm lang und stehen in aufrechten, den Laubblättern gegenständigen, dichten, endständigen Trauben. Die 2 Kelchblätter sind bis zu 3 mm lang, eiförmig-lanzettlich, gezähnt und schmaler und kürzer als die Blumenkronröhre. Die äußeren Kronblätter sind vorn abgerundet, purpurrot bis rosa, an der Spitze aber wie die inneren tief dunkelrot bis schwarz, mit grünem Kiel. Die meist schon während der Blütezeit erscheinenden Früchte sind kugelig, seitlich etwas abgeplattet, grün und am oberen Pol deutlich eingedrückt.

ARZNEIFORMEN

HERSTELLUNG

Urtinktur und flüssige Verdünnungen nach Vorschrift 27.

EIGENSCHAFTEN

Die Urtinktur ist eine olivfarbene Flüssigkeit mit schwach hefeartigem, schnell sich verflüchtigendem Geruch und länger anhaltendem, leicht bitterem Geschmack.

PRÜFUNG AUF IDENTITÄT

A. Der pH-Wert (Ph. Eur.) der Urtinktur muß zwischen 4,2 und 4,5 liegen.

B. Werden 3 ml Urtinktur mit 2 ml Wasser und 2 ml Chloramin-T-Lösung *R* versetzt, entsteht höchstens ein leichter, grauer Niederschlag.

C. Werden 10 ml Urtinktur mit 2 ml konzentrierter Ammoniaklösung *R* versetzt und zweimal mit je 2 ml Äther *R* ausgeschüttelt, fluoresziert die Ätherphase im ultravioletten Licht bei 365 nm schwach rosa, die wäßrige Phase stumpf gelbgrün.

D. Chromatographie: Die Prüfung erfolgt dünnschichtchromatographisch auf einer Schicht von Kieselgel HF_{254} *R*.

Untersuchungslösung: 10 ml Urtinktur werden auf dem Wasserbad bis zum Verschwinden des Äthanolgeruches erwärmt, mit 1,0 ml konzentrierter Ammoniaklösung *R* versetzt und zweimal mit je 10 ml Äther *R* ausgeschüttelt. Die vereinigten Ätherphasen werden filtriert und im Wasserbad bei etwa 50 °C eingeengt; der Rückstand wird in 1 ml Methanol *R* aufgenommen.

Vergleichslösung: 10 mg Papaverinhydrochlorid *RN*, 10 mg Colchicin *RH* und 5 mg Resorcin *R* werden in 10 ml Methanol *R* gelöst.

Aufgetragen werden getrennt 30 µl Untersuchungslösung und 20 µl Vergleichslösung. Die Chromatographie erfolgt über eine Laufstrecke von 15 cm mit einer Mischung von 50 Volumteilen Äthylmethylketon *R*, 40 Volumteilen Xylol *R*, 6 Volumteilen Methanol *R* und 4 Volumteilen Diäthylamin *R*. Nach Verdunsten der mobilen Phase werden die Chromatogramme im ultravioletten Licht bei 254 nm (Vergleichslösung) und bei 365 nm (Untersuchungslösung) ausgewertet.

Das Chromatogramm der Vergleichslösung zeigt im ultravioletten Licht bei 254 nm im unteren Drittel des Rf-Bereiches den Fleck des Colchicins, im mittleren Drittel den Fleck des Resorcins und im oberen Drittel den Fleck des Papaverins.

Das Chromatogramm der Untersuchungslösung zeigt im ultravioletten Licht bei 365 nm dicht über dem Start einen hellgelben Fleck, etwa in der Mitte zwischen den Vergleichssubstanzen Colchicin und Resorcin zwei hellgelbe Flecke, deutlich über dem Resorcinfleck einen hellblauen Fleck, wenig über dem Fleck des Papaverins einen hellblauen und dicht darüber einen gelben Fleck.

Die Chromatogramme werden mit verdünntem Dragendorffs Reagenz *R* und anschließend mit einer 10prozentigen Lösung (G/V) von Natriumnitrit *R* besprüht und sofort im Tageslicht ausgewertet.

Das Chromatogramm der Untersuchungslösung zeigt auf hellrosafarbenem Grund folgende gelbrote Flecke: über der Vergleichssubstanz Colchicin einen Fleck und wenig unter sowie wenig über der Vergleichssubstanz Papaverin je einen Fleck.

PRÜFUNG AUF REINHEIT

Relative Dichte (Ph. Eur.): 0,960 bis 0,980.

Trockenrückstand (DAB): Mindestens 2,0 und höchstens 2,3 Prozent.

LAGERUNG

Vor Licht geschützt.

GALENIT

Verwendet wird das natürlich vorkommende Mineral *Galenit* mit einem Gehalt von mindestens 95 Prozent PbS (MG 239,3).

BESCHREIBUNG

Das Mineral bildet metallisch glänzende, graue, manchmal matt angelaufene, kubische Kristalle von hexaedrischem oder oktaedrischem Habitus oder Aggregate in derben Massen. Die Härte nach Mohs beträgt 2½ bis 3.
Das gepulverte Mineral ist dunkelgrau bis schwarz.

PRÜFUNG AUF IDENTITÄT

A. 0,1 g gepulverte Substanz (180) werden in einer Mischung von 0,5 ml Salpetersäure *R* und 1 ml Wasser unter Erwärmen im Wasserbad gelöst, wobei sich Schwefel abscheidet. Die Lösung wird erhitzt, bis keine braunen Dämpfe mehr auftreten. Danach wird mit 20 ml Wasser verdünnt und filtriert. Das Filtrat gibt die Identitätsreaktionen a) und b) auf Blei (Ph. Eur.).

B. 0,1 g gepulverte Substanz (180) werden mit 2 ml Salzsäure *R* 1 erhitzt. Die entweichenden Dämpfe färben angefeuchtetes Blei(II)-acetat-Papier *R* schwarzbraun.

PRÜFUNG AUF REINHEIT

Fremde Minerale: In Habitus, Farbe, Glanz oder Härte abweichende Kristalle oder Aggregatstücke dürfen nicht enthalten sein.

Säureunlösliche Bestandteile: Höchstens 1 Prozent; 0,50 g gepulverte Substanz (180) werden in einem 100-ml-Becherglas mit 2 ml Salpetersäure *R* auf dem Wasserbad erwärmt, bis keine dunklen Teilchen mehr zu erkennen sind. Nach dem Abkühlen werden 2 ml Schwefelsäure *R* zugegeben; die Mischung wird bis zum starken Rauchen erhitzt und dann abgekühlt. Nach Zugabe von 5 ml Wasser wird so weit eingeengt, daß der Rückstand noch feucht ist. Nach dem Abkühlen werden 20 ml Wasser und 25 ml 0,1 M-Natrium-ÄDTA-Lösung in kleinen Portionen zugegeben; dabei wird so lange gerührt, bis sich der Niederschlag gelöst hat. Unter Nachwaschen des Becherglases mit Wasser wird die Lösung durch einen

Glassintertiegel Nr. 16 (Ph. Eur.) filtriert. Der Tiegel wird bei 100 bis 105 °C bis zur Gewichtskonstanz getrocknet. Nach dem Erkalten wird gewogen.

GEHALTSBESTIMMUNG

Etwa 0,20 g gepulverte Substanz (180), genau gewogen, werden in einem 100-ml-Becherglas mit 1 ml Salpetersäure R auf dem Wasserbad erwärmt, bis keine dunklen Teilchen mehr zu erkennen sind. Nach dem Abkühlen wird 1 ml Schwefelsäure R zugegeben und bis zum starken Rauchen erhitzt. Nach erneutem Abkühlen und Zugabe von 3 ml Wasser und 0,5 ml Schwefelsäure R wird so weit eingeengt, daß der Rückstand noch feucht ist.

Der Rückstand wird mit 10 ml Wasser versetzt und 30 Minuten lang auf dem Wasserbad erwärmt. Danach wird mit weiteren 10 ml Wasser verdünnt und 1 Stunde stehen gelassen.

Der gebildete Niederschlag wird über ein hartes Papierfilter filtriert und mit 20 ml 1 N-Schwefelsäure in kleinen Anteilen gewaschen. Das Filter wird in das Becherglas zurückgegeben und mit 20,0 ml 0,05 M-Natrium-ÄDTA-Lösung versetzt. Nach Zugabe von 1 g Hexamethylentetramin R wird das Gemisch 30 Minuten lang unter häufigem Umrühren auf dem Wasserbad stehengelassen. Die Lösung wird mit 10 ml Wasser verdünnt und nach Zusatz von 30 mg Xylenolorange-Indikator R mit 0,05 M-Blei(II)-nitrat-Lösung bis zum Farbumschlag nach Rotviolett titriert.

1 ml 0,05 M-Natrium-ÄDTA-Lösung entspricht 11,97 mg PbS.

ARZNEIFORMEN

Die 1. Dezimalverreibung muß mindestens 9,0 und darf höchstens 10,5 Prozent PbS enthalten.

HERSTELLUNG

Verreibungen nach Vorschrift 6.

EIGENSCHAFTEN

Die 1. Dezimalverreibung ist ein graues Pulver.

PRÜFUNG AUF IDENTITÄT

A. 0,5 g der 1. Dezimalverreibung werden in 10 ml Wasser suspendiert und zentrifugiert. Der Rückstand gibt die Identitätsreaktion A der Substanz.

B. 0,5 g der 1. Dezimalverreibung geben die Identitätsreaktion B der Substanz.

Galenit

GEHALTSBESTIMMUNG

Etwa 2,0 g der 1. Dezimalverreibung, genau gewogen, werden in einem tarierten Zentrifugenglas in 20 ml Wasser suspendiert und zentrifugiert. Der Rückstand wird 1 Stunde bei 100 bis 105 °C getrocknet und nach dem Abkühlen genau gewogen.

Mit etwa 0,20 g des Rückstands, genau gewogen, wird die Gehaltsbestimmung wie bei der Substanz angegeben durchgeführt.

LAGERUNG

Dicht verschlossen.

Vorsichtig zu lagern!

GALIUM ODORATUM SPAG. ZIMPEL
Asperula odorata spag. Zimpel

Verwendet werden die frischen, oberirdischen Teile blühender Pflanzen von *Galium odoratum* (L.) Scop.

BESCHREIBUNG

Der 10 bis 60 cm lange Stengel ist 4kantig mit stark hervortretenden Kanten, unbehaart und nur an den Knoten mit einem Kranz feiner, weißer Borsten besetzt. Die zu 6 bis 9 scheinquirlig angeordneten, ganzrandigen Blätter sind 1,5 bis 5 cm lang, 4 bis 12 mm breit, basal länglich, verkehrt-eiförmig, die mittleren und oberen lanzettlich bis länglich-lanzettlich, am Rande gewimpert, an den Hauptnerven weich borstig oder fein behaart. Sie sind oberseits bläulich bis dunkelgrün, unterseits graugrün. Auf der sehr fein behaarten Unterseite tritt ein deutlicher Mittelnerv nervor. Die Blüten stehen in einer endständigen, reich verzweigten, lockeren Trugdolde in den Achseln kleiner, lanzettlicher oder fast borstenförmiger Tragblätter. Die 4 bis 6 mm großen, trichterförmigen Blüten haben eine weiße, bis oft über die Hälfte eingeschnittene, 4lappige Blumenkrone mit innen feinflaumigen Zipfeln und eine kurze, den undeutlichen Kelchsaum überragende Blumenkronröhre. Die 4 Staubblätter sitzen alternierend mit den Blumenkronzipfeln an der oberen Mündung der Röhre. Die Staubfäden tragen längliche, aufrechte, seitlich aufspringende, gelbe Antheren. Der 2fächerige Fruchtknoten trägt 2 weitgehend miteinander verwachsene und von je einer kopfförmigen Narbe gekrönte Griffel.

ARZNEIFORMEN

HERSTELLUNG

Urtinktur und flüssige Verdünnungen nach Vorschrift 25.

EIGENSCHAFTEN

Die Urtinktur ist eine schwachgelbe Flüssigkeit mit arteigenem Geruch und würzigem Geschmack.

PRÜFUNG AUF IDENTITÄT

A. Werden 0,3 ml Urtinktur mit 0,1 ml rauchender Salpetersäure *R* versetzt, färbt sich die Mischung gelb.

B. Wird 1,0 ml Urtinktur mit 0,1 ml Kaliumhydroxid-Lösung *R* versetzt, fluoresziert die Mischung im ultravioletten Licht bei 365 nm intensiv gelb.

C. Chromatographie: Die Prüfung erfolgt dünnschichtchromatographisch auf einer Schicht von Kieselgel HF_{254} *R*.

Untersuchungslösung: Urtinktur.

Vergleichslösung: 10 mg Eugenol *R* werden in 10 ml Methanol *R* gelöst.

Aufgetragen werden getrennt 60 µl Untersuchungslösung und 20 µl Vergleichslösung. Die Chromatographie erfolgt über eine Laufstrecke von 10 cm mit einer Mischung von 80 Volumteilen Cyclohexan *R*, 15 Volumteilen Aceton *R* und 5 Volumteilen Isopropanol *R*. Nach Verdunsten der mobilen Phase werden die Chromatogramme im ultravioletten Licht bei 254 nm ausgewertet.

Das Chromatogramm der Vergleichslösung zeigt den fluoreszenzmindernden Fleck des Eugenols (Rst 1,0). Das Chromatogramm der Untersuchungslösung zeigt bei Rst 0,8 einen fluoreszenzmindernden Fleck, der nach Besprühen mit 0,5 N-Kaliumhydroxidlösung *R* im ultravioletten Licht bei 365 nm leuchtend gelb fluoresziert.

PRÜFUNG AUF REINHEIT

Relative Dichte (Ph. Eur.): 0,980 bis 0,990.

Trockenrückstand (DAB): Mindestens 0,2 und höchstens 0,3 Prozent.

LAGERUNG

Vor Licht geschützt.

GALLAE TURCICAE

Gallae

Verwendet werden die durch den Stich der Färbergallwespe *Andricus gallae tinctoriae* OLIV. auf den jungen Trieben von *Quercus infectoria* OLIV. hervorgerufenen Gallen. Sie enthalten mindestens 20 Prozent mit Hautpulver fällbare Gerbstoffe, berechnet als Pyrogallol.

BESCHREIBUNG

Die Droge hat stark und anhaltend herben Geschmack.

Gallen sind kugelig und bis zu 2,5 cm dick. Am Grunde zeigen sie meist einen kurzen, dicken Stielteil, besonders gegen das obere Ende hin unregelmäßige, größere oder kleinere Höcker. Gallen sind graugrün, braun oder gelblich, sehr hart und ziemlich schwer. In der Mitte der Gallen befindet sich ein 5 bis 7 mm weiter, kugeliger Hohlraum, in dem häufig Überreste des Insektes vorhanden sind; fehlen diese, so ist in der Galle ein kreisrundes, etwa 3 mm weites Flugloch zu finden.

Zerbrochene Gallen zeigen einen wachsglänzenden, körnigen oder strahligen Bruch von weißlicher bis brauner Farbe.

Mikroskopische Merkmale: Auf dem Querschnitt sind die weißliche oder braune Außengalle und die zweischichtige Innengalle zu unterscheiden. Die Epidermis fehlt meist; sie zerreißt frühzeitig und fällt in Schuppen ab. Die äußerste Schicht der Außengalle besteht aus tangential gestreckten, ziemlich kleinen Zellen. Nach innen zu werden die Zellen allmählich größer, porös, lassen Interzellularen zwischen sich, strecken sich dann radial und bilden den Übergang zur Innengalle. Hier und in der folgenden Innengalle sind oft bedeutende Mengen von Oxalatkristallen abgelagert. Die Außengalle enthält durchsichtige Kugeln und Ballen von Gerbstoff, außerdem Stärkekörner, Oxalatkristalle sowie braune Sphärokristalle. Die schwachen Gefäßbündel von einfach kollateralem Bau verlaufen in der äußeren Hälfte der Außengalle. Die Innengalle besteht aus einer Sklerenchymschicht mit stark verdickten Zellen von häufig recht charakteristischer Form. Im Inneren dieser Steinzellschicht befindet sich ein Gewebe rundlicher Zellen, die sogenannte Nährschicht.

Gallae turcicae

PRÜFUNG AUF IDENTITÄT

Prüflösung: 1 g grob gepulverte Droge (710) wird mit 10 ml Äthanol 60% *RN* 30 Minuten lang im Wasserbad erhitzt. Nach dem Abkühlen wird abfiltriert.

A. 0,5 ml Prüflösung werden mit 10 ml Wasser versetzt. Nach Zugabe von 2 ml einer 10prozentigen Lösung (G/V) von Ammoniumeisen(II)-sulfat *R* entsteht Blaufärbung und Trübung; nach dem Absetzen ist die überstehende Flüssigkeit graugrün gefärbt.

B. 0,1 ml Prüflösung werden mit 100 ml Wasser verdünnt. Nach Zugabe von 0,1 ml einer 10prozentigen Lösung (G/V) von Eisen(III)-chlorid *R* in Äthanol *R* und Umschütteln entsteht eine tiefblaue Färbung.

C. Wird 1 ml Prüflösung mit 2 ml einer 1prozentigen Lösung (G/V) von Vanillin *R* in Salzsäure *R* versetzt, färbt sich die Mischung gelbbraun.

D. Chromatographie: Die Prüfung erfolgt dünnschichtchromatographisch auf einer Schicht von Kieselgel H *R*.

Untersuchungslösung: Prüflösung.

Vergleichslösung: 30 mg Tannin *R* und 10 mg Gallussäure *RN* werden in 10 ml Aceton *R* gelöst.

Aufgetragen werden getrennt 10 µl Untersuchungslösung und 20 µl Vergleichslösung. Die Chromatographie erfolgt über eine Laufstrecke von 15 cm mit einer Mischung von 80 Volumteilen Äthylacetat *R*, 10 Volumteilen wasserfreier Ameisensäure *R* und 10 Volumteilen Wasser. Nach Verdunsten der mobilen Phase werden die Chromatogramme zuerst mit einer 1prozentigen Lösung (G/V) von Diphenylboryloxyäthylamin *R* in Methanol *R* und danach mit einer 5prozentigen Lösung (G/V) von Polyäthylenglykol 400 *R* in Methanol *R* besprüht und anschließend im ultravioletten Licht bei 365 nm ausgewertet.

Das Chromatogramm der Vergleichslösung zeigt im mittleren Drittel des Rf-Bereiches den etwas langgezogenen blauen Fleck des Tannins und im oberen Drittel den leuchtend blauen Fleck der Gallussäure.

Im Chromatogramm der Untersuchungslösung treten folgende blaue Flecke auf: Im unteren Drittel des Rf-Bereiches zwei Flecke, in Höhe der Vergleichssubstanz Tannin zwei sich überlappende, etwas langgezogene Flecke, in Höhe der Vergleichssubstanz Gallussäure und knapp darüber je ein Fleck.

PRÜFUNG AUF REINHEIT

Fremde Bestandteile (Ph. Eur.): Höchstens 2 Prozent.

Sulfatasche (Ph. Eur.): Höchstens 5,0 Prozent, mit 1,000 g grob gepulverter Droge (710) bestimmt.

GEHALTSBESTIMMUNG

Etwa 0,1 g grob gepulverte Droge (710), genau gewogen, werden mit 150 ml Wasser in einen Erlenmeyerkolben gegeben, zum Sieden erhitzt und anschließend im Wasserbad 30 Minuten lang erwärmt. Die unter fließendem Wasser abgekühlte Mischung wird in einen 250-ml-Meßkolben überführt und mit Wasser aufgefüllt. Nach dem Absetzen wird die Flüssigkeit durch ein Papierfilter von 12 cm Durchmesser filtriert. Die ersten 50 ml Filtrat werden verworfen. Der Rest wird für die Gehaltsbestimmung verwendet.

Bestimmung der Gesamtgerbstoffe: 5,0 ml Filtrat werden in einem Meßkolben mit Wasser zu 25,0 ml verdünnt. 2,0 ml dieser Lösung werden mit 1,0 ml Wolframatophosphorsäure-Lösung *R* und 17,0 ml einer 38prozentigen Lösung (G/V) von Natriumcarbonat *R* versetzt. Die Extinktion (E_1) wird genau 2 Minuten nach dem letzten Reagenzzusatz bei 750 nm in einer Schichtdicke von 1 cm gegen Wasser gemessen.

Bestimmung der durch Hautpulver nicht gefällten Gerbstoffe: 10,0 ml Filtrat werden mit 0,10 g Hautpulver *CRS* versetzt und 60 Minuten lang kräftig geschüttelt. Nach dem Filtrieren werden 5,0 ml Filtrat in einem Meßkolben mit Wasser zu 25,0 ml verdünnt. 2,0 ml dieser Lösung werden mit den unter ,,Bestimmung der Gesamtgerbstoffe'' angegebenen Reagenzmengen versetzt und die Extinktion (E_2) unter gleichen Bedingungen gemessen.

Vergleichslösung: 50,0 mg Pyrogallol *R*, genau gewogen, werden in einem 100-ml-Meßkolben mit Wasser zu 100,0 ml gelöst. In einem zweiten 100-ml-Meßkolben werden 5,0 ml dieser Lösung mit Wasser zu 100,0 ml verdünnt. 2,0 ml dieser Lösung werden mit den unter ,,Bestimmung der Gesamtgerbstoffe'' angegebenen Reagenzmengen versetzt und die Extinktion (E_3) unter gleichen Bedingungen gemessen.

Die Vergleichslösung ist während der Bestimmung vor Licht und Luft geschützt aufzubewahren. Die Extinktion muß innerhalb von 30 Minuten nach Herstellen der Vergleichslösung gemessen werden.

Der Prozentgehalt x_{proz} an mit Hautpulver fällbaren Gerbstoffen, berechnet als Pyrogallol, wird nach folgender Formel berechnet:

$$x_{proz} = \frac{(E_1-E_2) \times 3{,}125}{E_3 \times e}$$

e = Einwaage Droge in g.

ARZNEIFORMEN

HERSTELLUNG

Urtinktur aus der grob gepulverten Droge (710) und flüssige Verdünnungen nach Vorschrift 4a mit Äthanol 62 Prozent.

EIGENSCHAFTEN

Die Urtinktur ist eine braune Flüssigkeit mit schwachem Geruch und bitterem, zusammenziehendem Geschmack.

PRÜFUNG AUF IDENTITÄT

Die Urtinktur gibt die bei der Droge beschriebenen Identitätsreaktionen A bis D. Prüflösung ist die Urtinktur.

PRÜFUNG AUF REINHEIT

Relative Dichte (Ph. Eur.): 0,915 bis 0,925.

Trockenrückstand (DAB): Mindestens 5,0 Prozent.

LAGERUNG

Vor Licht geschützt.

GELSEMIUM SEMPERVIRENS
Gelsemium

Verwendet werden die frischen, unterirdischen Teile von *Gelsemium sempervirens* (L.) AIT.

BESCHREIBUNG

Der Wurzelstock hat betäubend aromatischen Geruch.
Er ist bisweilen verzweigt, sehr hart, holzig, bis 15, seltener bis 30 mm dick, walzlich, meist hin- und hergebogen, an einzelnen Stellen angeschwollen und trägt bis 8 mm dicke, starre Wurzeln. Wurzeln und Rhizom sind außen bräunlichgelb oder graugelblich mit purpurbraunen Längsstreifen, innen blaßgelblich. Der Querschnitt zeigt unter einer schmalen Rinde einen strahligen Holzkörper und beim Rhizom ein kleines Mark, das bei den Wurzeln fehlt. Die oberirdischen, meist purpurn gefärbten Stengelreste der Pflanze, die an den gegenständigen Blattnarben und dem meist ganz oder größtenteils verschwundenen Mark zu erkennen sind, dürfen nicht verwendet werden.

ARZNEIFORMEN

Die Urtinktur enthält mindestens 0,035 und höchstens 0,080 Prozent Alkaloide, berechnet als Gelsemin ($C_{20}H_{22}N_2O_2$; MG 322,4).

HERSTELLUNG

Urtinktur und flüssige Verdünnungen nach Vorschrift 3a.

EIGENSCHAFTEN

Die Urtinktur ist eine goldgelbe bis gelbbraune Flüssigkeit ohne besonderen Geruch.

PRÜFUNG AUF IDENTITÄT

A. 1 ml Urtinktur fluoresziert im ultravioletten Licht bei 365 nm intensiv blau.
Nach Zusatz von 0,1 ml verdünnter Natriumhydroxid-Lösung *R* färbt sich die

Mischung intensiv gelbbraun und fluoresziert im ultravioletten Licht kräftig türkis.

B. Werden 0,5 ml Urtinktur mit 0,1 ml Eisen(III)-chlorid-Lösung R 1 versetzt, färbt sich die Mischung schwarzgrün. Nach Zusatz von 15 ml Wasser wird kräftig geschüttelt; der entstehende Schaum ist mindestens 24 Stunden lang beständig.

C. Werden 0,2 ml Urtinktur mit 0,1 ml einer Mischung von 1 Volumteil Dragendorffs Reagenz R, 2 Volumteilen Essigsäure 98 % R und 10 Volumteilen Wasser auf der Tüpfelplatte gemischt, entsteht allmählich eine orangegelbe Färbung.

D. Chromatographie: Die Prüfung erfolgt dünnschichtchromatographisch auf einer Schicht von Kieselgel GF_{254} R.

Untersuchungslösung: Urtinktur.

Vergleichslösung: 10 mg Scopoletin *RN* und 10 mg Procainhydrochlorid *R* werden in 10 ml Methanol *R* gelöst.

Aufgetragen werden getrennt 20 µl Untersuchungslösung und 10 µl Vergleichslösung. Die Chromatographie erfolgt über eine Laufstrecke von 10 cm mit einer Mischung von 80 Volumteilen Chloroform *R*, 15 Volumteilen Methanol *R* und 5 Volumteilen Diäthylamin *R*. Die Chromatogramme werden anschließend etwa 10 Minuten lang bei 105 bis 110 °C getrocknet.

Das Chromatogramm der Vergleichslösung zeigt im ultravioletten Licht bei 365 nm im mittleren Drittel des Rf-Bereiches den leuchtend blau fluoreszierenden Fleck des Scopoletins und nach Detektion mit Dragendorffs Reagenz *R* (siehe nächsten Abschnitt) im oberen Drittel den orangeroten Fleck des Procainhydrochlorids. Das Chromatogramm der Untersuchungslösung zeigt im ultravioletten Licht bei 365 nm in Höhe des Scopoletinflecks einen intensiv blau fluoreszierenden Fleck; dicht darüber kann ein rosa fluoreszierender Fleck auftreten. Weitere fluoreszierende Flecke können vorhanden sein.

Nach Besprühen der Chromatogramme mit einer Mischung von 1 Volumteil Dragendorffs Reagenz *R*, 2 Volumteilen Essigsäure 98 % *R* und 10 Volumteilen Wasser zeigt das Chromatogramm der Untersuchungslösung ungefähr in Höhe des Procainhydrochloridflecks einen orangeroten Fleck. Im Bereich zwischen den beiden Flecken der Vergleichslösung sind im Chromatogramm der Untersuchungslösung 2 weitere orangegelbe Flecke sichtbar.

PRÜFUNG AUF REINHEIT

Relative Dichte (Ph. Eur.): 0,885 bis 0,915.

Trockenrückstand (DAB): Mindestens 1,0 Prozent.

GEHALTSBESTIMMUNG

Etwa 10,0 g Urtinktur, genau gewogen, werden in einer glasierten Porzellanschale von etwa 11 cm Durchmesser auf dem Wasserbad eingeengt. Der Rückstand wird mit 1,5 ml einer unter leichtem Erwärmen hergestellten und vor der Verwendung unter fließendem Wasser abgekühlten 20prozentigen Lösung (G/V) von Natriumphosphat RN sorgfältig angerieben. Die Anreibung wird mit Aluminiumoxid zur Chromatographie R verrieben, das zuvor mit einem Zehntel seines Gewichts Wasser versetzt und 24 Stunden verschlossen aufbewahrt worden war. Die Verreibung erfolgt in der Weise, daß insgesamt 14 g in 4 etwa gleich großen Anteilen zugesetzt und verrieben werden, wobei Schale und Pistill nach dem Einarbeiten jedes Anteils mit einem Kunststoff-Schaber abzuschaben sind.

Die Verreibung wird in ein Chromatographierohr von mindestens 15 cm Länge und 1,5 bis 2,0 cm innerem Durchmesser gefüllt, das mit einer Glassinterplatte der Porositätsnummer 40 (Ph. Eur.) versehen ist. Das Rohr wird während des Füllens einige Male senkrecht auf eine Holzunterlage fallengelassen.

Porzellanschale und Pistill werden 3mal mit je 5 bis 6 ml Chloroform R nachgespült und die Spülflüssigkeiten nacheinander auf die Säule gegeben, wenn die vorhergehende eingezogen ist. Danach wird mit Chloroform R eluiert, bis 100 ml Eluat abgetropft sind. Das Lösungsmittel wird im Wasserbad von etwa 80 °C abdestilliert; nach Verschwinden des Chloroformgeruchs wird der Rückstand in 5 ml Äthanol 90 % RN warm gelöst, die Lösung mit 45 ml kohlendioxidfreiem Wasser R und mit 0,1 ml Methylrot-Mischindikator R versetzt und mit 0,01 N-Salzsäure titriert.

1 ml 0,01 N-Salzsäure entspricht 3,224 mg Alkaloiden, berechnet als Gelsemin.

Grenzprüfung der D 4

3 ml der 4. Dezimalverdünnung werden auf dem Wasserbad bis zum Verschwinden des Äthanolgeruchs erwärmt. Der Rückstand wird nach Zusatz von 3 ml Acetat-Pufferlösung pH 4,4 R und 0,5 ml Tropäolin-00-Lösung R mit 5 ml Chloroform R ausgeschüttelt. Die abgetrennte Chloroformphase wird mit 0,5 ml eines Gemischs aus 1 Volumteil Schwefelsäure R und 99 Volumteilen Methanol R versetzt. Die Mischung darf nicht stärker violett gefärbt sein als eine gleich behandelte Blindprobe aus 3 ml Acetat-Pufferlösung pH 4,4 R.

LAGERUNG

Vor Licht geschützt.

Vorsichtig zu lagern!

GENISTA TINCTORIA

Verwendet werden die frischen, oberirdischen Teile blühender Pflanzen von *Genista tinctoria* L.

BESCHREIBUNG

Die Pflanze hat einen kurzen, aufsteigenden, verholzten Stamm und lange, aufrechte, wenig bis stark besenförmig verzweigte Rutenäste. Die Zweige sind 1 bis 3 cm dick, tiefgefurcht, ganz kahl oder besonders oberwärts angedrückt behaart. Sie enden meist in Blütensprossen. Die Laubblätter sind fast sitzend, elliptisch bis lanzettlich, meist 1 bis 3 cm lang und 3 bis 6 mm breit, mit wenigen, aber kräftigen Seitennerven, meist spitz, oberseits dunkelgrün, unterseits heller und vor allem auf den Nerven wie auch am Rande häufig gewimpert. Die Nebenblätter sind sehr klein und pfriemlich, nach oben hin meist zunehmend verkümmert. Die Blüten stehen in endständigen, 2 bis 6 cm langen, oft zu reichblütigen langen Rispen vereinigten Trauben. Die Blütenstiele sind etwa so lang wie die Kelchröhre, mit 2 meist lanzettlichen Vorblättern. Der Kelch ist kahl mit nur wenig ungleichen Zipfeln. Die Krone ist mittelgroß, goldgelb, kahl, die Fahne eiförmig. Die Flügel sind länglich, das Schiffchen trägt nahe dem Grunde jederseits einen Höcker, die Staubfadenröhre ist völlig geschlossen. Der ungestielte Fruchtknoten besitzt einen aufwärts gebogenen Griffel mit einer leicht herablaufenden Narbe.

ARZNEIFORMEN

HERSTELLUNG

Urtinktur und flüssige Verdünnungen nach Vorschrift 3a.

EIGENSCHAFTEN

Die Urtinktur ist eine hellbraune bis braune Flüssigkeit ohne besonderen Geruch und Geschmack.

PRÜFUNG AUF IDENTITÄT

A. Wird 1 ml Urtinktur mit 2 ml Äthanol R verdünnt und mit 0,1 ml Eisen(III)-chlorid-Lösung R 1 versetzt, tritt Schwarzfärbung auf.

B. Werden 2 ml Urtinktur mit einer Lösung von 50 mg Resorcin R in 1 ml Salzsäure R 3 bis 4 Minuten lang auf dem Wasserbad erhitzt, entsteht eine tiefrote Färbung.

C. Chromatographie: Die Prüfung erfolgt dünnschichtchromatographisch auf einer Schicht von Kieselgel H R.

Untersuchungslösung: 10 ml Urtinktur werden unter vermindertem Druck in einem Wasserbad von etwa 50 °C auf etwa die Hälfte des Volumens eingeengt. Der Rückstand wird mit 5 ml Wasser und 1 ml Ammoniaklösung R versetzt und zweimal mit je 10 ml Chloroform R ausgeschüttelt. Die vereinigten Chloroformphasen werden unter vermindertem Druck eingeengt. Der Rückstand wird in 1 ml Methanol R aufgenommen.

Vergleichslösung: 10 mg Codeinphosphat RN und 20 mg Aminophenazon R werden in 10 ml Methanol R gelöst.

Aufgetragen werden getrennt je 20 µl Untersuchungs- und Vergleichslösung. Die Chromatographie erfolgt über eine Laufstrecke von 15 cm mit einer Mischung aus 90 Volumteilen Chloroform R und 10 Volumteilen Methanol R. Nach Verdunsten der mobilen Phase werden die Chromatogramme mit verdünntem Dragendorffs Reagenz R besprüht und anschließend im Tageslicht ausgewertet.

Das Chromatogramm der Vergleichslösung zeigt den gelbroten Fleck des Codeins im unteren Drittel des Rf-Bereiches und im mittleren Drittel den ebenfalls gelbroten Fleck des Aminophenazons.

Das Chromatogramm der Untersuchungslösung zeigt einen gelbroten Fleck zwischen den beiden Vergleichssubstanzen und einen ebenfalls gelbroten Fleck oberhalb des Aminophenazons.

PRÜFUNG AUF REINHEIT

Relative Dichte (Ph. Eur.): 0,890 bis 0,915.

Trockenrückstand (DAB): Mindestens 2,0 und höchstens 4,0 Prozent.

LAGERUNG

Vor Licht geschützt.

GEUM URBANUM, ÄTHANOL. DECOCTUM

Verwendet werden die frischen, unterirdischen Teile von *Geum urbanum* L.

BESCHREIBUNG

Der Wurzelstock hat schwachen, nelkenartigen Geruch.

Er ist 3 bis 7 cm lang, bis 2 cm dick, nach vorn walzlich verdickt, selten verzweigt, geringelt und im vorderen Teil mit Blattresten besetzt. Der Wurzelstock ist außen braun bis gelblich, im Querschnitt fleischrosa- bis lilafarben, rasch verblassend, zuletzt braun werdend. Auf dem Querschnitt zeigt sich ein drei- bis fünfstrahliger, aus Markstrahlen und Mark bestehender Stern. Der Wurzelstock ist dicht mit gelblichen bis hellbraunen, geraden, wenig verzweigten, im Ursprung bis 3 mm dicken Wurzeln besetzt.

ARZNEIFORMEN

HERSTELLUNG

Urtinktur und flüssige Verdünnungen nach Vorschrift 19e.

EIGENSCHAFTEN

Die Urtinktur ist eine rotbraune Flüssigkeit mit nelkenähnlichem Geruch und Geschmack.

PRÜFUNG AUF IDENTITÄT

A. 0,1 ml Urtinktur werden mit 10 ml Wasser verdünnt. Nach Zugabe von 0,1 ml einer 10prozentiger Lösung (G/V) von Eisen(III)-chlorid *R* in Äthanol *R* und Umschütteln entsteht Blaufärbung.

B. Wird 1 ml Urtinktur mit 2 ml einer 1prozentigen Lösung (G/V) von Vanillin *R* in Salzsäure *R* versetzt, färbt sich die Flüssigkeit hellrot.

C. Chromatographie: Die Prüfung erfolgt dünnschichtchromatographisch auf einer Schicht von Kieselgel H *R*.

Untersuchungslösung: 20 ml Urtinktur werden mit 20 ml Pentan *R* ausgeschüttelt. Die organische Phase wird über wasserfreiem Natriumsulfat *R* getrocknet, filtriert und vorsichtig eingeengt; der Rückstand wird in 1 ml Methanol *R* aufgenommen.

Vergleichslösung: 10 mg Eugenol *R* und 10 mg Borneol *R* werden in 10 ml Methanol *R* gelöst.

Aufgetragen werden getrennt 20 µl Untersuchungslösung und 10 µl Vergleichslösung. Die Chromatographie erfolgt über eine Laufstrecke von 15 cm mit einer Mischung von 90 Volumenteilen Methylenchlorid *R* und 10 Volumteilen Äthylacetat *R*. Nach Verdunsten der mobilen Phase werden die Chromatogramme mit Anisaldehyd-Lösung *R* besprüht, 8 bis 10 Minuten lang auf 110 bis 120 °C erhitzt und innerhalb von 10 Minuten im Tageslicht ausgewertet.

Das Chromatogramm der Vergleichslösung zeigt im unteren Drittel des Rf-Bereiches den bräunlichen Fleck des Borneols und im mittleren Drittel den graugrünen Fleck des Eugenols.

Im Chromatogramm der Untersuchungslösung treten in Höhe der Vergleichssubstanz Borneol, darüber und knapp darunter je ein violetter Fleck und in Höhe der Vergleichssubstanz Eugenol ein starker, graugrüner Fleck auf.

PRÜFUNG AUF REINHEIT

Relative Dichte (Ph. Eur.): 0,957 bis 0,977.

Trockenrückstand (DAB): Mindestens 1,5 Prozent.

LAGERUNG

Vor Licht geschützt.

GRATIOLA OFFICINALIS

Gratiola

Verwendet werden die frischen, zur Blütezeit gesammelten oberirdischen Teile von *Gratiola officinalis* L.

BESCHREIBUNG

Die aufsteigenden, etwa 15 bis 40 cm hohen Stengel sind im unteren Teil meist schmaler und stielrund, oberwärts durch herablaufende Blattleisten alternierend rinnig. Sie sind fast kahl und enthalten eine von Mark umgebene Höhle. Die etwa 3 bis 5 cm langen und 0,5 bis 1 cm breiten, kreuzgegenständigen Blätter sitzen mit stengelumfassendem Grunde. Ihre Spreite ist lanzettlich und zugespitzt, die obere Hälfte ist am Rande entfernt, schmal und scharf gesägt. Die Oberfläche der Blätter erscheint durch eingesenkte Drüsenhärchen feinpunktiert, die Hauptnerven verlaufen parallel. Der Blütenstand ist 10- bis 30blütig und locker traubig. Die 8 bis 10 mm langen Blüten stehen einzeln steil aufgerichtet. Die Blütenstiele sind kürzer als die Tragblätter. Sie tragen dicht unterhalb des freiblättrigen Kelches 2 kleine Vorblätter. Die Kelchzipfel sind schmal lanzettlich, sehr spitz und deutlich kürzer als die Vorblätter. Die Krone überragt den Kelch um das Dreifache. Sie ist zweilippig, ihre Oberlippe oft undeutlich 2zipfelig, die Unterlippe 3lappig. Die Kronzipfel sind weiß bis rötlich. Die Kronröhre ist gelblich oder grünlich, der Schlund trägt im Bereich der Oberlippe keulenförmige, teils weiße, teils gelbe Trichome. Von den in der Kronröhre verborgenen Staubblättern entspringen 2 fertile in der Mitte der Kronröhre, 2 sterile stehen seitlich und tragen meist ein deutliches Antherenrudiment. Zwischen den Basen der beiden fertilen Staubblätter befindet sich ein stiftförmiges Staminodium. Der Griffel ist kahl und trägt eine weiße Narbe.

ARZNEIFORMEN

HERSTELLUNG

Urtinktur und flüssige Verdünnungen nach Vorschrift 3b.

Gratiola officinalis

EIGENSCHAFTEN

Die Urtinktur ist eine dunkelgrüne bis rotbraune Flüssigkeit mit würzigem Geruch und bitterem Geschmack.

PRÜFUNG AUF IDENTITÄT

Prüflösung: 10 ml Urtinktur werden unter vermindertem Druck auf etwa das halbe Volumen eingeengt. Der Rückstand wird mit 20 ml Äther *R* 5 Minuten lang geschüttelt. Nach Zugabe von 1 g gepulvertem Tragant *RN* wird nochmals eine Minute lang geschüttelt und dann filtriert. Das Filtrat wird eingeengt und der Rückstand in 1 ml Methanol *R* aufgenommen.

A. 0,5 ml Prüflösung werden in einem Reagenzglas eingeengt. Der Rückstand wird mit 1 ml einer Lösung von 2 g Dimethylaminobenzaldehyd *R* in 6 ml Schwefelsäure *R* versetzt. Nach 10 Minuten ist die Mischung rot gefärbt.

B. Chromatographie: Die Prüfung erfolgt dünnschichtchromatographisch auf einer Schicht von Kieselgel GF_{254} *R*.

Untersuchungslösung: Prüflösung.

Vergleichslösung: 5 mg Methylrot *R* und 10 mg Phenazon *R* werden in 10 ml Methanol *R* gelöst.

Aufgetragen werden getrennt 20 µl Untersuchungslösung und 10 µl Vergleichslösung. Die Chromatographie erfolgt über eine Laufstrecke von 15 cm mit einer Mischung aus 95 Volumteilen Chloroform *R* und 5 Volumteilen Äthanol *R*. Nach Verdunsten der mobilen Phase werden die Chromatogramme zunächst im ultravioletten Licht bei 254 nm ausgewertet.

Das Chromatogramm der Vergleichslösung zeigt im unteren Drittel des Rf-Bereiches den dunklen Fleck des Phenazons und im mittleren Drittel den dunklen Fleck des Methylrots.

Das Chromatogramm der Untersuchungslösung zeigt folgende dunkle Flecke: im Bereich zwischen Start und Vergleichssubstanz Phenazon zwei oder drei Flecke und zwischen den beiden Vergleichssubstanzen zwei oder drei Flecke.

Danach werden die Chromatogramme mit Anisaldehyd-Lösung *R* besprüht, 8 bis 10 Minuten lang auf 110 bis 120 °C erhitzt und innerhalb von 10 Minuten im Tageslicht ausgewertet.

Das Chromatogramm der Vergleichslösung zeigt den roten Fleck des Methylrots.

Das Chromatogramm der Untersuchungslösung zeigt die im ultravioletten Licht absorbierenden Flecke jetzt rotviolett, daneben treten ein oder zwei graue Flecke oberhalb der Vergleichssubstanz Methylrot auf.

PRÜFUNG AUF REINHEIT

Relative Dichte (Ph. Eur.): 0,917 bis 0,932.

Trockenrückstand (DAB): Mindestens 1,0 Prozent.

LAGERUNG

Vor Licht geschützt.

Vorsichtig zu lagern!

GRATIOLA OFFICINALIS E RADICE, ÄTHANOL. DECOCTUM

Gratiola, Radix, äthanol. Decoctum

Verwendet werden die frischen, unterirdischen Teile von *Gratiola officinalis* L.

BESCHREIBUNG

Der reichverzweigte Wurzelstock ist teilweise unterirdisch, an den Enden jedoch aufsteigend und in die Stengel übergehend. Er ist etwa 5 bis 10 mm dick, an den jüngeren Teilen mit dünnhäutigen Niederblättern dicht besetzt, an den älteren Teilen von Blattnarben fein und dicht geringelt. Sie sind hell- bis rotbraun. Vor allem auf der Unterseite tragen sie zahlreiche ziemlich dicke, weiße bis hellgelbe, strangförmige Wurzeln, die sich erst in einigen Zentimetern Entfernung von der Achse verzweigen.

ARZNEIFORMEN

HERSTELLUNG

Urtinktur und flüssige Verdünnungen nach Vorschrift 19e.

EIGENSCHAFTEN

Die Urtinktur ist eine rotbraune Flüssigkeit mit würzigem Geruch und stark bitterem Geschmack.

PRÜFUNG AUF IDENTITÄT

Prüflösung: 10 ml Urtinktur werden unter vermindertem Druck auf etwa das halbe Volumen eingeengt. Der Rückstand wird mit 20 ml Äther *R* 5 Minuten lang geschüttelt. Nach Zugabe von 1 g gepulvertem Tragant *RN* wird nochmals 2 Minuten lang geschüttelt und dann filtriert. Das Filtrat wird eingeengt und der Rückstand in 1 ml Methanol *R* aufgenommen.

A. 0,5 ml Prüflösung werden in einem Reagenzglas eingeengt. Der Rückstand wird mit 1 ml einer Lösung von 2 g Dimethylaminobenzaldehyd *R* in 6 ml Schwefelsäure *R* versetzt. Nach 10 Minuten ist die Mischung rot gefärbt.

B. Chromatographie: Die Prüfung erfolgt dünnschichtchromatographisch auf einer Schicht von Kieselgel GF_{254} *R*.

Untersuchungslösung: Prüflösung.

Vergleichslösung: 5 mg Methylrot *R* und 10 mg Phenazon *R* werden in 10 ml Methanol *R* gelöst.

Aufgetragen werden getrennt 40 µl Untersuchungslösung und 10 µl Vergleichslösung. Die Chromatographie erfolgt über eine Laufstrecke von 15 cm mit einer Mischung aus 95 Volumteilen Chloroform *R* und 5 Volumteilen Äthanol *R*. Nach Verdunsten der mobilen Phase werden die Chromatogramme zunächst im ultravioletten Licht bei 254 nm ausgewertet.

Das Chromatogramm der Vergleichslösung zeigt im unteren Drittel des Rf-Bereiches den dunklen Fleck des Phenazons und im mittleren Drittel den dunklen Fleck des Methylrots.

Das Chromatogramm der Untersuchungslösung zeigt folgende dunkle Flecke: im Bereich zwischen Start und der Vergleichssubstanz Phenazon zwei Flecke, in Höhe des Phenazons einen Fleck und zwischen den beiden Vergleichssubstanzen zwei Flecke.

Danach werden die Chromatogramme mit Anisaldehyd-Lösung *R* besprüht, 8 bis 10 Minuten lang auf 110 bis 120 °C erhitzt und innerhalb von 10 Minuten im Tageslicht ausgewertet.

Das Chromatogramm der Vergleichslösung zeigt den roten Fleck des Methylrots.

Das Chromatogramm der Untersuchungslösung zeigt die im ultravioletten Licht absorbierenden Flecke jetzt rotviolett, daneben treten je ein violetter Fleck in Höhe der Vergleichssubstanz Methylrot und in Frontnähe auf.

PRÜFUNG AUF REINHEIT

Relative Dichte (Ph. Eur.): 0,960 bis 0,980.

Trockenrückstand (DAB): Mindestens 2,0 Prozent.

LAGERUNG

Vor Licht geschützt.

Vorsichtig zu lagern!

HÄMATIT

Verwendet wird das natürlich vorkommende Mineral *Hämatit* mit einem Gehalt von mindestens 90 Prozent Eisenoxiden, berechnet als Fe_2O_3 (MG 159,7).

BESCHREIBUNG

Glaskopfig-nierige, dunkelrote bis rotbraune Aggregate mit faserigem, krummschaligem Bruch und hohem Glanz. Die Härte nach Mohs beträgt 5½ bis 6½. Das gepulverte Mineral ist tiefrot bis braunrot.

PRÜFUNG AUF IDENTITÄT

Die Mischung aus 5 ml Prüflösung (siehe ,,Prüfung auf Reinheit") und 5 ml Wasser gibt die Identitätsreaktionen b) und c) auf Eisen (Ph.Eur.).

PRÜFUNG AUF REINHEIT

Prüflösung: Etwa 1,00 g gepulverte Substanz (180), genau gewogen, wird in einem Becherglas mit 10 ml Salzsäure *R* versetzt. Das Glas wird mit einem Uhrglas abgedeckt und die Probe unter gelegentlichem Umschwenken 4 Stunden lang auf dem Wasserbad erhitzt; dann wird mit Wasser auf etwa 100 ml verdünnt und zum Sieden erhitzt. Nach dem Abkühlen wird durch einen Glassintertiegel Nr. 16 (Ph.Eur.) in einen 250-ml-Meßkolben filtriert und unter Nachwaschen mit Wasser zur Marke aufgefüllt.

Fremde Minerale: In Habitus, Farbe, Glanz und Härte abweichende Aggregatstücke dürfen nicht enthalten sein.

Säureunlösliche Bestandteile: Höchstens 8 Prozent; der unter ,,Prüflösung" im Glassintertiegel verbliebene Rückstand wird 2 Stunden lang bei 105 bis 110 °C getrocknet. Nach dem Erkalten wird gewogen.

GEHALTSBESTIMMUNG

50,0 ml Prüflösung werden unter Kühlung rasch mit einer Mischung von 10 ml verdünnter Ammoniaklösung *R* 1 und 0,2 ml konzentrierter Wasserstoffperoxid-Lösung *R* versetzt. Danach wird sofort durch ein weitporiges Papierfilter filtriert und mit Wasser nachgewaschen, bis das Filtrat nicht mehr alkalisch reagiert. In das Fällungsgefäß werden 30 ml heiße, verdünnte Schwefelsäure *R* gegeben. Durch Auftropfen dieser Lösung auf das Papierfilter wird der Niederschlag in einen 250-ml-Erlenmeyerkolben gelöst. Gegebenenfalls muß die Säure wiederholt auf das Filter gebracht werden. Anschließend wird mit 50 ml Wasser nachgewaschen.

Nach dem Abkühlen wird die Lösung mit 3 g Zinkstaub *R* versetzt und der Kolben mit einem Bunsenventil verschlossen. Nach 2 Stunden wird durch einen Glassintertiegel Nr. 16 (Ph.Eur.) filtriert, auf den zuvor eine feine Schicht Zinkstaub *R* aufgebracht wurde. Es wird mit 30 ml kohlendioxidfreiem Wasser *R* nachgewaschen. Das Filtrat wird nach Zusatz von 0,2 ml Ferroin-Lösung *R* mit 0,1 N-Ammoniumcer(IV)-nitrat-Lösung bis zum Farbumschlag nach Grün titriert.

1 ml 0,1 N-Ammoniumcer(IV)-nitrat-Lösung entspricht 7,99 mg Fe_2O_3.

ARZNEIFORMEN

Die 1. Dezimalverreibung muß mindestens 8,5 und darf höchstens 10,5 Prozent Eisenoxide, berechnet als Fe_2O_3, enthalten.

HERSTELLUNG

Verreibungen nach Vorschrift 6.

EIGENSCHAFTEN

Die 1. Dezimalverreibung ist ein rötlichbraunes Pulver.

PRÜFUNG AUF IDENTITÄT

0,2 g der 1. Dezimalverreibung werden mit 1 ml Salzsäure *R* 10 Minuten lang im Wasserbad erwärmt. Danach wird mit Wasser zu 10 ml verdünnt und abfiltriert. Das Filtrat gibt die Identitätsreaktion der Substanz.

GEHALTSBESTIMMUNG

Etwa 2,00 g der 1. Dezimalverreibung, genau gewogen, werden in einem Porzellantiegel verascht und 1 Stunde lang bei 600 °C geglüht. Nach dem Abkühlen werden 3 ml Salzsäure *R* zugegeben und der mit einem Uhrglas abgedeckte Tiegel 4 Stunden lang unter gelegentlichem Umschwenken auf dem Wasserbad erwärmt. Danach wird mit Wasser zu 10 ml verdünnt und durch ein kleines Papierfilter filtriert. Mit etwa 40 ml einer Mischung aus 10 Volumteilen verdünnter Salzsäure *R* und 90 Volumteilen Wasser wird nachgewaschen. Danach erfolgt die Bestimmung wie bei der Substanz unter ,,Gehaltsbestimmung" angegeben.

HAMAMELIS VIRGINIANA, ÄTHANOL. DECOCTUM

Hamamelis, äthanol. Decoctum

Verwendet wird die getrocknete Rinde der Stämme und Zweige von *Hamamelis virginiana* L. Sie enthält mindestens 2,5 Prozent mit Hautpulver fällbare Gerbstoffe, berechnet als Pyrogallol.

BESCHREIBUNG

Die Droge hat kaum wahrnehmbaren Geruch und stark adstringierenden, bitteren Geschmack.

Die verschieden langen, 1 bis 3 cm breiten und bis 2 mm dicken Rindenstücke sind rinnenförmig gebogen oder seltener röhrig eingerollt. Die zimt- oder rötlichbraune Außenseite ist mit einem dünnen, weißlichen oder graubraunen, zahlreiche Lentizellen zeigenden Kork bedeckt. Die gelblich- oder rötlichbraune Innenseite ist längs gestreift.

Mikroskopische Merkmale: Die Epidermis junger, gelblichbrauner Zweige trägt zahlreiche dickwandige, gelbliche Sternhaare. Das Korkgewebe sekundär verdickter Sprosse ist vielschichtig. Jüngeres Phelloderm besteht aus isodiametrischen, derbwandigen, fein getüpfelten Zellen, in älterem Phelloderm sind die Zellen tangential gestreckt und kollenchymatisch verdickt. Die Zellen der primären Rinde sind fast rund, führen teilweise braune Massen und Oxalateinzelkristalle und bilden größere Interzellularen. Ein aus kleinen, englumigen Steinzellen sowie aus Faserbündeln bestehender, fast kontinuierlicher, mechanischer Ring trennt die primäre von der sekundären Rinde, die von einreihigen, selten zweireihigen Markstrahlen durchzogen wird. Diese Markstrahlen bestehen aus derbwandigem, getüpfeltem Parenchym mit farblosen Wänden und vereinzelt aus derbwandigen Siebröhren mit steil gestellten Siebplatten. Das sekundäre Rindengewebe wird von Bündeln sehr englumiger Bastfasern durchzogen, die von Kristallzellreihen mit Oxalateinzelkristallen begleitet werden. Im Querschnitt haben die Faserbündel eine elliptische Form, die von Markstrahlen untergliedert wird.

PRÜFUNG AUF IDENTITÄT

Prüflösung: 1 g grob gepulverte Droge (710) wird mit 10 ml Äthanol 50 % *RN* 30 Minuten lang im Wasserbad erhitzt. Nach dem Abkühlen wird abfiltriert.

Hamamelis virginiana, äthanol. Decoctum

A. 0,5 ml Prüflösung werden mit 10 ml Wasser versetzt. Nach Zugabe von 2 ml einer 10prozentigen Lösung (G/V) von Ammoniumeisen(II)-sulfat R entstehen blaue Färbung und Trübung.

B. 0,1 ml Prüflösung werden mit 100 ml Wasser verdünnt. Nach Zugabe von 0,1 ml einer 10prozentigen Lösung (G/V) von Eisen(III)-chlorid R in Äthanol R und Umschütteln entsteht Blaufärbung.

C. Wird 1 ml Prüflösung mit 2 ml einer 1prozentigen Lösung (G/V) von Vanillin R in Salzsäure R versetzt, färbt sich die Mischung rot.

D. Chromatographie: Die Prüfung erfolgt dünnschichtchromatographisch auf einer Schicht von Kieselgel H R.

Untersuchungslösung: Prüflösung.

Vergleichslösung: 30 mg Tannin R und 10 mg Gallussäure RN werden in 10 ml Aceton R gelöst.

Aufgetragen werden getrennt je 20 µl Untersuchungs- und Vergleichslösung. Die Chromatographie erfolgt über eine Laufstrecke von 15 cm mit einer Mischung von 80 Volumteilen Äthylacetat R, 10 Volumteilen wasserfreier Ameisensäure R und 10 Volumteilen Wasser. Nach Verdunsten der mobilen Phase werden die Chromatogramme zuerst mit einer 1prozentigen Lösung (G/V) von Diphenylboryloxyäthylamin R in Methanol R und danach mit einer 5prozentigen Lösung (G/V) von Polyäthylenglykol 400 R in Methanol R besprüht und anschließend im ultravioletten Licht bei 365 nm ausgewertet.

Das Chromatogramm der Vergleichslösung zeigt im mittleren Drittel des Rf-Bereiches den etwas langgezogenen blauen Fleck des Tannins und im oberen Drittel den leuchtend blauen Fleck der Gallussäure.

Das Chromatogramm der Untersuchungslösung zeigt im unteren Drittel des Rf-Bereiches drei blaue Flecke, in Höhe der Vergleichssubstanz Tannin ebenfalls drei blaue Flecke und in Höhe der Vergleichssubstanz Gallussäure und knapp darüber je einen blauen Fleck.

PRÜFUNG AUF REINHEIT

Fremde Bestandteile (Ph. Eur.): Höchstens 5 Prozent.

Sulfatasche (Ph. Eur.): Höchstens 8,0 Prozent, mit 1,000 g grob gepulverter Droge (710) bestimmt.

Asche (DAB): Höchstens 6,0 Prozent.

GEHALTSBESTIMMUNG

Etwa 0,5 g grob gepulverte Droge (710), genau gewogen, werden mit 150 ml Wasser in einen Erlenmeyerkolben gegeben, zum Sieden erhitzt und anschließend im Wasserbad 30 Minuten lang erwärmt. Die unter fließendem Wasser abgekühlte Mischung wird in einen 250-ml-Meßkolben überführt und mit Wasser aufgefüllt. Nach dem Absetzen wird die Flüssigkeit durch ein Papierfilter von 12 cm Durchmesser filtriert. Die ersten 50 ml Filtrat werden verworfen. Der Rest wird für die Gehaltsbestimmung verwendet.

Bestimmung der Gesamtgerbstoffe: 5,0 ml Filtrat werden in einem Meßkolben mit Wasser zu 25,0 ml verdünnt. 2,0 ml dieser Lösung werden mit 1,0 ml Wolframatophosphorsäure-Lösung *R* und 17,0 ml einer 38prozentigen Lösung (G/V) von Natriumcarbonat *R* versetzt. Die Extinktion (E_1) wird genau 2 Minuten nach dem letzten Reagenzzusatz bei 750 nm in einer Schichtdicke von 1 cm gegen Wasser gemessen.

Bestimmung der durch Hautpulver nicht gefällten Gerbstoffe: 10,0 ml Filtrat werden mit 0,10 g Hautpulver *CRS* versetzt und 60 Minuten lang kräftig geschüttelt. Nach dem Filtrieren werden 5,0 ml Filtrat in einem Meßkolben mit Wasser zu 25,0 ml verdünnt. 2,0 ml dieser Lösung werden mit den unter ,,Bestimmung der Gesamtgerbstoffe" angegebenen Reagenzmengen versetzt und die Extinktion (E_2) unter gleichen Bedingungen gemessen.

Vergleichslösung: 50,0 mg Pyrogallol *R*, genau gewogen, werden in einem 100-ml-Meßkolben mit Wasser zu 100,0 ml gelöst. In einem zweiten 100-ml-Meßkolben werden 5,0 ml dieser Lösung mit Wasser zu 100,0 ml verdünnt. 2,0 ml dieser Lösung werden mit den unter ,,Bestimmung der Gesamtgerbstoffe" angegebenen Reagenzmengen versetzt und die Extinktion (E_3) unter gleichen Bedingungen gemessen.

Die Vergleichslösung ist während der Bestimmung vor Licht und Luft geschützt aufzubewahren. Die Extinktion muß innerhalb von 30 Minuten nach Herstellen der Vergleichslösung gemessen werden.

Der Prozentgehalt x_{proz} an mit Hautpulver fällbaren Gerbstoffen, berechnet als Pyrogallol, wird nach folgender Formel berechnet:

$$x_{proz} = \frac{(E_1 - E_2) \times 3{,}125}{E_3 \times e}$$

e = Einwaage Droge in g.

ARZNEIFORMEN

HERSTELLUNG

Urtinktur aus der zerkleinerten Droge (2000) und flüssige Verdünnungen nach Vorschrift 19 f mit Äthanol 30 Prozent.

EIGENSCHAFTEN

Die Urtinktur ist eine rotbraune Flüssigkeit mit schwach arteigenem Geruch und zusammenziehendem Geschmack.

Hamamelis virginiana, äthanol. Decoctum

PRÜFUNG AUF IDENTITÄT

Die Urtinktur gibt die bei der Droge beschriebenen Identitätsreaktionen A bis D. Prüflösung ist die Urtinktur.

PRÜFUNG AUF REINHEIT

Relative Dichte (Ph. Eur.): 0,956 bis 0,966.

Trockenrückstand (DAB): Mindestens 1,5 Prozent.

LAGERUNG

Vor Licht geschützt.

(M) H 006/4

HAMAMELIS VIRGINIANA E FOLIIS

Hamamelis, Folium

Verwendet werden die frischen Blätter von *Hamamelis virginiana* L.

BESCHREIBUNG

Die Blätter sind kurz gestielt, verkehrt eiförmig bis undeutlich rhombisch, mit unregelmäßig grob gekerbtem Rand und vereinzelten Drüsenzähnen. Die Spreite ist fiedernervig, auf der Oberseite glatt und dunkelgrün, auf der Unterseite hell- oder braungrün. Von dem kräftigen Mittelnerv gehen starke Seitennerven ab, die in den Kerbzähnen enden und auf der Unterseite stark hervortreten. Die Blätter sind, abgesehen von den in den Winkeln der Nerven befindlichen Büschel- und Sternhaaren, unbehaart.

ARZNEIFORMEN

HERSTELLUNG

Urtinktur und flüssige Verdünnungen nach Vorschrift 3c.

EIGENSCHAFTEN

Die Urtinktur ist eine goldgelbe bis rotbraune Flüssigkeit mit arteigenem Geruch und zusammenziehendem Geschmack.

PRÜFUNG AUF IDENTITÄT

A. 0,5 ml Urtinktur werden mit 10 ml Wasser versetzt. Nach Zugabe von 2 ml einer 10prozentigen Lösung (G/V) von Ammoniumeisen(II)-sulfat *R* entstehen eine graugrüne Färbung und Trübung; nach dem Absetzen ist die überstehende Flüssigkeit graugrün gefärbt.

B. 0,1 ml Urtinktur wird mit 100 ml Wasser verdünnt. Nach Zugabe von 0,1 ml einer 10prozentigen Lösung (G/V) von Eisen(III)-chlorid *R* in Äthanol *R* und Umschütteln entsteht eine Blaufärbung.

C. Wird 1 ml Urtinktur mit 2 ml einer 1prozentigen Lösung (G/V) von Vanillin *R* in Salzsäure *R* versetzt, färbt sich die Flüssigkeit rot.

D. Chromatographie: Die Prüfung erfolgt dünnschichtchromatographisch auf einer Schicht von Kieselgel H *R*.

Untersuchungslösung: Urtinktur.

Vergleichslösung: 30 mg Tannin *R* und 10 mg Gallussäure *RN* werden in 10 ml Aceton *R* gelöst.

Aufgetragen werden getrennt je 20 µl Untersuchungs- und Vergleichslösung. Die Chromatographie erfolgt über eine Laufstrecke von 15 cm mit einer Mischung aus 80 Volumteilen Äthylacetat *R*, 10 Volumteilen wasserfreier Ameisensäure *R* und 10 Volumteilen Wasser. Nach Verdunsten der mobilen Phase werden die Chromatogramme zuerst mit einer 1prozentigen Lösung (G/V) von Diphenylboryloxyäthylamin *R* in Methanol *R* und danach mit einer 5prozentigen Lösung (G/V) von Polyäthylenglykol 400 *R* in Methanol *R* besprüht und anschließend im ultravioletten Licht bei 365 nm ausgewertet.

Das Chromatogramm der Vergleichslösung zeigt im mittleren Drittel des Rf-Bereiches den etwas langgezogenen blauen Fleck der Tannins und im oberen Drittel den leuchtend blauen Fleck der Gallussäure.

Im Chromatogramm der Untersuchungslösung treten im unteren Drittel des Rf-Bereiches zwei oder drei gelbrote Flecke, in Höhe der Vergleichssubstanz Tannin ein langgezogener blauer Fleck, in dem noch ein gelbroter Fleck vorhanden ist, und knapp darunter ein ebenfalls gelbroter Fleck auf. In Höhe der Vergleichssubstanz Gallussäure ist ein blauer Fleck zu sehen, darüber erscheinen mit steigenden Rf-Werten ein blauer, ein gelbroter und ein grüngelber Fleck.

PRÜFUNG AUF REINHEIT

Relative Dichte (Ph. Eur.): 0,976 bis 0,996.

Trockenrückstand (DAB): Mindestens 5 Prozent.

LAGERUNG

Vor Licht geschützt.

HEDERA HELIX

Verwendet werden die frischen, unverholzten Triebe von *Hedera helix* L.

BESCHREIBUNG

Die jungen, noch unverholzten Triebe tragen wintergrüne Blätter in wechselständiger Stellung. Die Blätter im unteren Teil der Pflanze sind drei- bis fünfeckig gelappt. Ihre derbe, oberseits glänzend grüne Blattspreite ist weiß geadert. Im oberen Teil der Pflanze entwickeln sich ei- bis rautenförmige Blätter, die ganzrandig, lang zugespitzt und zarter und matter als die unteren sind.

ARZNEIFORMEN

HERSTELLUNG

Urtinktur und flüssige Verdünnungen nach Vorschrift 3a.

EIGENSCHAFTEN

Die Urtinktur ist eine olivgrüne Flüssigkeit mit leicht ranzigem Geruch und schwach bitterem Geschmack.

PRÜFUNG AUF IDENTITÄT

A. Wird 1 ml Urtinktur mit 1 ml Wasser versetzt, entsteht milchige Trübung.

B. Wird 1 ml Urtinktur mit 10 mg Resorcin *R* und 0,5 ml Salzsäure *R* auf dem Wasserbad erhitzt, entsteht kräftige Rotfärbung.

C. 1,0 ml Urtinktur wird auf dem Wasserbad eingeengt. Der Rückstand wird mit 3,0 ml Phosphat-Pufferlösung *pH* 7,4 *R* gemischt und 10 Minuten lang auf dem Wasserbad erhitzt. Nach dem Abkühlen wird durch ein Faltenfilter filtriert. 1,0 ml des Filtrates wird mit 1,0 ml Blutkörperchensuspension *RH* leicht geschüttelt; nach 30 Minuten wird erneut geschüttelt. Nach 3 Stunden langem Stehenlassen bei Raumtemperatur muß eine klare, rote Lösung ohne Bodensatz entstanden sein.

D. Chromatographie: Die Prüfung erfolgt dünnschichtchromatographisch auf einer Schicht von Kieselgel H*R*.

Untersuchungslösung: Urtinktur.

Vergleichslösung: 10 mg Aescin *RN*, 10 mg Khellin *RN* und 10 mg Sennosid B*R* werden in 10 ml Methanol *R* gelöst.

Aufgetragen werden getrennt zweimal je 20 µl Untersuchungslösung und je 10 µl Vergleichslösung. Die Chromatographie erfolgt über eine Laufstrecke von 15 cm mit einer Mischung von 42 Volumteilen n-Propanol *R*, 32 Volumteilen Äthylacetat *R*, 26 Volumteilen Wasser und 0,1 Volumteil Essigsäure 98 % *R*. Nach Verdunsten der mobilen Phase wird die eine Hälfte der Platte mit Blutkörperchen-Sprühlösung *RH* besprüht und im Tageslicht ausgewertet.

Das Chromatogramm der Vergleichslösung zeigt im mittleren Drittel des Rf-Bereiches den hellen Hämolysefleck des Aescins auf rotem Untergrund. Im Chromatogramm der Untersuchungslösung tritt ein kräftiger Hämolysefleck oberhalb der Vergleichssubstanz Aescin auf.

Die andere Hälfte der Platte wird mit einer 10prozentigen Lösung (G/G) von Schwefelsäure *R* in wasserfreiem Äthanol *R* besprüht, 5 bis 10 Minuten lang auf 105 bis 110 °C erhitzt und sofort im Tageslicht ausgewertet.

Das Chromatogramm der Vergleichslösung zeigt im unteren Drittel des Rf-Bereiches den braungrünen Fleck des Sennosids B, im mittleren Drittel den grauvioletten Fleck des Aescins und im oberen Drittel den gelben Fleck des Khellins.

Das Chromatogramm der Untersuchungslösung zeigt folgende Flecke: einen gelben wenig unterhalb der Vergleichssubstanz Sennosid B, einen violettbraunen etwa in der Mitte zwischen den Vergleichssubstanzen Sennosid B und Aescin, einen violetten etwa auf der Höhe des Aescins, je einen violetten knapp unter und knapp über der Vergleichssubstanz Khellin und einen blaugrünen deutlich oberhalb des Khellins. Der violette Fleck knapp unter der Vergleichssubstanz Khellin liegt auf gleicher Höhe mit dem Hämolysefleck im anderen Chromatogramm der Untersuchungslösung.

PRÜFUNG AUF REINHEIT

Relative Dichte (Ph.Eur.): 0,898 bis 0,918.

Trockenrückstand (DAB): Mindestens 2,5 Prozent.

LAGERUNG

Vor Licht geschützt.

HUMULUS LUPULUS

Lupulus

Verwendet werden die frischen, kurz vor dem Zeitpunkt der Samenreife gesammelten, möglichst samenarmen Fruchtzapfen von *Humulus lupulus* L.

BESCHREIBUNG

Die eiförmigen, gestielten, grünlichgelben Zapfen sind 2 bis 4 cm lang. Die acht- bis zwölfmal knieförmig gebogene Achse trägt zahlreiche sitzende, dachziegelig übereinanderliegende, eiförmige, zugespitzte, dünne Deckblätter. Jedes Deckblatt umschließt an der Innenseite 2 am unteren Rande etwas eingeschlagene Vorblätter, die ihrerseits den verkümmerten Fruchtknoten umhüllen. Die Fruchtknoten sowie die Innenseiten der Deck- und Vorblätter sind am Grund mit gelbgrünen, stark glänzenden Drüsenschuppen bedeckt.

ARZNEIFORMEN

HERSTELLUNG

Urtinktur und flüssige Verdünnungen nach Vorschrift 3a.

EIGENSCHAFTEN

Die Urtinktur ist eine bräunlichgrüne bis gelbbraune Flüssigkeit mit arteigenem Geruch und bitterem Geschmack.

PRÜFUNG AUF IDENTITÄT

A. Werden 0,5 ml Urtinktur mit 0,05 ml Eisen(III)-chlorid-Lösung *R* 1 versetzt, tritt Grünbraunfärbung ein.

B. Werden 10 ml Urtinktur in einem Scheidetrichter mit 10 ml Wasser versetzt, entsteht eine starke Trübung.

C. Chromatographie: Die Prüfung erfolgt dünnschichtchromatographisch auf einer Schicht von Kieselgel HF_{254} *R*.

Untersuchungslösung: Die bei der Identitätsprüfung B erhaltene trübe Mischung wird dreimal mit je 5 ml Hexan *R* ausgeschüttelt. Die vereinigten organischen Phasen werden über wasserfreiem Natriumsulfat *R* getrocknet, filtriert und vorsichtig eingeengt; der Rückstand wird in 1 ml Methanol *R* aufgenommen.

Vergleichslösung: 10 mg Linalylacetat *RN* und 10 mg Linalool *RN* werden in 10 ml Methanol *R* gelöst.

Aufgetragen werden getrennt 30 µl Untersuchungslösung und 20 µl Vergleichslösung. Die Chromatographie erfolgt über eine Laufstrecke von 10 cm mit einer Mischung von 90 Volumteilen Hexan *R* und 10 Volumteilen Äthylacetat *R*. Nach Verdunsten der mobilen Phase werden die Chromatogramme mit Anisaldehyd-Lösung *R* besprüht, 10 Minuten lang auf 105 bis 110 °C erhitzt und innerhalb von 10 Minuten im Tageslicht ausgewertet.

Das Chromatogramm der Vergleichslösung zeigt im oberen Drittel des Rf-Bereiches den bräunlichen Fleck des Linalylacetats (Rst 1,0) und im unteren Drittel den grünblauen Fleck des Linalools.

Das Chromatogramm der Untersuchungslösung zeigt folgende Flecke: Violett (am Start), Rst 0,08 (violett), Rst 0,11 (grau), Rst 0,17 (violett), Rst 0,23 (blauviolett), Rst 0,39 (rotviolett), Rst 0,87 (rosa), Rst 0,97 (blau), Rst 1,02 (blaurot), Rst 1,10 (blauviolett), Rst 1,20 (rosa) und Rst 1,32 (rosa).

PRÜFUNG AUF REINHEIT

Relative Dichte (Ph. Eur.): 0,894 bis 0,914.

Trockenrückstand (DAB): Mindestens 1,8 Prozent.

LAGERUNG

Vor Licht geschützt.

HYDRARGYRUM CHLORATUM

Mercurius dulcis

Hg_2Cl_2 MG 472,1

Verwendet wird Quecksilber(I)-chlorid, das mindestens 99,5 und höchstens 101,0 Prozent Hg_2Cl_2 enthält.

EIGENSCHAFTEN

Weißes bis gelblichweißes, feinkristallines Pulver ohne Geruch; färbt sich unter Lichteinfluß langsam dunkel; praktisch unlöslich in Wasser, Aceton, Äthanol und Äther. Die Substanz löst sich in warmer Salpetersäure.

PRÜFUNG AUF IDENTITÄT

A. Werden 50 mg Substanz mit 3,0 ml verdünnter Ammoniaklösung R 1 versetzt, tritt Schwarzfärbung auf.

B. Das Filtrat der Identitätsprüfung A gibt mit 2,5 ml Wasser, 2,5 ml Salpetersäure R und 1,0 ml Silbernitrat-Lösung R 1 einen weißen, sich zusammenballenden Niederschlag, der in Ammoniaklösung R löslich ist. Wird diese Lösung mit Salpetersäure R angesäuert, tritt der Niederschlag erneut auf.

PRÜFUNG AUF REINHEIT

Alkalisch oder sauer reagierende Verunreinigungen: 2,50 g Substanz werden mit 25,0 ml Wasser 5 Minuten geschüttelt. Werden 10,0 ml des klaren Filtrates mit 1,5 ml Phenolphthalein-Lösung R versetzt, muß die Lösung farblos bleiben. Für den Farbumschlag nach Rot dürfen höchstens 0,25 ml 0,02 N-Natriumhydroxid-Lösung verbraucht werden.

Ammonium (Ph.Eur.): 1,00 g Substanz muß der Grenzprüfung B auf Ammonium entsprechen.

Fremde Schwermetalle, lösliche Quecksilbersalze (Ph.Eur.): 1,00 g Substanz wird mit 7,0 ml Wasser und 13,0 ml Äthanol R eine Minute lang geschüttelt; nach

Hydrargyrum chloratum

30 Minuten wird filtriert. Das klare Filtrat wird auf dem Wasserbad bis fast zur Trockne eingeengt. Der Rückstand wird mit 20,0 ml warmem Wasser aufgenommen und das Gemisch nach dem Abkühlen filtriert. 12,0 ml des Filtrates müssen der Grenzprüfung auf Schwermetalle entsprechen (40 ppm). Zur Herstellung der Vergleichslösung wird die Blei-Standardlösung (2 ppm Pb) *R* verwendet.

GEHALTSBESTIMMUNG

Etwa 0,250 g Substanz, genau gewogen, werden in einem 250-ml-Jodzahlkolben nach Zugabe von 10,0 ml Wasser, 25,00 ml 0,1 N-Jodlösung und einer Lösung von 2,0 g Kaliumjodid *R* in 10,0 ml Wasser unter Schütteln vollständig gelöst. Nach Zusatz von 0,5 ml Stärke-Lösung *R* wird mit 0,1 N-Natriumthiosulfat-Lösung titriert.

1 ml 0,1 N-Jodlösung entspricht 23,61 mg Hg_2Cl_2.

ARZNEIFORMEN

Die 1. Dezimalverreibung muß mindestens 9,5 und darf höchstens 10,5 Prozent Hg_2Cl_2 enthalten.

HERSTELLUNG

Verreibungen nach Vorschrift 6.

EIGENSCHAFTEN

Die 1. Dezimalverreibung ist ein weißes bis gelblichweißes Pulver.

PRÜFUNG AUF IDENTITÄT

0,5 g der 1. Dezimalverreibung geben die Identitätsreaktionen A und B der Substanz.

GEHALTSBESTIMMUNG

Etwa 1,500 g der 1. Dezimalverreibung, genau gewogen, werden in 10 ml einer Lösung, die 5 g Natriumchlorid *R* und 5 mg Natriumlaurylsulfat *R* in 100 ml enthält, suspendiert und zentrifugiert. Die überstehende Lösung wird verworfen und der Waschvorgang mit obiger Lösung dreimal wiederholt. Der Rückstand wird in 2 ml Salpetersäure *R* unter Erwärmen gelöst. Nach dem Abkühlen wird die Lösung mit 2 ml Wasser verdünnt und unter Nachspülen mit Wasser in einen Erlenmeyerkolben, der 50 ml Wasser enthält, gebracht. Anschließend wird mit verdünnter Natriumhydroxid-Lösung R unter Verwendung von 0,05 ml Methylorange-Lösung R als Indikator neutralisiert. Nach Zugabe von 20,0 ml 0,05 M-Natrium-ÄDTA-Lösung wird 5 Minuten lang stehengelassen. Nach Zugabe von 5 ml Pufferlösung pH 10,9 R und 0,05 g Eriochromschwarz-T-Mischindikator R wird mit 0,05 M-Zinksulfat-Lösung bis zum Farbumschlag nach Rot titriert.

1 ml 0,05 M-Natrium-ÄDTA-Lösung entspricht 11,81 mg Hg_2Cl_2.

Grenzprüfung der D 4

1,0 g der 4. Dezimalverreibung wird in 1,0 ml Salpetersäure R, 1,0 ml Salzsäure R und 10,0 ml Wasser unter Erwärmen gelöst. Nach dem Erkalten wird die Lösung mit Wasser zu 25,0 ml verdünnt. 1,0 ml dieser Lösung wird in einem Schliff-Reagenzglas mit Stopfen mit 0,1 ml Dithizon-Lösung R versetzt und kräftig geschüttelt. Nach Zugabe von 5,0 ml Chloroform R wird nochmals kräftig geschüttelt. Nach Trennung der Phasen muß die untere Schicht grün und darf nicht grau oder orange gefärbt sein.

LAGERUNG

Vor Licht geschützt.

Vorsichtig zu lagern!

HYDRARGYRUM METALLICUM

Mercurius vivus

Hg AG 200,6

Verwendet wird Quecksilber mit einem Gehalt von mindestens 99,5 und höchstens 100,5 Prozent Hg.

EIGENSCHAFTEN

Silberweiße Flüssigkeit, die sich beim Verreiben auf Papier in kleine Kügelchen zerteilt und keine metallische Spur zurückläßt; siedet bei etwa 357 °C; relative Dichte etwa 13,5.

RÜFUNG AUF IDENTITÄT

Prüflösung: 0,1 g Substanz werden mit einer Mischung aus 1 ml Wasser und 1 ml Salpetersäure R bis zur Lösung und bis zum Verschwinden der nitrosen Gase erhitzt. Die Lösung wird mit Wasser zu 10 ml verdünnt.
 Die Prüflösung gibt die Identitätsreaktion a) auf Quecksilber (Ph. Eur.).

PRÜFUNG AUF REINHEIT

Aussehen: Die Substanz muß eine glänzende Oberfläche aufweisen und sich aus einem sauberen und trockenen Glasgefäß leicht ausgießen lassen, wobei kein Rückstand an der Glaswand haften bleiben darf.

Säureunlösliche Verunreinigungen: 4,0 g Substanz müssen sich in einer Mischung von 5 ml Wasser und 5 ml Salpetersäure R beim Erwärmen auf dem Wasserbad klar lösen.

GEHALTSBESTIMMUNG

Etwa 0,15 g Substanz, genau gewogen, werden in einem 250-ml-Erlenmeyerkolben mit 1 ml Salpetersäure R versetzt und bis zum Lösen auf dem Wasserbad erwärmt. Die Lösung wird auf dem Wasserbad belassen, bis sich keine nitrosen

230   Hydrargyrum metallicum

Gase mehr entwickeln. Nach Zugabe von 50 ml Wasser und 0,05 ml Methylorange-Lösung *R* wird die Lösung mit verdünnter Natriumhydroxid-Lösung *R* neutralisiert. Nach Zugabe von 10,0 ml 0,1 M-Natrium-ÄDTA-Lösung wird die Mischung 5 Minuten lang stehengelassen. Nach Zugabe von 5 ml Pufferlösung *p*H 10,9 *R*, 100 ml Wasser und 0,1 g Eriochromschwarz-T-Mischindikator *R* wird mit 0,1 M-Zinksulfat-Lösung bis zum Farbumschlag nach Rot titriert. Zur austitrierten Lösung werden 2 g Kaliumjodid *R* gegeben, wodurch sich die Lösung wieder grün färbt. Bei der zweiten Titration mit 0,1 M-Zinksulfat-Lösung wird bis zum Farbumschlag nach Rot titriert.

1 ml 0,1 M-Zinksulfat-Lösung in der zweiten Titration entspricht 20,06 mg Hg.

ARZNEIFORMEN

Die 1. Dezimalverreibung muß mindestens 9,5 und darf höchstens 10,5 Prozent Hg enthalten.

HERSTELLUNG

Verreibungen nach Vorschrift 6.

EIGENSCHAFTEN

Die 1. Dezimalverreibung ist ein graues Pulver.

PRÜFUNG AUF IDENTITÄT

Prüflösung: 2,00 g der 1. Dezimalverreibung, genau gewogen, werden in einem Zentrifugenglas in 15 ml Wasser suspendiert und zentrifugiert. Der Überstand wird abpipettiert. Der Bodensatz wird in 10 ml Wasser aufgeschüttelt und erneut zentrifugiert. Dieser Vorgang wird noch dreimal wiederholt. Der Rückstand wird in einem Gemisch von 2 ml Wasser und 2 ml Salpetersäure *R* bis zur Lösung und bis zum Verschwinden der nitrosen Gase auf dem Wasserbad erwärmt. Nach dem Abkühlen wird die Lösung unter Nachspülen mit Wasser in einen 25-ml-Meßkolben überführt und mit Wasser zur Marke aufgefüllt.

Die Prüflösung gibt die Identitätsreaktion der Substanz.

GEHALTSBESTIMMUNG

Zur Gehaltsbestimmung der 1. Dezimalverreibung werden 15,0 ml Prüflösung verwendet. Die Bestimmung erfolgt wie bei der Substanz unter ,,Gehaltsbestimmung" angegeben.

Grenzprüfung der D 4

1,0 g der 4. Dezimalverreibung wird in 10 ml einer Lösung, die 5 g Natriumchlorid *R* und 5 mg Natriumlaurylsulfat *R* in 100 ml enthält, suspendiert und bis zur Lösung der Lactose auf dem Wasserbad erwärmt; danach wird zentrifugiert. Die überstehende Flüssigkeit wird verworfen, der Rückstand mit 10 ml obiger Lösung von Natriumchlorid *R* und Natriumlaurylsulfat *R* versetzt und erneut zentrifugiert. Der Vorgang wird noch zweimal wiederholt. Anschließend wird der Rückstand mit 0,1 ml Salzsäure *R* und 0,1 ml Salpetersäure *R* durch Erwärmen im Wasserbad von etwa 50 °C gelöst. Unter Nachspülen des Zentrifugenglases mit Wasser wird die Lösung in einen 25-ml-Meßkolben überführt und mit Wasser zur Marke aufgefüllt.

1,0 ml dieser Lösung wird in einem Schliff-Reagenzglas mit Stopfen mit 0,1 ml Dithizon-Lösung *R* versetzt und kräftig geschüttelt.

Nach Zugabe von 5,0 ml Chloroform *R* wird nochmals kräftig geschüttelt. Nach Trennung der Phasen muß die untere Schicht grün und darf nicht grau oder orange gefärbt sein.

LAGERUNG

Vor Licht geschützt.

Sehr vorsichtig zu lagern!

HYDRARGYRUM SULFURATUM RUBRUM

Cinnabaris

HgS MG 232,7

Verwendet wird rotes Quecksilbersulfid mit einem Gehalt von mindestens 99,0 und höchstens 101,0 Prozent HgS.

EIGENSCHAFTEN

Zinnoberrotes, schweres, feines Pulver ohne Geruch; praktisch unlöslich in allen gebräuchlichen Lösungsmitteln, löslich in Königswasser.

PRÜFUNG AUF IDENTITÄT

A. 0,1 g Substanz werden in einer Mischung von 0,1 ml Salpetersäure *R* und 0,5 ml Salzsäure *R* unter Erwärmen gelöst. Die mit 10 ml Wasser verdünnte Lösung gibt die Identitätsreaktion a) auf Quecksilber (Ph. Eur.).

B. Etwa 10 mg Substanz werden in einem Glühröhrchen mit einem kleinen Kristall von Jod *R* über freier Flamme erhitzt. Im oberen Teil des Glühröhrchens bildet sich ein gelbes Sublimat, das beim Reiben mit dem Glasstab rot wird.

C. 50 mg Substanz und 0,2 g Zinkstaub *R* werden mit 3 ml Salzsäure *R* 1 erhitzt. Die entweichenden Dämpfe färben angefeuchtetes Blei(II)-acetat-Papier *R* schwarzbraun.

PRÜFUNG AUF REINHEIT

Prüflösung: 0,625 g Substanz werden mit 20 ml verdünnter Natriumhydroxid-Lösung *R* unter wiederholtem Umschütteln 10 Minuten lang im Wasserbad von etwa 50 °C erwärmt. Nach dem Erkalten wird filtriert und das Filtrat unter Nachwaschen des Filters mit verdünnter Natriumhydroxid-Lösung *R* zu 25,0 ml ergänzt.

Sauer oder alkalisch reagierende Verunreinigungen: 0,50 g Substanz werden mit 10,0 ml Wasser eine Minute lang geschüttelt; danach wird abfiltriert. 5,0 ml des Filtrats müssen sich bei Zusatz von 0,10 ml Methylorange-Lösung R gelb und anschließend durch 0,10 ml 0,02 N-Salzsäure rot färben.

Blei-(II, IV-)oxid (Mennige), fremde Schwermetalle: 0,50 g Substanz werden mit 3,0 ml Wasser und 2,0 ml Salpetersäure R im Wasserbad von etwa 50 °C unter häufigem Umschütteln 5 Minuten lang erwärmt. Dabei darf sich die Farbe der Substanz nicht verändern.

Die Mischung wird nach Zusatz von 15 ml Wasser filtriert. Das Filtrat wird mit verdünnter Natriumhydroxid-Lösung R neutralisiert und mit Wasser zu 50,0 ml verdünnt. 12,0 ml dieser Lösung müssen der Grenzprüfung auf Schwermetalle entsprechen (200 ppm). Zur Herstellung der Vergleichslösung wird die Blei-Standardlösung (2 ppm Pb) R verwendet.

Arsen- und Antimonsulfide, Schwefel: 8,0 ml Prüflösung dürfen nach Zusatz von 4,0 ml Salzsäure R 1 keine stärkere Trübung zeigen als die Mischung aus 0,3 ml Silbernitrat-Lösung R 2, 0,15 ml verdünnter Salpetersäure R, 10 ml Chlorid-Standardlösung (5 ppm Cl) R und 5 ml Wasser.

Arsen- und Antimon-Verbindungen: 8,0 ml Prüflösung werden nach Zusatz von 4,0 ml Salzsäure R 1 und 2,0 ml Thioacetamid-Lösung R 5 Minuten lang im Wasserbad erhitzt. Es darf nur eine weiße Trübung, aber keine Verfärbung und kein farbiger Niederschlag auftreten.

GEHALTSBESTIMMUNG

Etwa 0,20 g Substanz, genau gewogen, werden in einem Reagenzglas mit 1 ml Salzsäure R und 0,5 ml Salpetersäure R versetzt und durch Erwärmen im Wasserbad von etwa 50 °C gelöst, wobei sich Schwefel abscheidet. Die Lösung wird unter Nachspülen mit Wasser quantitativ in einen 250-ml-Erlenmeyerkolben, der 100 ml Wasser enthält, gebracht. Anschließend wird mit verdünnter Natriumhydroxid-Lösung R unter Verwendung von 0,1 ml Methylorange-Lösung R als Indikator neutralisiert.

Nach Zugabe von 10,0 ml 0,1 M-Natrium-ÄDTA-Lösung wird 5 Minuten lang stehengelassen. Nach Zugabe von 5 ml Pufferlösung pH 10,9 R und 0,1 g Eriochromschwarz-T-Mischindikator R wird mit 0,1 M-Zinksulfat-Lösung bis zum Farbumschlag nach Rot titriert. Zur austitrierten Lösung werden 2 g Kaliumjodid R gegeben, wodurch sich die Lösung wieder grün färbt. Bei der zweiten Titration mit 0,1 M-Zinksulfat-Lösung wird bis zum Farbumschlag nach Rot titriert.

1 ml 0,1 M-Zinksulfat-Lösung in der zweiten Titration entspricht 23,27 mg HgS.

ARZNEIFORMEN

Die 1. Dezimalverreibung muß mindestens 9,5 und darf höchstens 10,5 Prozent HgS enthalten.

HERSTELLUNG

Verreibungen nach Vorschrift 6.

EIGENSCHAFTEN

Die 1. Dezimalverreibung ist ein hellrotes Pulver.

PRÜFUNG AUF IDENTITÄT

1 g der 1. Dezimalverreibung wird in 10 ml Wasser suspendiert und zentrifugiert. Die überstehende trübe Flüssigkeit wird verworfen, der Bodensatz mit 10 ml Wasser aufgeschüttelt und erneut zentrifugiert. Die Flüssigkeit wird verworfen, der verbleibende Rückstand gibt die bei der Substanz beschriebenen Identitätsreaktionen.

GEHALTSBESTIMMUNG

Etwa 2,00 g der 1. Dezimalverreibung, genau gewogen, werden in 10 ml einer Lösung, die 5 g Natriumchlorid R und 5 mg Natriumlaurylsulfat R in 100 ml enthält, suspendiert und zentrifugiert. Die überstehende Lösung wird verworfen und der Waschvorgang mit obiger Lösung dreimal wiederholt. Der Rückstand wird in 1 ml Salzsäure R und 0,5 ml Salpetersäure R unter Erwärmen im Wasserbad von etwa 50 °C gelöst. Die weitere Ausführung erfolgt wie bei der Substanz unter ,,Gehaltsbestimmung" angegeben.

Grenzprüfung der D 4

1,0 g der 4. Dezimalverreibung wird in 10 ml einer Lösung, die 5 g Natriumchlorid R und 5 mg Natriumlaurylsulfat R in 100 ml enthält, suspendiert und bis zur Lösung der Lactose auf dem Wasserbad erwärmt; danach wird zentrifugiert. Die überstehende Flüssigkeit wird verworfen, der Rückstand mit 10 ml obiger Lösung von Natriumchlorid R und Natriumlaurylsulfat R versetzt und erneut zentrifugiert. Der Vorgang wird noch zweimal wiederholt. Anschließend wird der Rückstand mit 0,1 ml Salzsäure R und 0,1 ml Salpetersäure R durch Erwärmen im Wasserbad von etwa 50 °C gelöst. Unter Nachspülen des Zentrifugenglases mit Wasser wird die Lösung in einen 25-ml-Meßkolben überführt und mit Wasser zur Marke aufgefüllt.

1,0 ml dieser Lösung wird in einem Schliff-Reagenzglas mit Stopfen mit 0,1 ml Dithizon-Lösung *R* versetzt und kräftig geschüttelt.

Nach Zugabe von 5,0 ml Chloroform *R* wird nochmals kräftig geschüttelt. Nach Trennung der Phasen muß die untere Schicht grün und darf nicht grau oder orange gefärbt sein.

LAGERUNG

Vor Licht geschützt.

HYPERICUM PERFORATUM Rh

Hypericum Rh

Verwendet werden die frischen, oberirdischen Teile blühender Pflanzen von *Hypericum perforatum* L.

BESCHREIBUNG

Die bis zu 1 m hohe Pflanze besitzt einen grüngelben, zweikantigen Stengel mit faltig geschrumpften, gegenständigen, sitzenden, eiförmigen oder länglichen, bis 3,5 cm langen, ganzrandigen, beidseitig unbehaarten, durchscheinend punktierten Blättern. Die sehr zahlreichen, gelben, ziemlich großen, kurzgestielten, fünfzähligen Blüten bilden traubig zusammengesetzte Trugdolden. Die fünf lanzettlichen, spitzen, schwarzpunktierten Kelchblätter sind halb so lang wie die dunkelgelben, am Rande mit dunkelroten Drüsenhaaren besetzten, schief-eiförmigen Kronblätter. Die zahlreichen Staubblätter sind zu 3 bis 6, meist 3 Bündeln, verwachsen. Der Fruchtknoten trägt 3 Griffel. Einige Fruchtknoten sind bereits zu einer länglich-ovalen, grünlichen, dreifächrigen Kapsel unterschiedlichen Reifegrades entwickelt.

ARZNEIFORMEN

HERSTELLUNG

Urtinktur und flüssige Verdünnungen nach Vorschrift 21.

EIGENSCHAFTEN

Die Urtinktur ist eine weinrote bis braunrote Flüssigkeit mit schwach fruchtigem Geruch.

PRÜFUNG AUF IDENTITÄT

A. Wird 1 ml Urtinktur mit 9 ml Äthanol 70 % *RN* und 0,1 ml Eisen(III)-chlorid-Lösung *R* 1 versetzt, tritt Grünbraunfärbung ein.

B. 2 ml Urtinktur werden mit 2 ml Wasser versetzt und mit 10 ml Äther *R* ausgeschüttelt. Der Ätherauszug fluoresziert im ultravioletten Licht bei 365 nm rot. Wird der Ätherauszug im Reagenzglas tropfenweise mit 2 ml Schwefelsäure *R* versetzt, gerät der Äther ins Sieden, und die Mischung fluoresziert im ultravioletten Licht bei 365 nm grün.

C. Chromatographie: Die Prüfung erfolgt dünnschichtchromatographisch auf einer Schicht von Kieselgel H *R*.

Untersuchungslösung: 20 ml Urtinktur werden 2mal mit je 15 ml Äthylacetat *R* ausgeschüttelt. Die vereinigten organischen Phasen werden über wasserfreiem Natriumsulfat *R* getrocknet, filtriert und eingeengt. Der Rückstand wird in 1 ml Methanol *R* aufgenommen.

Vergleichslösung: 5 mg Rutin *R*, 5 mg Quercetin *RN* und 10 mg 4-Aminohippursäure *R* werden in 10 ml Methanol *R* gelöst.

Aufgetragen werden getrennt 40 µl Untersuchungslösung und 20 µl Vergleichslösung. Die Chromatographie erfolgt über eine Laufstrecke von 15 cm mit einer Mischung aus 90 Volumteilen Äthylacetat *R*, 5 Volumteilen wasserfreier Ameisensäure *R* und 5 Volumteilen Wasser. Nach Verdunsten der mobilen Phase werden die Chromatogramme zuerst mit Aluminiumchlorid-Reagenz *RN*, danach mit einer 5prozentigen Lösung (G/V) von Polyäthylenglykol 400 *R* in Methanol *R* besprüht, 10 Minuten lang auf 105 bis 110 °C erwärmt und im ultravioletten Licht bei 365 nm ausgewertet.

Das Chromatogramm der Vergleichslösung zeigt im unteren Drittel des Rf-Bereiches den gelben Fleck des Rutins, im mittleren Drittel den graublauen Fleck der 4-Aminohippursäure und im oberen Drittel den grünblauen Fleck des Quercetins.

Das Chromatogramm der Untersuchungslösung zeigt oberhalb der Vergleichssubstanz Rutin mehrere blaue und gelbe Flecke, in Höhe der Vergleichssubstanz 4-Aminohippursäure einen kräftig roten Fleck und darunter einen gelben Fleck, zwischen den Vergleichssubstanzen 4-Aminohippursäure und Quercetin zwei blaue Flecke sowie in Höhe des Quercetins und knapp darüber je einen grünblauen Fleck.

PRÜFUNG AUF REINHEIT

Relative Dichte (Ph. Eur.): 1,010 bis 1,030.

Trockenrückstand (DAB): Mindestens 4,0 Prozent.

LAGERUNG

Vor Licht geschützt, dicht verschlossen.

JUNIPERUS COMMUNIS

Verwendet werden die frischen, reifen Beerenzapfen von *Juniperus communis* L.

BESCHREIBUNG

Die Beerenzapfen haben beim Zerdrücken stark aromatischen Geruch und süßen und würzigen Geschmack.

Der aus drei fleischigen Fruchtschuppen gebildete Beerenzapfen ist violettbraun bis schwarzbraun, häufig bläulich bereift, nicht geschrumpft und kugelig mit einem Durchmesser bis 10 mm. Am Scheitel findet sich ein dreistrahliger, geschlossener Spalt mit drei dazwischenliegenden undeutlichen Höckern. An der Basis ist häufig noch ein Stielrest mit einigen dreizähligen, alternierenden Wirteln nadeliger Blätter erhalten. Im krümeligen bis schwammigen, hellen Fruchtparenchym liegen drei, seltener zwei, kleine, längliche, scharf dreikantige, an der Rückseite etwas abgerundete, oben zugespitzte, sehr harte Samen, die im unteren Teil außen mit Fruchtparenchym verwachsen, untereinander jedoch frei sind. Besonders an ihren Außenflächen fallen eiförmige, eingesenkte, blasenartige Exkretbehälter mit harzig klebrigem Inhalt auf.

ARZNEIFORMEN

HERSTELLUNG

Urtinktur und flüssige Verdünnung nach Vorschrift 3a. Vor der Herstellung der Urtinktur werden die Beerenzapfen mit Wasser auf einen Feuchtigkeitsgehalt (Trocknungsverlust) von 60 Prozent (G/G) eingestellt.

EIGENSCHAFTEN

Die Urtinktur ist eine braune Flüssigkeit mit angenehm harzig-gewürzhaftem Geruch und etwas brennendem, bitterem Geschmack.

PRÜFUNG AUF IDENTITÄT

A. Wird 1 ml Urtinktur mit 1 ml Wasser versetzt, entsteht eine milchige Trübung.

B. Wird 1 ml Urtinktur vorsichtig mit 1 ml Schwefelsäure *R* versetzt, entsteht eine rotviolette Färbung.

C. 4 ml Urtinktur werden auf dem Wasserbad eingeengt. Der Rückstand wird mit 5 ml Wasser 2 Minuten lang auf dem Wasserbad erwärmt. Nach dem Abkühlen wird die erhaltene wäßrige Lösung filtriert. Werden 2 ml des Filtrates mit 1 ml konzentrierter Natriumhydroxid-Lösung *R* versetzt, entsteht eine intensive, gelborange bis hellbraune Färbung.

D. Chromatographie: Die Prüfung erfolgt dünnschichtchromatographisch auf einer Schicht von Kieselgel H *R*.

Untersuchungslösung: 5,0 ml Urtinktur werden mit 5 ml Wasser versetzt. Die Mischung wird zweimal mit je 20 ml Pentan *R* ausgeschüttelt. Die vereinigten organischen Phasen werden mit 10 ml Natriumcarbonat-Lösung *R* ausgeschüttelt. Die organische Phase wird unter vermindertem Druck vorsichtig eingeengt und der Rückstand in 2,5 ml Methanol *R* aufgenommen.

Vergleichslösung: 0,1 ml Cineol *R* und 0,1 ml Eugenol *R* werden in 10 ml Methanol *R* gelöst.

Aufgetragen werden getrennt 50 µl Untersuchungslösung und 10 µl Vergleichslösung. Die Chromatographie erfolgt über eine Laufstrecke von 15 cm mit Methylenchlorid *R*. Nach Verdunsten der mobilen Phase werden die Chromatogramme mit Anisaldehyd-Lösung *R* besprüht, unter Beobachtung 8 bis 10 Minuten lang auf 105 bis 110 °C erhitzt und innerhalb von 10 Minuten im Tageslicht ausgewertet.

Das Chromatogramm der Vergleichslösung zeigt im oberen Drittel des Rf-Bereiches den blaugrünen Fleck des Eugenols und im mittleren Drittel den violettbraunen Fleck des Cineols.

Das Chromatogramm der Untersuchungslösung zeigt folgende Flecke: etwa auf der Höhe des Eugenol-Flecks einen schwach rötlichbraunen und dicht darunter einen grünlichbraunen Fleck. Oberhalb des Eugenol-Flecks folgen nach oben ein schwach violetter, ein intensiv violetter und wieder ein schwach violetter Fleck. Knapp oberhalb des Cineol-Flecks liegt ein rosafarbener Fleck und nach unten zu folgen ein violetter bis violettbrauner, ein blauvioletter und ein schwach violetter Fleck.

PRÜFUNG AUF REINHEIT

Relative Dichte (Ph. Eur.): 0,900 bis 0,920.

Trockenrückstand (DAB): Mindestens 10,0 Prozent.

LAGERUNG

Vor Licht geschützt.

JUNIPERUS COMMUNIS E FRUCTIBUS SICCATIS

Juniperus communis sicc.

Verwendet werden die reifen, getrockneten Beerenzapfen von *Juniperus communis* L. Sie enthalten mindestens 1,0 Prozent (V/G) ätherisches Öl.

BESCHREIBUNG

Die Beerenzapfen haben beim Zerdrücken stark aromatischen Geruch und süßen und würzigen Geschmack.

Der aus drei fleischigen Fruchtschuppen gebildete Beerenzapfen ist violettbraun bis schwarzbraun, häufig bläulich bereift, kugelig mit einem Durchmesser bis 10 mm. Am Scheitel findet sich ein dreistrahliger, geschlossener Spalt mit drei dazwischenliegenden undeutlichen Höckern. An der Basis ist häufig noch ein Stielrest mit einigen dreizähligen, alternierenden Wirteln nadeliger Blätter erhalten. Im krümeligen bis schwammigen, bräunlichen Fruchtparenchym liegen drei, seltener zwei, kleine, längliche, scharf dreikantige, an der Rückseite etwas abgerundete, oben zugespitzte, sehr harte Samen, die im unteren Teil außen mit dem Fruchtparenchym verwachsen, untereinander jedoch frei sind. Besonders an ihren Außenflächen fallen eiförmige, eingesenkte, blasenartige Exkretbehälter mit harzig klebrigem Inhalt auf.

Mikroskopische Merkmale: Die von einer dicken, bisweilen rissigen Kutikula bedeckten Epidermiszellen des Beerenzapfens sind in Aufsicht unregelmäßig polygonal, mit dicken, getüpfelten, farblosen Wänden und braunem Inhalt. An dem dreistrahligen Spalt des Fruchtscheitels sind sie papillenartig ineinander verzahnt. Spaltöffnungen sind meist nur an den oberen Teilen der Frucht zu finden. Auf die Epidermis folgen nach innen wenige Lagen stark kollenchymatisch verdickter Zellen. Das an Interzellularen reiche Mesokarp besteht aus großen, dünnwandigen, meist rundlichen Parenchymzellen mit hellem bis bräunlichem, körnigem Inhalt.

Einzeln oder in Nestern finden sich dazwischen unregelmäßig gestaltete, sehr große, gelbliche Idioblasten mit leicht verdickter, bisweilen schwach verholzter Wand und wenigen, meist spaltenförmigen Tüpfeln (Tonnenzellen). Die zahlreichen, verstreut im Mesokarp liegenden Exkretbehälter, die von mehreren Lagen zartwandiger Zellen umgeben sind, lassen sich in der Droge nur schwer finden.

Die auf der Außenseite der Samen eingesenkten, eiförmigen, bis 2000 µm langen Exkretbehälter sind dagegen deutlich zu erkennen.

Das Endokarp ist nur an den oberen, mit den Samen nicht verwachsenen Teilen der Fruchtwand ausgebildet. Die Endokarpzellen sind den Epidermiszellen ähnlich, ihre Wände erscheinen durch unregelmäßige Tüpfel zuweilen etwas knotig verdickt. Im unteren Teil der Frucht sind Frucht- und Samenwand miteinander verwachsen. Die Samenschale besitzt eine kleinzellige, derbwandige Epidermis und zahlreiche Lagen unregelmäßiger, abgerundet-gestreckter, stark verdickter, getüpfelter, farbloser Sklereiden, in deren engem Lumen sich wenige Calciumoxalatkristalle finden. Das Endosperm und der Embryo enthalten fettes Öl und Aleuronkörner.

PRÜFUNG AUF IDENTITÄT

Prüflösung: 1,0 g leicht zerquetschte Droge wird in 10 ml Äthanol 60 % *RN* zum Sieden erhitzt. Nach dem Abkühlen wird abfiltriert.

A. Wird 1 ml Prüflösung mit 1 ml Wasser versetzt, entsteht eine milchige Trübung.

B. Wird 1 ml Prüflösung vorsichtig mit 1 ml Schwefelsäure *R* versetzt, entsteht eine rotviolette Färbung.

C. 4 ml Prüflösung werden auf dem Wasserbad eingeengt. Der Rückstand wird mit 5 ml Wasser 2 Minuten lang auf dem Wasserbad erwärmt. Nach dem Abkühlen wird die erhaltene wäßrige Lösung filtriert. Werden 2 ml des Filtrats mit 1 ml konzentrierter Natriumhydroxid-Lösung *R* versetzt, entsteht eine gelborange Färbung.

D. Chromatographie: Die Prüfung erfolgt dünnschichtchromatographisch auf einer Schicht von Kieselgel H *R*.

Untersuchungslösung: Die bei der ,,Gehaltsbestimmung" erhaltene Lösung des ätherischen Öls in Xylol wird wasserfrei abgelassen; 0,1 ml dieser Lösung werden mit 0,9 ml Chloroform *R* versetzt.

Vergleichslösung: 0,1 ml Cineol *R* und 0,1 ml Eugenol *R* werden in 10 ml Methanol *R* gelöst.

Aufgetragen werden getrennt je 10 µl Untersuchungs- und Vergleichslösung. Die Chromatographie erfolgt über eine Laufstrecke von 15 cm mit Methylenchlorid *R*. Nach Verdunsten der mobilen Phase werden die Chromatogramme mit Anisaldehyd-Lösung *R* besprüht, unter Beobachtung 8 bis 10 Minuten lang auf 105 bis 110 °C erhitzt und innerhalb von 10 Minuten im Tageslicht ausgewertet.

Das Chromatogramm der Vergleichslösung zeigt im oberen Drittel des Rf-Bereiches den blaugrünen Fleck des Eugenols und im mittleren Drittel den violettbraunen Fleck des Cineols.

Das Chromatogramm der Untersuchungslösung zeigt dicht über dem Fleck des Eugenols einen grauvioletten Fleck und in Frontnähe einen rosafarbenen Fleck; etwas über dem Cineol-Fleck liegt ein rosafarbener Fleck und nach unten zu folgen drei violette Flecke.

PRÜFUNG AUF REINHEIT

Minderwertige Droge: Höchstens 5 Prozent unreife oder mißfarbene Beerenzapfen.

Fremde Bestandteile (Ph. Eur.): Beerenzapfen anderer Juniperus-Arten dürfen nicht vorhanden sein. *Juniperus phoenicea* L. und *Juniperus oxycedrus* L. einschließlich der Unterart *macrocarpa* (SIBTHORP et SMITH) BALL haben Beerenzapfen anderer Größe und Farbe. *Juniperus sabina* L. besitzt aus 3 oder 4, seltener aus 1 oder 2 Fruchtschuppen zusammengesetzte Beerenzapfen und verzweigte Idioblasten im Mesokarp.

Wasser (Ph. Eur.): Höchstens 15,0 Prozent (V/G), mit 10,0 g grob zerstoßener Droge durch azeotrope Destillation bestimmt.

Sulfatasche (Ph. Eur.): Höchstens 6,0 Prozent, mit 1,00 g grob zerstoßener Droge bestimmt.

GEHALTSBESTIMMUNG

Ätherisches Öl (Ph. Eur.) Die Bestimmung erfolgt mit 20,0 g der leicht zerquetschten Droge und 200 ml Wasser als Destillationsflüssigkeit in einem 500-ml-Rundkolben; Destillation 1½ Stunden lang bei 3 bis 4 ml in der Minute; 1,00 ml Xylol *R* als Vorlage.

ARZNEIFORMEN

HERSTELLUNG

Urtinktur aus der frisch zerquetschten Droge und flüssige Verdünnungen nach Vorschrift 4a mit Äthanol 62 Prozent.

EIGENSCHAFTEN

Die Urtinktur ist eine braungelbe bis rotbraune Flüssigkeit mit arteigenem Geruch und bitter würzigem Geschmack.

PRÜFUNG AUF IDENTITÄT

Die Urtinktur gibt die bei der Droge beschriebenen Identitätsreaktionen A bis C. Prüflösung ist die Urtinktur.

D. Chromatographie: Die Prüfung erfolgt dünnschichtchromatographisch auf einer Schicht von Kieselgel H R.

Untersuchungslösung: 5,0 ml Urtinktur werden mit 5 ml Wasser versetzt. Die Mischung wird zweimal mit je 20 ml Pentan *R* ausgeschüttelt. Die vereinigten organischen Phasen werden mit 10 ml Natriumcarbonat-Lösung *R* ausgeschüttelt. Die organische Phase wird unter vermindertem Druck vorsichtig eingeengt und der Rückstand in 2,5 ml Methanol *R* aufgenommen.

Vergleichslösung: 0,1 ml Cineol *R* und 0,1 ml Eugenol *R* werden in 10 ml Methanol *R* gelöst.

Aufgetragen werden getrennt 50 µl Untersuchungslösung und 10 µl Vergleichslösung. Die Chromatographie erfolgt über eine Laufstrecke von 15 cm mit Methylenchlorid *R*. Nach Verdunsten der mobilen Phase werden die Chromatogramme mit Anisaldehyd-Lösung *R* besprüht, unter Beobachtung 8 bis 10 Minuten lang auf 105 bis 110 °C erhitzt und innerhalb von 10 Minuten im Tageslicht ausgewertet.

Das Chromatogramm der Vergleichslösung zeigt im oberen Drittel des Rf-Bereiches den blaugrünen Fleck des Eugenols und im mittleren Drittel den violettbraunen Fleck des Cineols.

Das Chromatogramm der Untersuchungslösung zeigt folgende Flecke: etwa auf Höhe des Eugenol-Flecks einen schwach rötlichbraunen Fleck, dicht darunter einen grünlichbraunen Fleck und nach oben zu zwei violette Flecke. Knapp oberhalb des Cineol-Flecks liegt ein rosafarbener Fleck und nach unten zu folgen ein violetter bis violettbrauner, ein blauvioletter und ein schwach violetter Fleck.

PRÜFUNG AUF REINHEIT

Relative Dichte (Ph. Eur.): 0,898 bis 0,908.

Trockenrückstand (DAB): Mindestens 4,0 Prozent.

LAGERUNG

Vor Licht geschützt.

JUNIPERUS SABINA

Sabina

Verwendet werden die frischen, jüngsten, noch unverholzten Zweigspitzen mit den Blättern von *Juniperus sabina* L.

BESCHREIBUNG

Die Zweigspitzen haben – besonders beim Verreiben – stark würzigen, aromatischen, kampferähnlichen Geruch und scharf würzigen, unangenehm bitteren Geschmack.

Die jungen, zusammengedrängten Zweigspitzen sind dicht mit schuppenartigen, meist kreuzweise gegenständigen, dunkelgrünen, dreieckigen, scharf stachelspitzigen, fest anliegenden Blättchen mit manchmal unvermittelt vom Sproß weit abstehender Spitze besetzt, die sich meist dachziegelartig decken. Die Blättchen sind bauchseits flach konkav mit scharf vorspringender Mittelrippe und erscheinen rückenseits halbzylindrisch gewölbt. In der Mitte tragen sie einen rundlichen bis elliptischen, eingesenkten Exkretbehälter. Daneben können Zweigspitzen mit abstehenden, in zwei- oder dreigliedrigen Wirteln stehenden Nadelblättern vorkommen. Außerdem können sich männliche Blüten in Form länglicher, bis 2 mm breiter Köpfchen mit 10 bis 14 dachziegelartig sich deckenden Staubblättern mit einem zentralständigen Filament und stumpf abgerundetem, dreieckigem Konnektiv und 2 bis 4 länglich eiförmigen Pollensäcken finden. Eventuell vorkommende Beerenzapfen sind noch unreif, grün und sitzen an überhängenden, gekrümmten Stielen.

ARZNEIFORMEN

HERSTELLUNG

Urtinktur und flüssige Verdünnungen nach Vorschrift 3a.

EIGENSCHAFTEN

Die Urtinktur ist eine braungrüne Flüssigkeit mit eigenartig harzigem Geruch und unangenehm bitterem Geschmack.

Juniperus sabina

PRÜFUNG AUF IDENTITÄT

A. Wird 1 ml Urtinktur mit 1 ml Wasser versetzt, entsteht eine milchige Trübung.

B. 5 ml Urtinktur werden mit 5 ml Wasser und 5 ml Blei(II)-acetat-Lösung R versetzt, geschüttelt und filtriert. Das Filtrat wird mit 5 ml Chloroform R ausgeschüttelt und die organische Phase nach Zugabe von 0,3 ml Salpetersäure R auf dem Wasserbad eingeengt. Nach Zugabe von 0,2 ml konzentrierter Ammoniak-Lösung R entsteht eine gelbrote Färbung.

C. Chromatographie: Die Prüfung erfolgt dünnschichtchromatographisch auf einer Schicht von Kieselgel H R.

Untersuchungslösung: Die Mischung aus 0,5 ml Urtinktur und 5 ml Wasser wird zweimal mit je 20 ml Pentan R ausgeschüttelt. Die vereinigten organischen Phasen werden mit 10 ml Natriumcarbonat-Lösung R ausgeschüttelt. Die organische Phase wird unter vermindertem Druck vorsichtig eingeengt und der Rückstand in 1,0 ml Methanol R aufgenommen.

Vergleichslösung: 0,1 ml Cineol R und 0,1 ml Eugenol R werden in 10 ml Methanol R gelöst.

Aufgetragen werden getrennt 20 µl Untersuchungslösung und 10 µl Vergleichslösung. Die Chromatographie erfolgt über eine Laufstrecke von 15 cm mit Methylenchlorid R. Nach Verdunsten der mobilen Phase werden die Chromatogramme mit Anisaldehyd-Lösung R besprüht, unter Beobachtung 8 bis 10 Minuten lang auf 105 bis 110 °C erhitzt und innerhalb von 10 Minuten im Tageslicht ausgewertet.

Das Chromatogramm der Vergleichslösung zeigt im oberen Drittel des Rf-Bereiches den blaugrünen Fleck des Eugenols und im mittleren Drittel den violettbraunen Fleck des Cineols.

Das Chromatogramm der Untersuchungslösung zeigt etwa auf der Höhe des Eugenol-Flecks einen gelbbraunen Fleck, darüber einen gelblichen und noch höher einen violetten Fleck, etwas oberhalb des Cineol-Fleckes einen rosafarbenen Fleck und zwischen Start und Cineol mit steigenden Rf-Werten einen blauvioletten, einen gelbbraunen und einen violettbraunen Fleck.

PRÜFUNG AUF REINHEIT

Relative Dichte (Ph. Eur.): 0,905 bis 0,925.

Trockenrückstand (DAB): Mindestens 4,5 Prozent.

Grenzprüfung der D 4

Die Extinktion der 4. Dezimalverdünnung wird bei 280 nm in einer Schichtdicke von 1 cm gegen Äthanol 43 Prozent gemessen. Sie darf höchstens 0,30 betragen.

LAGERUNG

Vor Licht geschützt.

Vorsichtig zu lagern!

KALIUM STIBYLTARTARICUM

Tartarus stibiatus

$C_8H_4K_2O_{12}Sb_2 \cdot 3\,H_2O$ MG 668

Verwendet wird Dikaliumdi-d-tartrato(4)-bis(antimonat(III))trihydrat, das mindestens 98,0 und höchstens 102,0 Prozent $C_8H_4K_2O_{12}Sb_2 \cdot 3\,H_2O$ enthält.

EIGENSCHAFTEN

Weiße Kristalle oder kristallines Pulver, löslich in Wasser, leicht löslich in siedendem Wasser, sehr schwer löslich in Äthanol.

PRÜFUNG AUF IDENTITÄT

A. 3 ml Prüflösung (siehe ,,Prüfung auf Reinheit") geben nach Zusatz von 0,5 ml verdünnter Natriumhydroxid-Lösung *R* einen weißen Niederschlag, der sowohl im Überschuß an verdünnter Natriumhydroxid-Lösung *R* als auch in verdünnter Essigsäure *R* löslich ist.

B. 1 ml Prüflösung (siehe ,,Prüfung auf Reinheit") gibt nach Zusatz von 0,1 ml Natriumsulfid-Lösung *R* einen tieforangegelben Niederschlag, der sich bei weiterer Zugabe von 1 ml Natriumsulfid-Lösung *R* wieder auflöst.

C. Wird 1 ml Prüflösung (siehe ,,Prüfung auf Reinheit") mit 1 ml verdünnter Essigsäure *R* und 1 ml Natriumhexanitrocobaltat(III)-Lösung *R* versetzt, entsteht ein gelber oder orangefarbener Niederschlag.

PRÜFUNG AUF REINHEIT

Prüflösung: 1,0 g Substanz wird in Wasser zu 20 ml gelöst.

Aussehen der Lösung: Die Prüflösung muß klar (Ph. Eur., Methode B) und farblos (Ph. Eur., Methode II) sein.

Spezifische Drehung (Ph. Eur.): Die spezifische Drehung muß zwischen +138 und +144° liegen, bestimmt mit 2,00 g Substanz, die in Wasser zu 100,0 ml gelöst werden.

Arsen (Ph. Eur.): 0,5 g Substanz müssen der Grenzprüfung B auf Arsen entsprechen (10 ppm).

Schwermetalle: 1 ml Prüflösung wird mit 2,5 ml bleifreier Kaliumnatriumtartrat-Lösung *RH* und 1 ml bleifreier Hydroxylaminhydrochlorid-Lösung *R* versetzt und mit Ammoniumchlorid-Pufferlösung pH 9,6 *RN* zu 10 ml verdünnt. Nach Zugabe von 10 ml einer frisch bereiteten 0,0006prozentigen Lösung (G/V) von Dithizon *R* in Chloroform *R* wird 2 Minuten lang kräftig geschüttelt. Die abgesetzte organische Phase muß einen türkisfarbenen bis rotvioletten Farbton haben und darf nicht die Farbe zeigen, die aus 1,0 ml einer in gleicher Weise behandelten Blei-Standard-Lösung (10 ppm Pb) *R* erhalten wird (200 ppm).

Oxalat: Werden 10 ml Prüflösung mit 0,1 ml Essigsäure *R* und 10 ml Calciumsulfat-Lösung *R* versetzt, darf innerhalb von 20 Minuten keine Opaleszenz auftreten.

GEHALTSBESTIMMUNG

Etwa 0,350 g Substanz, genau gewogen, werden mit 0,5 g Weinsäure *R* in etwa 100 ml Wasser gelöst. Die Lösung wird nach Zusatz von 5,0 g Natriumhydrogencarbonat *R* und 5 ml Stärke-Lösung *R* mit 0,1 N-Jod-Lösung titriert.

1 ml 0,1 N-Jod-Lösung entspricht 16,70 mg $C_8H_4K_2O_{12}Sb_2 \cdot 3\,H_2O$.

ARZNEIFORMEN

Die Lösung (D 2) muß mindestens 0,95 und darf höchstens 1,05 Prozent $C_8H_4K_2O_{12}Sb_2 \cdot 3\,H_2O$ enthalten.

Die 1. Dezimalverreibung muß mindestens 9,5 und darf höchstens 10,5 Prozent $C_8H_4K_2O_{12}Sb_2 \cdot 3\,H_2O$ enthalten.

HERSTELLUNG

Zur Lösung (D 2) wird 1 Teil Substanz unter leichtem Erwärmen in 84 Teilen Wasser gelöst. Nach dem Erkalten werden 15 Teile Äthanol 86 Prozent zugefügt. Die folgenden Verdünnungen werden mit Äthanol 43 Prozent hergestellt.

Verreibungen nach Vorschrift 6.

EIGENSCHAFTEN

Die Lösung (D 2) ist eine klare, farblose Flüssigkeit. Die 1. Dezimalverreibung ist ein weißes Pulver.

PRÜFUNG AUF IDENTITÄT

A. 2 ml der Lösung (D 2) beziehungsweise die unter gelindem Erwärmen und anschließender Filtration hergestellte Lösung von 0,2 g der 1. Dezimalverreibung in 2 ml Wasser werden mit 0,1 ml Natriumsulfid-Lösung R versetzt. Es entsteht ein tieforangegelber Niederschlag, der sich bei weiterer Zugabe von 1 ml Natriumsulfid-Lösung wieder auflöst.

B. 1 ml der Lösung (D 2) beziehungsweise die unter gelindem Erwärmen und anschließender Filtration hergestellte Lösung von 0,1 g der 1. Dezimalverreibung in 1 ml Wasser geben die Identitätsreaktion C der Substanz.

C. 1 g der 1. Dezimalverreibung beziehungsweise der Trockenrückstand von 10 g der Lösung (D 2) werden in 10 ml Wasser unter Erwärmen gelöst. Wird das Filtrat der erkalteten Lösung mit der doppelten Menge Calciumhydroxid-Lösung R versetzt, entsteht ein weißer Niederschlag beziehungsweise eine weiße Trübung.

PRÜFUNG AUF REINHEIT

Aussehen der Lösung: Die Lösung (D 2) muß klar (Ph. Eur., Methode B) und farblos (Ph. Eur., Methode II) sein.

Relative Dichte (Ph. Eur.): 0,981 bis 0,990.

GEHALTSBESTIMMUNG

A. Lösung: Etwa 15,0 g der Lösung (D 2), genau gewogen, werden auf dem Wasserbad auf etwa 3 bis 4 ml eingeengt, mit 45 ml Wasser und 10 ml Salzsäure R 1 versetzt und mit 0,1 N-Kaliumbromat-Lösung unter Zusatz von 0,1 ml Äthoxychrysoidin-Lösung R titriert. Der Indikator wird erst kurz vor dem Erreichen des Äquivalenzpunktes zugegeben; dann wird langsam bis zur Entfärbung zu Ende titriert.

B. Verreibung: Etwa 1,50 g der 1. Dezimalverreibung, genau gewogen, werden in 50 ml Wasser unter leichtem Erwärmen gelöst und nach dem Erkalten mit 10 ml Salzsäure R versetzt. Diese Lösung wird in der gleichen Weise wie die Lösung (D 2) titriert.

1 ml 0,1 N-Kaliumbromat-Lösung entspricht 16,70 mg $C_8H_4K_2O_{12}Sb_2 \cdot 3 H_2O$.

Grenzprüfung der D 4

A. Lösung: 10,0 g der 4. Dezimalverdünnung werden mit 0,05 ml Natriumsulfid-Lösung R versetzt und umgeschüttelt. Nach 2 Minuten dürfen 2,0 ml der Lösung nicht stärker gefärbt sein als die Farbvergleichslösung G_5 (Ph. Eur., Methode I).

B. Verreibung: 2,5 g der 4. Dezimalverreibung werden unter Erwärmen mit Wasser zu 10 ml gelöst, mit 0,05 ml Natriumsulfid-Lösung R versetzt und umgeschüttelt. Nach 2 Minuten dürfen 2,0 ml der Lösung nicht stärker gefärbt sein als die Farbvergleichslösung G_5 (Ph. Eur., Methode I).

LAGERUNG

Vor Licht geschützt.

Vorsichtig zu lagern!

KALIUM SULFURICUM

K_2SO_4 MG 174,3

Verwendet wird Kaliumsulfat, das mindestens 99,0 und höchstens 101,0 Prozent K_2SO_4 enthält, berechnet auf die getrocknete Substanz.

EIGENSCHAFTEN

Farblose, harte Kristalle oder weißes, kristallines Pulver mit schwach bitterem, salzigem Geschmack; in Wasser von 20 °C löslich, in siedendem Wasser leicht löslich, wenig löslich in Glycerol 85 Prozent, praktisch unlöslich in Äthanol und Äther.

PRÜFUNG AUF IDENTITÄT

Die Substanz gibt die Identitätsreaktionen auf Kalium (Ph. Eur.) und auf Sulfat (Ph. Eur.).

PRÜFUNG AUF REINHEIT

Prüflösung: 10,0 g Substanz werden unter schwachem Erwärmen in 90 ml Wasser gelöst und nach dem Erkalten mit Wasser zu 100 ml verdünnt.

Aussehen der Lösung: Die Prüflösung muß klar (Ph. Eur., Methode B) und farblos (Ph. Eur., Methode II) sein.

Alkalisch oder sauer reagierende Verunreinigungen: 10,0 ml Prüflösung müssen nach Zusatz von 0,10 ml Bromthymolblau-Lösung R 1 und 0,50 ml 0,01 N-Salzsäure gelb gefärbt sein.

10,0 ml Prüflösung müssen nach Zusatz von 0,10 ml Bromthymolblau-Lösung R 1 und 0,50 ml 0,01 N-Natriumhydroxid-Lösung blau gefärbt sein.

Chlorid (Ph. Eur.): Die Mischung aus 12,5 ml Prüflösung und 2,5 ml Wasser muß der Grenzprüfung auf Chlorid entsprechen (40 ppm).

Arsen (Ph. Eur.): 0,500 g Substanz müssen der Grenzprüfung A auf Arsen entsprechen (2 ppm).

Ammonium (Ph. Eur.): 5,0 ml Prüflösung werden mit 9,0 ml Wasser verdünnt; die Mischung muß der Grenzprüfung A auf Ammonium entsprechen (20 ppm).

Calcium (Ph. Eur.): 5,0 ml Prüflösung werden mit 5,0 ml Wasser verdünnt; die Mischung muß der Grenzprüfung auf Calcium entsprechen (200 ppm). Der Äthanolzusatz zur Untersuchungs- und Vergleichslösung entfällt.

Eisen (Ph. Eur.): 10,0 ml Prüflösung müssen der Grenzprüfung B auf Eisen entsprechen (10 ppm).

Magnesium: 5,0 ml Prüflösung werden mit 5,0 ml Wasser, 1,0 ml Glycerol 85 Prozent R, 0,15 ml Titangelb-Lösung R sowie 5,0 ml verdünnter Natriumhydroxid-Lösung R versetzt und geschüttelt.

Die Lösung darf nicht stärker rot gefärbt sein als eine Vergleichslösung, die in der gleichen Weise unter Verwendung von 1,00 ml Magnesium-Standardlösung (10 ppm Mg) R und 9,0 ml Wasser bereitet wird (20 ppm).

Natrium: Höchstens 0,1 Prozent; der Natriumgehalt der Substanz wird flammenphotometrisch nach Ph. Eur., Methode I, unter Verwendung der Prüflösung bestimmt.

Schwermetalle (Ph. Eur.): 12,0 ml Prüflösung müssen der Grenzprüfung auf Schwermetalle entsprechen. Für die Herstellung der Vergleichslösung wird die Blei-Standardlösung (2 ppm Pb) R verwendet (20 ppm).

Trocknungsverlust (Ph. Eur.): Höchstens 1,0 Prozent, bestimmt mit 1,000 g Substanz durch 4 Stunden langes Trocknen im Trockenschrank bei 130 °C.

GEHALTSBESTIMMUNG

6,5 g stark saurer Kationenaustauscher RH werden in einer Reibschale mit Salzsäure R 1 glatt angerieben, mehrere Male dekantiert, bis die Salzsäure klar abfließt, in ein Glasrohr von 10 mm lichter Weite und etwa 300 mm Länge, das unten mit einem Hahn verschließbar und darüber mit Glaswolle abgedichtet ist, gegeben und mit Wasser bis zur neutralen Reaktion gewaschen.

Die Lösung von etwa 0,100 g Substanz, genau gewogen, in 10 ml Wasser wird auf den Austauscher gegeben, die Durchlaufgeschwindigkeit auf etwa 2 bis 3 ml je Minute eingestellt und die abtropfende Flüssigkeit in einer Vorlage aufgefangen. Der gerade noch mit Flüssigkeit bedeckte Austauscher wird mit etwa 10 ml Wasser bei unveränderter Durchlaufgeschwindigkeit und anschließend bei völlig geöffnetem Hahn mit etwa 140 ml Wasser bis zur neutralen Reaktion nachgewaschen. Das Eluat wird mit 1,5 ml Methylorange-Lösung R versetzt und mit 0,1 N-Natriumhydroxid-Lösung bis zum Farbumschlag nach Gelb titriert.

1 ml 0,1 N-Natriumhydroxid-Lösung entspricht 8,71 mg K_2SO_4.

Kalium sulfuricum

ARZNEIFORMEN

Die Lösung (D 1) und die 1. Dezimalverreibung müssen mindestens 9,5 und dürfen höchstens 10,5 Prozent K_2SO_4 enthalten.

HERSTELLUNG

Die Lösung (D 1) nach Vorschrift 5a mit Wasser. Die 2. Dezimalverdünnung wird mit Wasser, die folgenden Verdünnungen werden mit Äthanol 43 Prozent hergestellt.

Verreibungen nach Vorschrift 6.

EIGENSCHAFTEN

Die Lösung (D 1) ist eine klare, farblose Flüssigkeit. Die 1. Dezimalverreibung ist ein weißes Pulver.

PRÜFUNG AUF IDENTITÄT

Die Lösung (D 1) sowie eine Lösung von 1,0 g der 1. Dezimalverreibung in 10 ml Wasser geben die Identitätsreaktionen der Substanz.

PRÜFUNG AUF REINHEIT

Aussehen der Lösung: Die Lösung (D 1) muß klar (Ph. Eur., Methode B) und farblos (Ph. Eur., Methode II) sein.

Relative Dichte (Ph. Eur.): 1,080 bis 1,085.

GEHALTSBESTIMMUNG

Etwa 1,00 g der Lösung (D 1) beziehungsweise der 1. Dezimalverreibung, genau gewogen, werden in 10 ml Wasser gelöst. Die Bestimmung erfolgt wie bei der Substanz unter ,,Gehaltsbestimmung" angegeben.

KRAMERIA TRIANDRA

Ratanhia

Verwendet werden die getrockneten Wurzeln von *Krameria triandra* RUIZ et PAVON. Sie enthalten mindestens 2,5 Prozent mit Hautpulver fällbare Gerbstoffe, berechnet als Pyrogallol.

BESCHREIBUNG

Die Droge ist geruchlos. Die Rinde hat zusammenziehenden Geschmack; das Holz ist fast geschmacklos.

Die dunkelbraunrote Wurzel ist an ihrem oberen, dicken Ende (Wurzelschopf) knotig. Von hier gehen fast gerade oder schwach wellig gebogene Wurzeln aus. Die Rinde der älteren Teile ist rauh bis schuppig, die der jüngeren Teile glatt, mit ausgeprägten Querrissen, sich leicht vom Holz ablösend. Der Bruch ist faserig in der Rinde, splitternd im Holz. Die geglättete Oberfläche eines Querschnittes zeigt eine dunkelrotbraune Rinde, die etwa ein Drittel des Radius erreicht. Das dichte, blaßrötlichbraune und feinporöse Holz hat zahlreiche feine Markstrahlen. Das Kernholz ist oft dunkler gefärbt.

Mikroskopische Merkmale: Die Rinde zeigt eine 1 bis 1,5 mm dicke Korkschicht aus dünnwandigen Zellen mit dunkelbraunrotem Inhalt. Das Phloem weist radial angeordnete Gruppen von Siebröhren auf, die mit zahlreichen unverholzten Fasergruppen abwechseln. Die Einzelfasern sind etwa 12 bis 30 µm breit und 400 bis 1100 µm lang. Die Fasergruppen sind begleitet von Zellreihen, die Calciumoxalatprismen oder Kristallsand enthalten. Die Oxalatprismen sind 2 bis 30 µm dick und bis zu 100 µm lang. Das Parenchym enthält einfache oder zusammengesetzte, meist kugelige Stärkekörner, das Einzelkorn 20 bis 80 µm im Durchmesser, oder rotbraunen Gerbstoff. Die zahlreichen, stärkehaltigen Markstrahlen sind in der Nähe des Kambiums einzellreihig, in den äußeren Teilen mehrzellreihig. Der Holzkörper ist undeutlich strahlig. Gefäße, die einzeln oder in Gruppen von 2 bis 5 angeordnet sind, messen 20 bis 60 µm im Durchmesser und weisen Hoftüpfel auf. Die Gefäße sind umgeben von etwa 20 µm breiten und 200 bis 600 µm langen Fasertracheiden. Intermediärparenchym verbindet in tangentialen, eine Zelle breiten Bändern 2 benachbarte Markstrahlen oder erstreckt sich über einen weiteren Bogen. Die Zellen sind etwa 8 bis 12 µm breit und 80 bis 150 µm lang.

Weiter sind geringe Anteile von verstreutem Holzparenchym und zahlreiche, eine Zelle breite Markstrahlen zu sehen.

PRÜFUNG AUF IDENTITÄT

Prüflösung: 1,0 g grob gepulverte Droge (710) wird mit 10 ml Äthanol 70% *RN* 2 Stunden lang geschüttelt und abfiltriert.

A. Werden 0,5 ml Prüflösung mit 10 ml Wasser und 2 ml einer 10prozentigen Lösung (G/V) von Ammoniumeisen(II)-sulfat *R* versetzt, wird die Mischung trüb und färbt sich dunkelgrau; nach dem Absetzen ist die überstehende Flüssigkeit graugrün.

B. Werden 0,1 ml Prüflösung mit 100 ml Wasser und 0,1 ml einer 10prozentigen Lösung (G/V) von Eisen(III)-chlorid *R* in Äthanol *R* versetzt, entsteht nach Umschütteln eine graugrüne Färbung.

C. Wird 1 ml Prüflösung mit 2 ml einer 1prozentigen Lösung (G/V) von Vanillin *R* in Salzsäure *R* versetzt, färbt sich die Mischung rot.

D. Wird 1 ml Prüflösung mit 2 ml Fehlingscher Lösung *R* versetzt und 10 Minuten lang im Wasserbad erhitzt, tritt gelbroter Niederschlag auf.

E. Wird 1 ml Prüflösung mit 1 ml Äthanol *R* und 2 ml verdünnter Natriumhydroxid-Lösung *R* versetzt, wird die Mischung trüb, färbt sich braun und zeigt im ultravioletten Licht bei 365 nm violette Fluoreszenz.

F. Chromatographie: Die Prüfung erfolgt dünnschichtchromatographisch auf einer Schicht von Kieselgel H *R*.

Untersuchungslösung: Prüflösung.

Vergleichslösung: 30 mg Tannin *R* und 10 mg Gallussäure *RN* werden in 10 ml Aceton *R* gelöst.

Aufgetragen werden getrennt je 20 µl Untersuchungs- und Vergleichslösung. Die Chromatographie erfolgt über eine Laufstrecke von 15 cm mit einer Mischung von 80 Volumteilen Äthylacetat *R*, 10 Volumteilen wasserfreier Ameisensäure *R* und 10 Volumteilen Wasser. Nach Verdunsten der mobilen Phase werden die Chromatogramme mit einer 1prozentigen Lösung (G/V) von Diphenylboryloxyäthylamin *R* in Methanol *R* und danach mit einer 5prozentigen Lösung (G/V) von Polyäthylenglykol 400 *R* in Methanol *R* besprüht und im ultravioletten Licht bei 365 nm ausgewertet.

Das Chromatogramm der Vergleichslösung zeigt im mittleren Drittel des Rf-Bereiches den etwas langgezogenen blauen Fleck des Tannins und im oberen Drittel den leuchtend blauen Fleck der Gallussäure.

Das Chromatogramm der Untersuchungslösung zeigt im mittleren Drittel des Rf-Bereichs knapp unterhalb der Vergleichssubstanz Tannin einen blaugrünen Fleck, im oberen Drittel knapp unterhalb der Vergleichssubstanz Gallussäure einen ebenfalls blaugrünen Fleck und in Frontnähe zwei oder drei blaue Flecke.

PRÜFUNG AUF REINHEIT

Fremde Bestandteile (Ph. Eur.): Höchstens 2 Prozent fremde Bestandteile und höchstens 50 Prozent von Fragmenten des Wurzelschopfs oder der Wurzeln, deren Durchmesser 25 mm überschreitet. Wurzeln ohne Rinde dürfen nur in sehr kleinen Mengen vorhanden sein.

Sulfatasche (Ph. Eur.): Höchstens 6,0 Prozent, mit 1,00 g grob gepulverter Droge (710) bestimmt.

GEHALTSBESTIMMUNG

Etwa 0,750 g grob gepulverte Droge (710), genau gewogen, werden mit 150 ml Wasser in einen Erlenmeyerkolben gegeben, zum Sieden erhitzt und anschließend im Wasserbad 30 Minuten lang erwärmt. Die unter fließendem Wasser abgekühlte Mischung wird in einen 250-ml-Meßkolben überführt und mit Wasser aufgefüllt. Nach dem Absetzen wird durch ein Papierfilter von 12 cm Durchmesser filtriert. Die ersten 50 ml Filtrat werden verworfen. Der Rest wird für die Gehaltsbestimmung verwendet.

Bestimmung der Gesamtgerbstoffe: 5,0 ml Filtrat werden in einem Meßkolben mit Wasser zu 25,0 ml verdünnt. 2,0 ml dieser Lösung werden mit 1,0 ml Wolframatophosphorsäure-Lösung *R* und 17,0 ml einer 38prozentigen Lösung (G/V) von Natriumcarbonat *R* versetzt. Die Extinktion (E_1) wird genau 2 Minuten nach dem letzten Reagenzzusatz bei 750 nm in einer Schichtdicke von 1 cm gegen Wasser gemessen.

Bestimmung der durch Hautpulver nicht gefällten Gerbstoffe: 10,0 ml Filtrat werden mit 0,10 g Hautpulver *CRS* versetzt und 60 Minuten lang kräftig geschüttelt. Nach dem Filtrieren werden 5,0 ml Filtrat in einem Meßkolben mit Wasser zu 25,0 ml verdünnt. 2,0 ml dieser Lösung werden mit den unter ,,Bestimmung der Gesamtgerbstoffe" angegebenen Reagenzmengen versetzt und die Extinktion (E_2) unter gleichen Bedingungen gemessen.

Vergleichslösung: 50,0 mg Pyrogallol *R*, genau gewogen, werden in einem 100-ml-Meßkolben mit Wasser zu 100,0 ml gelöst. In einem zweiten 100-ml-Meßkolben werden 5,0 ml dieser Lösung mit Wasser zu 100,0 ml verdünnt. 2,0 ml dieser Lösung werden mit den unter ,,Bestimmung der Gesamtgerbstoffe" angegebenen Reagenzmengen versetzt und die Extinktion (E_3) unter gleichen Bedingungen gemessen.

Die Lösung ist während der Bestimmung vor Licht und Luft geschützt aufzubewahren. Die Extinktion muß innerhalb von 30 Minuten nach Herstellen der Lösung gemessen werden.

Der Prozentgehalt x_{proz} an mit Hautpulver fällbaren Gerbstoffen, berechnet als Pyrogallol, wird nach folgender Formel berechnet:

$$x_{proz} = \frac{(E_1 - E_2) \times 3{,}125}{E_3 \times e}$$

e = Einwaage Droge in g.

ARZNEIFORMEN

HERSTELLUNG

Urtinktur aus der grob gepulverten Droge (710) und flüssige Verdünnungen nach Vorschrift 4a mit Äthanol 62 Prozent.

EIGENSCHAFTEN

Die Urtinktur ist eine rotbraune, fast geruchlose Flüssigkeit mit zusammenziehendem Geschmack.

PRÜFUNG AUF IDENTITÄT

Die Urtinktur gibt die bei der Droge beschriebenen Identitätsreaktionen A bis F. Prüflösung ist die Urtinktur.

PRÜFUNG AUF REINHEIT

Relative Dichte (Ph. Eur.): 0,891 bis 0,906.

Trockenrückstand (DAB): Mindestens 1,9 Prozent.

LAGERUNG

Vor Licht geschützt.

LAMIUM ALBUM

Verwendet werden die frischen, blühenden Triebe ohne Stengel von *Lamium album* L.

BESCHREIBUNG

Die Blätter sind lang gestielt, herzförmig, höckrig-runzlig, am Rande ungleich gesägt und auf der gesamten Blattspreite fein behaart. In den oberen Blattachseln stehen in Scheinquirlen je 5 bis 8 weiße Lippenblüten, die nach Honig riechen und schmecken. Der Kelch ist trichterförmig und fünfspaltig. Die 10 bis 15 mm lange, stark behaarte Blumenkrone besteht aus einer helmförmig gewölbten Oberlippe und einer dreispaltigen Unterlippe. Von den 4 Staubblättern sind die beiden oberen kürzer als die unteren.

ARZNEIFORMEN

HERSTELLUNG

Urtinktur und flüssige Verdünnungen nach Vorschrift 2a.

EIGENSCHAFTEN

Die Urtinktur ist eine braune Flüssigkeit ohne besonderen Geruch und mit leicht bitterem Geschmack.

PRÜFUNG AUF IDENTITÄT

Prüflösung: 1 ml Urtinktur wird mit 4 ml Wasser verdünnt.

A. Wird 1 ml Prüflösung mit 5 ml Wasser und 2 ml konzentrierter Ammoniaklösung *R* versetzt, färbt sich die Mischung intensiv gelb.

B. Wird 1 ml Prüflösung mit 0,2 ml Eisen(III)-chlorid-Lösung *R* 1 versetzt, färbt sich die Mischung dunkelgrün.

C. Wird 1 ml Prüflösung mit 2 ml Neßlers Reagenz *R* und 2 ml konzentrierter Natriumhydroxid-Lösung *R* versetzt, entsteht nach kurzer Zeit ein rotbrauner Niederschlag.

D. Chromatographie: Die Prüfung erfolgt dünnschichtchromatographisch auf einer Schicht von Kieselgel HF_{254} R.

Untersuchungslösung: Urtinktur.

Vergleichslösung: 10 mg g-Strophanthin RN, 5 mg Lanatosid C RN und 10 mg Proscillaridin A RN werden in 5 ml Methanol R gelöst.

Aufgetragen werden getrennt 40 µl Untersuchungslösung und 20 µl Vergleichslösung. Die Chromatographie erfolgt über eine Laufstrecke von 15 cm mit einer Mischung aus 67 Volumteilen Äthylacetat R, 7,5 Volumteilen wasserfreier Ameisensäure R, 7,5 Volumteilen Essigsäure 98% R und 18 Volumteilen Wasser. Die Chromatogramme werden 10 Minuten lang auf 105 bis 110 °C erhitzt, nach dem Erkalten mit Anisaldehyd-Lösung R besprüht, 5 bis 10 Minuten lang erneut auf 105 bis 110 °C erhitzt und innerhalb von 10 Minuten im Tageslicht ausgewertet.

Das Chromatogramm der Vergleichslösung zeigt wenig unter der Grenze von unterem und mittlerem Drittel des Rf-Bereiches den gelbgrünen Fleck des g-Strophanthins, wenig über der Grenze von mittlerem und oberem Drittel den blauen Fleck des Lanatosids C und deutlich darüber den grünen Fleck des Proscillaridins A.

Das Chromatogramm der Untersuchungslösung zeigt folgende Flecke: etwa in der Mitte zwischen Start und der Vergleichssubstanz g-Strophanthin einen schwachen, braungrünen Fleck und dicht darüber einen starken, braungrünen Fleck; deutlich über dem g-Strophanthin einen braungrünen Fleck, etwa in der Mitte zwischen den Vergleichssubstanzen g-Strophanthin und Lanatosid C einen violetten Fleck und deutlich darüber einen weiteren braungrünen Fleck, auf Höhe der Vergleichssubstanz Proscillaridin A einen violetten und dicht unter der Front einen braunen Fleck.

PRÜFUNG AUF REINHEIT

Relative Dichte (Ph. Eur.): 0,938 bis 0,958.

Trockenrückstand (DAB): Mindestens 3,0 Prozent.

LAGERUNG

Vor Licht geschützt.

LAMIUM ALBUM, ÄTHANOL. INFUSUM

Lamium album, Flos, äthanol. Infusum

Verwendet werden die getrockneten Blumenkronen mit anhängenden Staubblättern von *Lamium album* L.

BESCHREIBUNG

Die Droge ist ohne besonderen Geruch und hat schwach bitteren Geschmack.

Die gelblich-weiße Blumenkrone ist 10 bis 15 mm lang und besteht aus einer gekrümmten, über dem Grunde nach vorn zu einem Höcker aufgetriebenen Röhre mit Ober- und Unterlippe. Die Oberlippe ist stark helmförmig gewölbt und besonders an der Spitze behaart. Die dreispaltige Unterlippe besteht aus zwei zu einem langen Zahn ausgezogenen Seitenlappen und einem gezähnelten, an den Seiten herabgeschlagenen Mittellappen. Vier bräunliche, bartig behaarte Staubblätter, von denen die beiden oberen kürzer sind als die unteren, sind bis zum Schlund mit der Blumenkrone verwachsen.

Mikroskopische Merkmale: Die Außenseite der Blumenröhre trägt 300 bis 500 µm lange, 2- bis 3zellige, derbe Haare. Die Haare des Haarkranzes an der Innenseite der Röhre sind bis 450 µm lang, einzellig, glatt, an der Spitze verdickt. Außerdem kommen in der Röhre kurze, eckzahnförmige Haare mit stark verdickter Spitze vor. Die an den Antheren sitzenden Haare sind bis 800 µm lang, einzellig und dünnwandig. An den Filamenten finden sich lange, sehr dünnwandige, meist eingedrückte, mehrzellige Haare. Die zahlreichen Pollenkörner sind hexacolpat, elliptisch, glatt, dünnwandig und etwa 30 µm groß. Die Endotheziumzellen haben netzartige Verdickungsleisten.

PRÜFUNG AUF IDENTITÄT

Prüflösung: 2,0 g zerkleinerte Droge (4000) werden 30 Minuten lang mit 10 ml Äthanol 70 % *RN* und 10 ml Wasser im Wasserbad unter Rückfluß erhitzt. Nach dem Abkühlen wird abfiltriert.

A. Wird 1 ml Prüflösung mit 2 ml konzentrierter Ammoniaklösung *R* versetzt, färbt sich die Mischung sofort gelb.

B. Wird 1 ml Prüflösung mit 0,5 ml verdünnter Ammoniaklösung R 1 und 0,5 ml Silbernitrat-Lösung R 1 versetzt, tritt Schwarzfärbung ein.

C. Chromatographie: Die Prüfung erfolgt dünnschichtchromatographisch auf einer Schicht von Kieselgel H R.

Untersuchungslösung: 10 ml Prüflösung werden auf dem Wasserbad auf das halbe Volumen eingeengt. Der Rückstand wird 2mal mit je 10 ml Äthylacetat R ausgeschüttelt. Die vereinigten organischen Phasen werden über wasserfreiem Natriumsulfat R getrocknet, filtriert und unter vermindertem Druck im Wasserbad bei etwa 40 °C eingeengt. Der Rückstand wird in 0,5 ml Methanol R aufgenommen.

Vergleichslösung: 10 mg Hyperosid RN, 10 mg Rutin R und 10 mg Kaffeesäure R werden in 10 ml Methanol R gelöst.

Aufgetragen werden getrennt 20 µl Untersuchungslösung und 10 µl Vergleichslösung. Die Chromatographie erfolgt über eine Laufstrecke von 15 cm mit einer Mischung aus 80 Volumteilen Äthylacetat R, 10 Volumteilen wasserfreier Ameisensäure R und 10 Volumteilen Wasser. Nach Verdunsten der mobilen Phase werden die Chromatogramme zuerst mit einer 1prozentigen Lösung (G/V) von Diphenylboryloxyäthylamin R in Methanol R und danach mit einer 5prozentigen Lösung (G/V) von Polyäthylenglykol 400 R in Methanol R besprüht und anschließend im ultravioletten Licht bei 365 nm ausgewertet.

Das Chromatogramm der Vergleichslösung zeigt im unteren Drittel des Rf-Bereiches den gelbroten Fleck des Rutins, im unteren Teil des mittleren Drittels den gelbroten Fleck des Hyperosids und im oberen Drittel den blaugrünen Fleck der Kaffeesäure.

Das Chromatogramm der Untersuchungslösung zeigt folgende Flecke: einen gelbroten Fleck in Höhe der Vergleichssubstanz Rutin, einen blaugrünen Fleck in Höhe der Vergleichssubstanz Hyperosid und einen oder zwei gelbrote Flecke knapp darüber, einen gelblichen und einen blaugrünen Fleck unterhalb der Vergleichssubstanz Kaffeesäure, einen blauen Fleck in Höhe der Kaffeesäure und einen gelbroten Fleck knapp darüber.

PRÜFUNG AUF REINHEIT

Fremde Bestandteile (Ph.Eur.): Höchstens 5 Prozent Stengel und Blätter und höchstens 1 Prozent andere fremde Bestandteile.

Asche (DAB): Höchstens 10,0 Prozent.

ARZNEIFORMEN

HERSTELLUNG

Urtinktur und flüssige Verdünnungen nach Vorschrift 20 mit Äthanol 30 Prozent.

EIGENSCHAFTEN

Die Urtinktur ist eine dunkelrote bis braune Flüssigkeit mit schwach honigartigem Geruch und ohne besonderen Geschmack.

PRÜFUNG AUF IDENTITÄT

Die Urtinktur gibt die bei der Droge beschriebenen Identitätsreaktionen A bis C. Prüflösung ist die Urtinktur.

PRÜFUNG AUF REINHEIT

Relative Dichte (Ph.Eur.): 0,955 bis 0,970.

Trockenrückstand (DAB): Mindestens 3,5 Prozent.

LAGERUNG

Vor Licht geschützt.

LAVANDULA ANGUSTIFOLIA

Lavandula

Verwendet werden die frischen Blüten von *Lavandula angustifolia* MILLER.

BESCHREIBUNG

Die Blüten haben intensiv aromatischen Geruch und bitteren Geschmack.

Der Kelch ist überwiegend kräftig blau bis blauviolett gefärbt, 5 bis 6 mm lang, röhrenförmig, nach oben etwas erweitert und hat 10 bis 13 stark behaarte Längsrippen. Der Kelchrand weist 5 Zähne auf, von denen 4 sehr kurz sind; der fünfte Zahn bildet ein herzförmiges bis ovales, hervorstehendes Lippchen. Die Blumenkrone ist etwa 1 cm lang und überwiegend blaugefärbt. Sie besteht aus einer Röhre mit einer 2,5 mm langen, aufgerichteten, tief zweilappigen Oberlippe und einer etwa 1,5 mm langen, weniger tief eingeschnittenen, dreilappigen Unterlippe. Die Kronröhre umschließt 4 Staubblätter; 2 unterhalb der Oberlippe, auf halber Höhe der Kronröhre angewachsene Staubblätter sind etwa 1 mm kürzer als die 2 vorderen, im Bereich der Unterlippe sitzenden Staubblätter. Der oberständige Fruchtknoten besteht aus 2 jeweils zweigeteilten Fruchtblättern mit einem 3,0 bis 3,5 mm langen Griffel und zweigeteilter Narbe.

ARZNEIFORMEN

HERSTELLUNG

Urtinktur und flüssige Verdünnungen nach Vorschrift 3a.

EIGENSCHAFTEN

Die Urtinktur ist eine grünlichbraune bis braune Flüssigkeit mit aromatischem, arteigenem Geruch und zunächst würzig scharfem, dann anhaltend bitterem Geschmack.

PRÜFUNG AUF IDENTITÄT

Prüflösung: 5,0 ml Urtinktur werden dreimal mit je 10 ml Hexan *R* ausgeschüttelt. Die vereinigten organischen Phasen werden filtriert und unter vermindertem

Druck auf dem Wasserbad bei etwa 30 °C eingeengt. Der Rückstand wird in 3 ml Äthanol R aufgenommen.

A. 1 ml Prüflösung wird vorsichtig unter Kühlen mit 20 ml Schwefelsäure R versetzt und 20 Minuten lang auf dem Wasserbad erhitzt. Wird die abgekühlte Lösung mit 5 ml Vanillin-Lösung RN versetzt, so färbt sich die Mischung dunkelrot.

B. 1 ml Prüflösung wird mit 1 ml einer 3,5prozentigen Lösung (G/V) von Hydroxylaminhydrochlorid R in Äthanol R und 0,6 ml verdünnter Natriumhydroxid-Lösung R versetzt. Das Gemisch wird im Wasserbad erhitzt und 10 Sekunden lang am Sieden gehalten. Nach dem Abkühlen wird die Mischung mit etwa 1 ml 1 N-Salzsäure auf etwa pH 4,5 angesäuert und mit 0,2 ml Eisen(III)-chlorid-Lösung R 1 versetzt. Die Mischung färbt sich dunkelrotbraun bis rotviolett; im Verlauf von 5 Minuten vertieft sich die Färbung.

C. Chromatographie: Die Prüfung erfolgt dünnschichtchromatographisch auf einer Schicht von Kieselgel H R.

Untersuchungslösung: Prüflösung

Vergleichslösung: 10 mg Linalool RN und 10 mg Linalylacetat RN werden in 10 ml Methanol R gelöst.

Aufgetragen werden getrennt 30 µl Untersuchungslösung und 10 µl Vergleichslösung. Die Chromatographie erfolgt über eine Laufstrecke von 10 cm mit Methylenchlorid R. Nach Verdunsten der mobilen Phase wird die Platte mit Anisaldehyd-Lösung R besprüht, etwa 10 Minuten lang auf 105 bis 110 °C erhitzt und innerhalb von 10 Minuten im Tageslicht ausgewertet.

Das Chromatogramm der Vergleichslösung zeigt im unteren Drittel des Rf-Bereiches den violetten Fleck des Linalools und im mittleren Drittel den violetten Fleck des Linalylacetats.

Das Chromatogramm der Untersuchungslösung zeigt folgende Flecke: einen stark violetten Fleck in Höhe der Vergleichssubstanz Linalool, zwischen Start und diesem mehrere schwache, meist violette Flecke, darüber einen bläulich-roten Fleck, in Höhe der Vergleichssubstanz Linalylacetat einen starken, violetten Fleck, etwas höher einen blauvioletten und nahe der Front einen rotvioletten Fleck.

PRÜFUNG AUF REINHEIT

Relative Dichte (Ph. Eur.): 0,896 bis 0,915.

Trockenrückstand (DAB): Mindestens 2,5 Prozent.

LAGERUNG

Vor Licht geschützt!

LEONURUS CARDIACA

Verwendet werden die frischen, zur Blütezeit gesammelten oberirdischen Teile von *Leonurus cardiaca* L.

BESCHREIBUNG

Die aufrechten, 50 bis 100 cm langen, am Grunde bis 1 cm dicken, vierkantigen, rinnigen, meist sehr ästigen, oft hohlen Stengel sind mehr oder weniger dicht mit abstehenden Gliederhaaren besetzt. Die Laubblätter haben einen 1,5 bis 2,5 cm langen Stiel und eine 6 bis 12 cm lange und nur wenig schmalere, am Grunde gestutzte bis herzförmige, bis gegen die Mitte handförmig in 3 bis 7 grob gesägte Lappen gespaltene, meist beidseits weich behaarte Spreite mit unterseits stark hervortretenden Nerven. Sie werden nach oben hin allmählich kleiner; die oberen sind eiförmig lanzettlich mit keilförmigem Grund.

Die Blüten sind in dichten und reichblütigen Scheinwirteln angeordnet und zu 10 bis 20 in kurzem Abstand übereinanderstehend zu Scheinähren vereinigt. Die kleinen Blüten sind sitzend, ihre behaarten Kelche haben eine trichterförmige, 3 bis 5 mm lange Röhre und 2 bis 3 cm lange, starre, begrannte, auswärts gebogene Zähne, deren beide untere etwas länger als die oberen sind. Die Krone ist fleischrosa, zottig behaart und nur wenig länger als der Kelch. Sie trägt am Grunde eine Aussackung. Die längere Oberlippe ist elliptisch und schwach gewölbt, später etwa rechtwinklig nach oben abgeknickt, die kürzere Unterlippe trägt einen großen medianen und zwei kleine, nach hinten umgerollte, seitliche, ganzrandige Zipfel. Die Staubblätter sind zottig behaart, ihre Pollensäcke spreizen in rechtem Winkel. Der schlanke, kahle Griffel mit 2zipfeliger, weißer oder rötlicher Narbe ist zunächst hinter den Staubblättern verborgen und ragt erst nach deren Verblühen frei aus der Blüte hervor.

ARZNEIFORMEN

HERSTELLUNG

Urtinktur und flüssige Verdünnungen nach Vorschrift 3b.

EIGENSCHAFTEN

Die Urtinktur ist eine goldgelbe bis grünbraune Flüssigkeit mit schwach aromatischem Geruch und bitterem Geschmack.

PRÜFUNG AUF IDENTITÄT

A. 5 ml Urtinktur werden mit 1 ml verdünnter Natriumhydroxid-Lösung R im Reagenzglas gemischt. Über die Mündung des Glases wird angefeuchtetes rotes Lackmuspapier R gelegt. Wird die Flüssigkeit zum Sieden erhitzt, färbt sich das Papier blau und aminartiger Geruch tritt auf.

B. Chromatographie: Die Prüfung erfolgt dünnschichtchromatographisch auf einer Schicht von Kieselgel H R.

Untersuchungslösung: 10 ml Urtinktur werden bei vermindertem Druck auf dem Wasserbad eingeengt. Der Rückstand wird in 2 ml Methanol R aufgenommen und abfiltriert.

Vergleichslösung: 10 mg Hyperosid RN und 10 mg Pyrogallol R werden in 10 ml Methanol R gelöst.

Aufgetragen werden getrennt 20 µl Untersuchungslösung und 10 µl Vergleichslösung. Die Chromatographie erfolgt über eine Laufstrecke von 15 cm mit einer Mischung von 50 Volumteilen Chloroform R, 42 Volumteilen Essigsäure 98 % R und 8 Volumteilen Wasser. Nach Verdunsten der mobilen Phase werden die Chromatogramme mit Dimethylaminobenzaldehyd-Lösung R 1 besprüht, 8 bis 10 Minuten lang auf 105 bis 110 °C erhitzt und im Tageslicht ausgewertet.

Das Chromatogramm der Vergleichslösung zeigt im unteren Drittel des Rf-Bereiches den gelbbraunen Fleck des Hyperosids und im mittleren Drittel den rötlichvioletten bis grauen Fleck des Pyrogallols.

Das Chromatogramm der Untersuchungslösung zeigt in Startnähe einen gelben, darüber einen blauen, in Höhe der Vergleichssubstanz Hyperosid einen grauen und einen blauen Fleck sowie zwischen den beiden Vergleichssubstanzen einen kräftig blauen Fleck. In Höhe und knapp oberhalb der Vergleichssubstanz Pyrogallol kann je ein weiterer blauer Fleck auftreten.

PRÜFUNG AUF REINHEIT

Relative Dichte (Ph. Eur.): 0,919 bis 0,933.

Trockenrückstand (DAB): Mindestens 1,5 Prozent.

LAGERUNG

Vor Licht geschützt.

LEVISTICUM OFFICINALE, ÄTHANOL. DECOCTUM

Levisticum, äthanol. Decoctum

Verwendet werden die getrockneten, unterirdischen Teile von *Levisticum officinale* KOCH. Sie enthalten mindestens 0,4 Prozent (V/G) ätherisches Öl.

BESCHREIBUNG

Die Droge hat aromatischen Geruch und erst süßlichen, dann würzigen, schwach bitteren Geschmack.

Der Wurzelstock ist quergeringelt, graubraun, meist kurz, bis etwa 5 cm breit und häufig gespalten. Er geht nach unten in die bis zu 3 cm dicken, wenig verzweigten, längsgefurchten und längsrunzeligen, mit unregelmäßig angeordneten Querhöckern besetzten Wurzeln über. An seinem bisweilen mehrköpfigen, oberen Ende trägt der Wurzelstock teilweise noch Stengelansätze.

Im Querschnitt ist eine breite, weißliche bis bräunliche, schwammige, in den inneren Teilen deutlich strahlige Rinde und ein gelber, poröser Holzkörper zu erkennen, der nur im Wurzelstock ein Mark umgibt. Die Exkretgänge sind als rotbraune Punkte zu sehen, die in der Rinde fast konzentrische Kreise bilden. Die Droge ist weich und biegsam und zeigt einen glatten Bruch.

Mikroskopische Merkmale: Im Querschnitt der Wurzel liegen über der sehr schmalen Außenrinde wenige Lagen Korkgewebe. Es folgen wenige stark tangential gestreckte, schizogene Exkretbehälter. Die besonders in den äußeren Teilen stark zerklüftete Innenrinde führt in radialen Reihen angeordnete, außen weite und gegen das Kambium zu enger werdende, schizogene Exkretbehälter, die durch Phloemgruppen getrennt werden.

Die teilweise derbwandigen Parenchymzellen des Grundgewebes enthalten zahlreiche, 2 bis 18 µm große, rundliche Stärkekörner, die auch in den nicht deutlich differenzierten Markstrahlen auftreten.

Die Parenchymzellen des Holzkörpers ähneln denen der Rinde. Der Holzkörper führt undeutlich radial angeorndete Gefäße; er enthält keine Exkretbehälter. Im Zentrum ist ein primäres, meist undeutlich zweistrahliges Xylem zu erkennen. Der Querschnitt des Wurzelstocks ist dem der Wurzel ähnlich. Das im Innern befindliche Mark zeigt nahe dem Xylem schizogene Exkretbehälter.

Levisticum officinale, äthanol. Decoctum

PRÜFUNG AUF IDENTITÄT

Prüflösung: 1 g grob gepulverte Droge (710) wird mit 10 ml Äthanol 60 % *RN* 30 Minuten lang unter Rückfluß im Wasserbad erhitzt. Nach dem Abkühlen wird abfiltriert.

A. Werden 0,1 ml Prüflösung mit 100 ml Wasser verdünnt, zeigt die Mischung im ultravioletten Licht bei 365 nm grünblaue Fluoreszenz.

B. Wird 1 ml Prüflösung mit 1 ml Fehlingscher Lösung *R* zum Sieden erhitzt, bildet sich ein roter Niederschlag.

C. Chromatographie: Die Prüfung erfolgt dünnschichtchromatographisch auf einer Schicht von Kieselgel H *R*.

Untersuchungslösung: Prüflösung.

Vergleichslösung: 10 µl Borneol *R*, 10 mg Scopoletin *RN* und 4 µl Eugenol *R* werden in 10 ml Methanol *R* gelöst.

Aufgetragen werden getrennt 20 µl Untersuchungslösung und 10 µl Vergleichslösung. Die Chromatographie erfolgt über eine Laufstrecke von 15 cm mit einer Mischung von 90 Volumteilen Methylenchlorid *R* und 10 Volumteilen Äthylacetat *R*. Nach Verdunsten der mobilen Phase wird das Chromatogramm der Vergleichslösung mit Anisaldehyd-Lösung *R* besprüht und 8 bis 10 Minuten lang auf 110 bis 120 °C erwärmt. Danach werden die Chromatogramme innerhalb von 10 Minuten im ultravioletten Licht bei 365 nm ausgewertet.

Das Chromatogramm der Vergleichslösung zeigt im unteren Drittel des Rf-Bereiches den blauen Fleck des Scopoletins, im mittleren Drittel den braunen Fleck des Borneols und darüber den grauen Fleck des Eugenols.

Das Chromatogramm der Untersuchungslösung zeigt in Höhe der Vergleichssubstanz Scopoletin einen blauen, knapp darunter einen violetten und darüber einen gelblichen Fleck. Oberhalb der Vergleichssubstanz Eugenol ist ein grünblauer Fleck vorhanden.

PRÜFUNG AUF REINHEIT

Fremde Bestandteile (Ph. Eur.): Höchstens 5 Prozent Stengelanteile und höchstens 1 Prozent sonstige fremde Bestandteile.

Asche (DAB): Höchstens 8,0 Prozent.

GEHALTSBESTIMMUNG

Ätherisches Öl (Ph. Eur.): Die Bestimmung erfolgt mit 50,0 g der unmittelbar vorher zerkleinerten Droge (1400) und 500 ml Wasser als Destillationsflüssigkeit in einem 1000-ml-Rundkolben; Destillation 4 Stunden lang bei 1,5 bis 2 ml in der Minute; 1,0 ml Xylol R als Vorlage.

ARZNEIFORMEN

HERSTELLUNG

Urtinktur aus der zerkleinerten Droge (2000) und flüssige Verdünnungen nach Vorschrift 19 f mit Äthanol 62 Prozent.

EIGENSCHAFTEN

Die Urtinktur ist eine gelbe Flüssigkeit mit arteigenem Geruch und Geschmack.

PRÜFUNG AUF IDENTITÄT

Die Urtinktur gibt die bei der Droge beschriebenen Identitätsreaktionen A, B und C. Prüflösung ist die Urtinktur.

PRÜFUNG AUF REINHEIT

Relative Dichte (Ph. Eur.): 0,896 bis 0,904.

Trockenrückstand (DAB): Mindestens 2,0 Prozent.

LAGERUNG

Vor Licht geschützt.

LOBARIA PULMONARIA

Sticta

Verwendet wird der ganze, getrocknete Thallus von *Lobaria pulmonaria* (L.) Hoffm.

BESCHREIBUNG

Die Droge ist geruchlos und hat schwach bitteren Geschmack.

Sie besteht aus großblättrigen, lederartigen, aus abgerundeten Achseln buchtig gelappten Stücken mit einem Durchmesser von meist bis etwa 30, selten mehr Zentimetern. Die einzelnen Lappen sind 1 bis 12 cm lang, 0,5 bis 3 cm breit und haben abgestutzte oder ausgerandete, seltener abgerundete Enden. Die Oberseite ist glatt, fast glänzend, graubraun bis lederbraun, bei nicht zu alter Droge nach dem Befeuchten lebhaft grün, mit hervortretenden Netzadern und dazwischenliegenden flachen Gruben. Am Rande und auf den Netzadern kommen zumeist reihig angeordnete, einzeln stehende oder zusammenfließende, weiße, rundliche, bis 1 mm breite Flecke (Flecksoralen) vor, in denen die kleinkörnigen Soredien gebildet werden. Aus diesen können sich kurze, stiftförmige Auswüchse (Isidien) erheben. Auf der Oberseite der Droge finden sich selten rotbraune, kreisrunde, berandete Scheiben (Apothezien). Die Unterseite ist buckelig uneben, von dichtem, hellbraunem, zur Mitte hin schwarzbraunem Filz bedeckt. Die Buckel tragen rundliche, bis 1 cm große, nackte, matte, weißliche Flecke.

Mikroskopische Merkmale: Der Thallus ist im Querschnitt 220 bis 300 µm dick und zeigt eine deutliche Differenzierung in Oberrinde, Algenschicht, Mark und Unterrinde. Die blaßbräunliche Oberrinde ist 35 bis 50 µm hoch und besteht aus dicht gepackten Zellen mit 1 bis 3 µm dicken Wänden und einem Lumen von 3 bis 4 µm. Die Algenschicht mit kugeligen, bis 10 µm großen Grünalgenzellen ist 35 bis 40 µm hoch, nach oben hin scharf, nach unten weniger scharf begrenzt. Das farblose Mark besteht aus einem Geflecht stark verzweigter und vernetzter dünnwandiger Hyphen von 3 bis 5 µm Dicke. Die Unterrinde ist 20 bis 35 µm hoch, ähnlich wie die Oberrinde gebaut, aber etwas dunkler. An der Unterseite vorkommende Filzfasern erscheinen als senkrecht abstehende, auffasernde Bündel von 150 bis 200 µm langen und 20 µm dicken Hyphen. An den weißen Stellen der Unterseite fehlt die Unterrinde.

PRÜFUNG AUF IDENTITÄT

Prüflösung: 1,0 g grob gepulverte Droge (710) wird mit 10 ml Äthanol 86% *RN* 5 Minuten lang auf dem Wasserbad unter Rückfluß erhitzt. Nach dem Erkalten wird abfiltriert.

A. Wird 1,0 ml Prüflösung mit 10 ml Wasser und 1,0 ml Kaliumhydroxid-Lösung *RN* versetzt und kräftig geschüttelt, entsteht ein mindestens 20 Minuten lang beständiger Schaum.

B. 4,0 ml Silbernitrat-Lösung *R* 1 werden mit 0,2 ml verdünnter Natriumhydroxid-Lösung *R* und soviel Ammoniaklösung *R* versetzt, bis der entstandene Niederschlag sich wieder aufgelöst hat. Werden 1,0 ml dieser Lösung und 2,0 ml Prüflösung gemischt, so entsteht ein Niederschlag, der nach dem Filtrieren einen grauschwarzen Belag im Filter bildet.

C. 2,0 ml Prüflösung werden mit 1,0 ml Wasser und 1,0 ml einer 1prozentigen Lösung (G/G) von Echtblausalz B *RN* in einer Mischung aus gleichen Volumteilen Methanol *R* und Wasser versetzt und 3 bis 5 Minuten lang kräftig geschüttelt. Nach dem Filtrieren ist das Filtrat dunkelrot.

D. Chromatographie: Die Prüfung erfolgt dünnschichtchromatographisch auf einer Schicht von Kieselgel H *R*.

Untersuchungslösung: Prüflösung.

Vergleichslösung: 10 mg Hydrochinon *R* werden in 2 ml Methanol *R* gelöst.

Aufgetragen werden getrennt 50 µl Untersuchungslösung und 10 µl Vergleichslösung. Die Chromatographie erfolgt über eine Laufstrecke von 15 cm mit einer Mischung aus 75 Volumteilen Toluol *R*, 20 Volumteilen Dioxan *R* und 5 Volumteilen Essigsäure 98% *R*. Nach Verdunsten der mobilen Phase werden die Chromatogramme mit Anisaldehyd-Lösung *R* besprüht, 5 bis 10 Minuten lang auf 105 bis 110 °C erhitzt und innerhalb von 10 Minuten im Tageslicht ausgewertet.

Das Chromatogramm der Vergleichslösung zeigt im unteren Drittel des Rf-Bereiches den orangebraunen Fleck des Hydrochinons (Rst 1,0).

Das Chromatogramm der Untersuchungslösung zeigt einen intensiv orangegelben Fleck bei nur geringfügig höherem Rf-Wert (Rst 1,00 bis 1,03). Außerdem sind folgende Flecke zu erkennen: ein heller, orangegelber Fleck bei Rst 0,30 bis 0,35, ein schwach orangefarbener Fleck bei Rst 0,70 bis 0,77, ein oder zwei undeutlich getrennte, gelbe Flecke bei Rst 1,35 bis 1,45, ein blaßgelber Fleck bei Rst 1,5 bis 1,6 und ein blaßvioletter Fleck bei Rst 1,8 bis 1,9.

PRÜFUNG AUF REINHEIT

Fremde Bestandteile (Ph. Eur.): Höchstens 5 Prozent.

Lobaria pulmonaria

Asche (DAB): Höchstens 5,0 Prozent.

Sulfatasche (Ph. Eur.): Höchstens 5,0 Prozent, mit 1,00 g grob gepulverter Droge (710) bestimmt.

ARZNEIFORMEN

HERSTELLUNG

Urtinktur aus der grob gepulverten Droge (710) und flüssige Verdünnungen nach Vorschrift 4a mit Äthanol 86 Prozent. Die 2. und 3. Dezimalverdünnung werden mit Äthanol 62 Prozent, die höheren mit Äthanol 43 Prozent bereitet.

EIGENSCHAFTEN

Die Urtinktur ist eine dunkelrotbraune Flüssigkeit mit aromatischem Geruch und schwach bitterem Nachgeschmack.

PRÜFUNG AUF IDENTITÄT

Die Urtinktur gibt die bei der Droge beschriebenen Identitätsprüfungen A bis D. Prüflösung ist die Urtinktur.

Das bei der Identitätsprüfung D beschriebene Chromatogrammbild entspricht dem einer frisch hergestellten Urtinktur. Bei einer länger gelagerten Tinktur sinkt der Anteil der Flecke zwischen Rst 1,3 und 0,3 ab, während oberhalb Rst 1,3 neue gelbe, gelbbraune oder violette Flecke auftreten können.

PRÜFUNG AUF REINHEIT

Relative Dichte (Ph. Eur.): 0,825 bis 0,845.

Trockenrückstand (DAB): Mindestens 0,6 Prozent.

LAGERUNG

Vor Licht geschützt.

LOBELIA INFLATA

Verwendet wird die ganze, frische, blühende Pflanze von *Lobelia inflata* L.

BESCHREIBUNG

Der sehr kurze, ausdauernde Wurzelstock entsendet nach unten ein Büschel kranzförmig angeordneter, fädlicher, unverzweigter, runder, gelblichweißer, bis 13 cm langer und bis 2 mm dicker Wurzeln. Der aufrechte, verzweigte, 20 bis 100 cm hohe Stengel ist furchig-kantig, im unteren Teil oft rotviolett, besonders an den Kanten zottig-rauhhaarig, oben kahl. Die Blätter sind einfach, wechselständig, im unteren Teil der Pflanze bis 7 cm lang und bis 5 cm breit, länglich stumpf, in den kurzen Blattstiel verschmälert, im oberen Teil allmählich kleiner, eiförmig bis lanzettlich, sitzend, alle am Rand unregelmäßig gesägt, mit einer weißen Drüsenzotte an jedem Sägezahn, beiderseits zerstreut behaart, besonders längs der Nerven und am Rand. Der end- oder achselständige Blütenstand ist traubig. Die Blüten sind gestielt, 5zählig, etwa 7 bis 10 mm lang, von spitzeiförmigen, nach oben hin an Größe abnehmenden Tragblättern getragen. Die Krone ist weißlich oder hellblau, 2lippig, die Oberlippe bis auf den Grund gespalten. Die Blüten weisen 5 Staubblätter auf, die im oberen Teil miteinander verwachsen sind. Der Fruchtknoten ist unterständig, 2fächerig; er entwickelt sich zu einer aufgeblasenen, fast kugeligen, 10rippigen, am Scheitel fachspaltig 2klappig aufspringenden Kapsel.

ARZNEIFORMEN

Die Urtinktur enthält mindestens 0,008 und höchstens 0,016 Prozent Alkaloide, berechnet als Lobelin ($C_{22}H_{27}NO_2$).

HERSTELLUNG

Urtinktur und flüssige Verdünnungen nach Vorschrift 3a.

EIGENSCHAFTEN

Die Urtinktur ist eine gelbbraune bis grünlichbraune Flüssigkeit ohne besonderen Geruch.

PRÜFUNG AUF IDENTITÄT

A. 5 ml Urtinktur werden mit 0,2 ml äthanolischer Kaliumhydroxid-Lösung *R* versetzt und destilliert, bis etwa 2 ml Destillat erhalten worden sind. Wird das Destillat mit 0,1 g Dinitrobenzol *R* und 0,2 ml verdünnter Natriumhydroxid-Lösung *R* versetzt, zum Sieden erhitzt und 1 Minute lang am Sieden gehalten, tritt Rotfärbung auf.

B. Wird 1 ml Urtinktur mit 1 ml verdünnter Natriumhydroxid-Lösung *R* und mit 0,5 ml einer Mischung von 0,1 g Sulfanilsäure *R*, 0,1 g Natriumnitrit *R*, 1 ml Wasser und 1 ml verdünnter Salzsäure *R* versetzt, entsteht Rotfärbung.

C. Chromatographie: Die Prüfung erfolgt dünnschichtchromatographisch auf einer Schicht von Kieselgel G *R*.

Untersuchungslösung: 5 ml Urtinktur werden auf dem Wasserbad bis zum Verschwinden des Äthanolgeruchs erwärmt, mit 1 ml Ammoniaklösung *R* versetzt und 2mal mit je 10 ml Äther *R* ausgeschüttelt. Die vereinigten Ätherauszüge werden im Wasserbad eingeengt. Der Rückstand wird in 0,5 ml Methanol *R* aufgenommen.

Vergleichslösung: 10 mg Procainhydrochlorid *R* und 10 mg Papaverinhydrochlorid *RN* werden in 10 ml Methanol *R* gelöst.

Aufgetragen werden getrennt 20 µl Untersuchungslösung und 10 µl Vergleichslösung. Die Chromatographie erfolgt über eine Laufstrecke von 10 cm mit einer Mischung von 88 Volumteilen Chloroform *R* und 12 Volumteilen Methanol *R*. Nach Verdunsten der mobilen Phase werden die Chromatogramme mit einer Mischung von 1 Volumteil Dragendorffs Reagenz *R*, 2 Volumteilen Essigsäure 98 % *R* und 10 Volumteilen Wasser besprüht und sofort im Tageslicht ausgewertet.

Das Chromatogramm der Vergleichslösung zeigt im unteren Drittel des Rf-Bereiches den orangefarbenen Fleck des Procainhydrochlorids und im oberen Drittel den orangefarbenen Fleck des Papaverinhydrochlorids. Procainhydrochlorid besitzt, bezogen auf Papaverinhydrochlorid (Rst 1,0), einen Rst-Wert von 0,3.

Das Chromatogramm der Untersuchungslösung zeigt folgende Flecke: Rst 0,5 (orange), Rst 0,7 (orange) und Rst 1,0 (orange) (bezogen auf Procainhydrochlorid als Vergleich: Rst 1,0) sowie Rst 0,7 (orange), Rst 0,8 (weißlich) und Rst 1,1 (grünlich (bezogen auf Papaverinhydrochlorid als Vergleich: Rst 1,0).

PRÜFUNG AUF REINHEIT

Relative Dichte (Ph. Eur.): 0,890 bis 0,910.

Trockenrückstand (DAB): Mindestens 1,3 Prozent.

GEHALTSBESTIMMUNG

Etwa 5,00 g Urtinktur, genau gewogen, werden mit 15 ml Wasser, 1,5 ml verdünnter Ammoniaklösung R 1 und 1 g Natriumchlorid R versetzt und 4mal mit je 20 ml Äther R ausgeschüttelt. Die vereinigten Ätherphasen werden durch wenig Watte filtriert und mit Äther R zu 100,0 ml aufgefüllt. 25,0 ml der Lösung werden 3mal mit je 10 ml 0,1 N-Salzsäure ausgeschüttelt. Die vereinigten salzsauren Ausschüttelungen werden mit 0,05 ml Methylrot-Lösung R und dann tropfenweise mit verdünnter Ammoniaklösung R 1 bis zum Farbumschlag nach Gelb versetzt. Nach Zusatz von weiteren 1,0 ml verdünnter Ammoniaklösung R 1 wird die Lösung 3mal mit je 20 ml Äther R ausgeschüttelt. Die vereinigten Ätherphasen werden auf dem Wasserbad bei einer 45 °C nicht überschreitenden Temperatur eingeengt. Der Rückstand wird mit Citrat-Phosphat-Pufferlösung pH 5,5 RH aufgenommen und zu 10,0 ml aufgefüllt.

5,0 ml dieser Lösung werden mit 5,0 ml Citrat-Phosphat-Pufferlösung pH 5,5 RH und 2,0 ml Bromkresolgrün-Lösung RH versetzt und anschließend 3mal mit je 10 ml Chloroform R je 1 Minute lang ausgeschüttelt. Die vereinigten Chloroformauszüge werden durch wenig Watte filtriert und mit Chloroform R zu 50,0 ml aufgefüllt. Die Extinktion dieser Lösung wird bei 410 nm in einer Schichtdicke von 1 cm gegen eine Vergleichslösung gemessen, zu deren Herstellung 10,0 ml Citrat-Phosphat-Pufferlösung pH 5,5 RH mit 2,0 ml Bromkresolgrün-Lösung RH versetzt und wie oben beschrieben weiterbehandelt werden. Der Berechnung wird eine spezifische Extinktion $E_{1cm}^{1\%}$ von 54,8 zugrunde gelegt.

Der Prozentgehalt (x_{proz}) an Alkaloiden, berechnet als Lobelin, wird nach folgender Formel berechnet:

$$x_{proz} = \frac{E \cdot 0{,}730}{e}$$

E: Extinktion der Untersuchungslösung
e: Einwaage an Urtinktur in Gramm.

Grenzprüfung der D 4

10,0 ml der 4. Dezimalverdünnung werden mit 0,1 ml 0,1 N-Salzsäure versetzt und unter vermindertem Druck bis fast zur Trockne eingeengt. Der Rückstand wird mit 10 ml Citrat-Phosphat-Pufferlösung pH 5,5 RH und 0,5 ml Bromkresolgrün-Lösung RH versetzt und mit 10 ml Chloroform ausgeschüttelt. Die abgetrennte Chloroformphase darf nicht stärker gelb gefärbt sein als eine gleich behandelte Blindprobe von 10,0 ml Äthanol 43 Prozent.

LAGERUNG

Vor Licht geschützt.

Vorsichtig zu lagern!

LYCOPUS VIRGINICUS

Verwendet werden die zur Blütezeit geernteten, frischen, oberirdischen Teile von *Lycopus virginicus* MICHX.

BESCHREIBUNG

Der aufrechte, ästige, stumpf vierkantige, nur an den Knoten zottig behaarte Stengel wird 15 bis 60 cm hoch. Die Blätter sind kreuzgegenständig, dunkelgrün oder purpurn überlaufen, eiförmig bis eiförmig-länglich, vorn zugespitzt, am Grunde in den kurzen Stiel verschmälert, ganzrandig, nur die unteren am Grund und in der Mitte gezähnt bis fast fiederspaltig, unterseits drüsig punktiert. Die kleinen Blüten stehen in dichten, blattachselständigen Scheinquirlen. Der glokkenförmige Kelch hat 4 oder 5 stumpfdreieckige Zähne. Die kleine, weiße bis rötliche Blumenkrone ist vierspaltig und röhrenförmig mit fast regelmäßigem, vierspaltigem Saum. Zwei verwachsene Fruchtblätter bilden eine viersamige Frucht.

ARZNEIFORMEN

HERSTELLUNG

Urtinktur und flüssige Verdünnungen nach Vorschrift 3a.

EIGENSCHAFTEN

Die Urtinktur ist eine gelbbraune bis grünbraune Flüssigkeit mit aromatischem Geruch.

PRÜFUNG AUF IDENTITÄT

A. Wird 1 ml Urtinktur nach Zusatz von 0,5 ml Phloroglucin-Lösung *R* und 0,5 ml Salzsäure *R* auf dem Wasserbad zum Sieden erhitzt, färbt sich die Mischung erst dunkelrot, dann braun.

B. Wird 1 ml Urtinktur mit 0,2 ml Salpetersäure *R* zum Sieden erhitzt und anschließend mit 1 ml konzentrierter Natriumhydroxid-Lösung *R* versetzt, färbt sich die Mischung orangerot.

Lycopus virginicus

C. 1 ml Urtinktur färbt sich nach Zusatz von 0,1 ml Eisen(III)-chlorid-Lösung *R* 1 grünschwarz.

D. Chromatographie: Die Prüfung erfolgt dünnschichtchromatographisch auf einer Schicht von Kieselgel G *R*.

Untersuchungslösung: 5 ml Urtinktur werden auf dem Wasserbad bis zum Verschwinden des Äthanolgeruchs erwärmt, mit Wasser zu 5 ml aufgefüllt und 3mal mit je 5 ml Äthylacetat *R* ausgeschüttelt. Die vereinigten organischen Phasen werden auf dem Wasserbad eingeengt; der Rückstand wird in 0,5 ml Methanol *R* aufgenommen.

Vergleichslösung: 10 mg Cholesterin *R* und 10 mg Dihydroxyanthrachinon *R* werden in 10 ml Chloroform *R* gelöst.

Aufgetragen werden getrennt 40 µl Untersuchungslösung und 10 µl Vergleichslösung. Die Chromatographie erfolgt über eine Laufstrecke von 15 cm mit einer Mischung von 95 Volumteilen Chloroform *R* und 5 Volumteilen Methanol *R*. Nach Verdunsten der mobilen Phase werden die Chromatogramme mit Antimon(III)-chlorid-Lösung *R* besprüht, 10 Minuten lang auf 100 bis 105 °C erhitzt und im Tageslicht ausgewertet.

Das Chromatogramm der Vergleichslösung zeigt im mittleren Drittel des Rf-Bereiches den rosaroten Fleck des Cholesterins und im oberen Drittel den orangefarbenen Fleck des Dihydroxyanthrachinons.

Das Chromatogramm der Untersuchungslösung zeigt folgende Flecke in der Reihenfolge steigender Rf-Werte: unterhalb des Cholesterinflecks der Vergleichslösung ein purpurfarbener und ein gelber Fleck, etwa in der Höhe des Cholesterinflecks ein rosa Fleck, dicht unterhalb des Dihydroxyanthrachinonflecks der Vergleichslösung ein graugrüner Fleck und dicht oberhalb des Dihydroxyanthrachinonflecks ein sandfarbener Fleck. Im Bereich zwischen den Flecken der Vergleichslösung kann ein weiterer grauer Fleck erscheinen.

PRÜFUNG AUF REINHEIT

Relative Dichte (Ph. Eur.): 0,895 bis 0,915.

Trockenrückstand (DAB): Mindestens 1,0 Prozent.

LAGERUNG

Vor Licht geschützt.

LYTTA VESICATORIA

Cantharis

Verwendet werden die getöteten, bei einer 40 °C nicht übersteigenden Temperatur getrockneten, möglichst wenig beschädigten Spanischen Fliegen (*Lytta vesicatoria* FABRICIUS). Sie enthalten mindestens 0,15 und höchstens 0,5 Prozent Cantharidin ($C_{10}H_{12}O_4$).

BESCHREIBUNG

Spanische Fliegen haben unangenehmen, durchdringenden Geruch.

Sie sind glänzend grün und besonders in der Wärme blauschillernd, 15 bis 30 mm lang und 5 bis 8 mm breit. Der nach unten geneigte Kopf ist herzförmig und trägt 2 Fühler und 2 hervortretende Facettenaugen. Daran schließt sich der Thorax mit 3 Brustringen und 3 Beinpaaren an, bedeckt von einem 5eckigen Halsschild. Außerdem setzen am Thorax die hellbräunlichen, häutigen Flügel und die Flügeldecken an, die gewölbt und feinrunzelig sind, 2 Längsrippen besitzen und den 8gliedrigen Hinterleib bedecken. Kopf, Körper und Beine sind behaart. Die Männchen besitzen smaragdgrüne Flügeldecken, die Weibchen gelblichgrüne. Bei den Männchen erreichen die Fühler die Hälfte, bei den Weibchen ein Viertel der Körperlänge.

PRÜFUNG AUF IDENTITÄT

A. Gepulverte Käfer liefern bei der Mikrosublimation (DAB) bei 120 bis 140 °C ein Sublimat von Cantharidin in Form prismatischer Kristalle.

B. Chromatographie: Die Prüfung erfolgt dünnschichtchromatographisch auf einer Fertigplatte Kieselgel mit einem durchschnittlichen Porendurchmesser von 6 nm. Zur Prüfung des Trennvermögens werden 10 µl einer Lösung von 10 mg Dihydroxyanthrachinon *R* und 5 mg Sudan III *R* in 10,0 ml Methylenchlorid *R* auf die Schicht aufgetragen. Die Chromatographie erfolgt über eine Laufstrecke von 10 cm mit Methylenchlorid *R*. Die beiden Flecke müssen voneinander getrennt erscheinen.

Untersuchungslösung: 1,0 g gepulverte (Abzug!) Droge (355) wird mit 10 ml Äthanol 90 % *RN* versetzt, 1 Stunde lang geschüttelt und abfiltriert.

Vergleichslösung: 10 mg Cantharidin *RN* werden in 20 ml Methylenchlorid *R* gelöst.

Aufgetragen werden getrennt 100 µl Untersuchungslösung sowie einmal 30 µl und einmal 100 µl Vergleichslösung. Die Chromatographie erfolgt über eine Laufstrecke von 10 cm mit Methylenchlorid *R*. Nach dem Verdunsten der mobilen Phase wird im ultravioletten Licht bei 365 nm auf fremde Bestandteile geprüft (siehe ,,Prüfung auf Reinheit"). Anschließend werden die Chromatogramme mit Hydroxylamin-Lösung *RH* besprüht (etwa 20 ml für eine 20-cm-mal-20-cm-Platte). Nach kurzer Zwischentrocknung bei Zimmertemperatur wird mit Eisen(III)-chlorid-Reagenz *RH* unter kräftigem Schütteln nachgesprüht (etwa 30 ml). Dann werden die Chromatogramme 15 bis 20 Minuten lang unter Beobachtung auf 110 bis 115 °C erhitzt und etwa 15 Minuten nach dem Erkalten im Tageslicht ausgewertet.

Die Chromatogramme der Vergleichslösung zeigen im unteren Drittel des Rf-Bereiches jeweils den orangefarbenen Fleck des Cantharidins (Rst 1,0). Das Chromatogramm der Untersuchungslösung zeigt auf fast gleicher Höhe einen orangefarbenen Fleck und je einen braunen Fleck bei etwa Rst 2,1 und etwa Rst 2,8.

PRÜFUNG AUF REINHEIT

Fremde Bestandteile: Höchstens 1,0 Prozent. Die Droge darf nicht nach Ammoniak riechen. Fremde Käfer dürfen nicht vorhanden sein.

Das Chromatogramm der Untersuchungslösung (siehe ,,Prüfung auf Identität B") darf im ultravioletten Licht bei 365 nm keinen intensiv blau fluoreszierenden Fleck mit einem Rst-Wert von etwa 0,3 (bezogen auf Cantharidin als Vergleich: Rst 1,0) zeigen.

Asche (DAB): Höchstens 8,0 Prozent.

GEHALTSBESTIMMUNG

Der bei der dünnschichtchromatographischen Prüfung (siehe ,,Prüfung auf Identität B") im Chromatogramm der Untersuchungslösung bei Rst 1,0 auftretende orangefarbene Fleck darf nicht stärker sein als der entsprechende Fleck im Chromatogramm von 100 µl Vergleichslösung und nicht schwächer sein als der entsprechende Fleck im Chromatogramm von 30 µl Vergleichslösung.

ARZNEIFORMEN

HERSTELLUNG

Urtinktur aus ganzen, erst unmittelbar vor der Extraktion grob gepulverten (Abzug!) Tieren (710) und flüssige Verdünnungen nach Vorschrift 4a mit Äthanol

Lytta vesicatoria

86 Prozent. Die 2. und 3. Dezimalverdünnung werden mit Äthanol 86 Prozent, die 4. Dezimalverdünnung mit Äthanol 62 Prozent und die folgenden Verdünnungen mit Äthanol 43 Prozent bereitet.

EIGENSCHAFTEN

Die Urtinktur ist eine goldgelbe bis bräunlichgrüne Flüssigkeit mit arteigenem Geruch.

PRÜFUNG AUF IDENTITÄT

A. Werden 0,5 ml Urtinktur mit 0,5 ml Wasser versetzt, tritt milchige Trübung auf.

B. Chromatographie: Die Prüfung erfolgt dünnschichtchromatographisch in gleicher Weise wie unter ,,Prüfung auf Identität" bei der Droge angegeben mit 100 µl Urtinktur als Untersuchungslösung und 50 µl Vergleichslösung.

PRÜFUNG AUF REINHEIT

Fremde Bestandteile: Das Chromatogramm der Untersuchungslösung (siehe ,,Prüfung auf Identität B") darf im ultravioletten Licht bei 365 nm keinen intensiv blau fluoreszierenden Fleck mit einem Rst-Wert von ungefähr 0,3 (bezogen auf Cantharidin als Vergleich: Rst 1,0) zeigen.

Relative Dichte (Ph. Eur.): 0,827 bis 0,845.

Trockenrückstand (DAB): Mindestens 1,0 und höchstens 2,6 Prozent.

Grenzprüfung der D 4

1,0 ml der 4. Dezimalverdünnung wird nach Zusatz von 1,0 ml einer 1prozentigen Lösung (G/V) von Ninhydrin R in Äthanol R 3 bis 5 Minuten lang im Wasserbad erhitzt. Die Mischung muß gelbgrün und darf nicht blau sein.

LAGERUNG

Vor Licht geschützt.

Vorsichtig zu lagern!

MALACHIT

Verwendet wird das natürlich vorkommende Mineral *Malachit* mit einem Gehalt von mindestens 95 Prozent $Cu(OH)_2 \cdot CuCO_3$ (MG 221,1).

BESCHREIBUNG

Das Mineral bildet dunkelgrüne, matt oder seidig glänzende, monoklinprismatische Kristalle in Büscheln oder nierige, traubige, achatähnlich gebänderte Aggregate. Die Härte nach Mohs beträgt 3½ bis 4.
Das gepulverte Mineral ist hellgrün.

PRÜFUNG AUF IDENTITÄT

A. 50 mg gepulverte Substanz (180) lösen sich in 2 ml verdünnter Ammoniak-Lösung *R* 1 mit tiefblauer Farbe. Nach Ansäuern mit Essigsäure 30 % *R* und Zugabe von 2 ml Kaliumhexacyanoferrat(II)-Lösung *R* fällt ein brauner Niederschlag aus.

B. Die gepulverte Substanz (180) gibt die Identitätsreaktion auf Carbonat (Ph. Eur.).

PRÜFUNG AUF REINHEIT

Prüflösung: Etwa 1,00 g gepulverte Substanz (180), genau gewogen, wird in 15 ml verdünnter Salpetersäure *R* unter Erwärmen gelöst. Nach dem Abkühlen wird die Lösung durch einen Glassintertiegel Nr. 16 (Ph. Eur.) in einen 100-ml-Meßkolben filtriert. Unter Nachwaschen mit Wasser wird zur Marke aufgefüllt. Der Rückstand wird für die ,,Prüfung auf säureunlösliche Bestandteile" aufbewahrt.

Fremde Minerale: In Habitus, Farbe, Glanz oder Härte abweichende Kristalle oder Aggregatstücke dürfen nicht enthalten sein.

Säureunlösliche Bestandteile: Höchstens 2,0 Prozent. Der bei der Herstellung der Prüflösung verwendete Glassintertiegel mit Rückstand wird bei 150 °C bis zur Gewichtskonstanz getrocknet.

Phosphat: 0,5 ml Prüflösung werden mit Wasser zu 10,0 ml verdünnt und mit 5,0 ml Molybdat-Vanadat-Reagenz *R* gemischt. Nach 5 Minuten darf die

Mischung nicht stärker gelb gefärbt sein als eine Vergleichslösung, die gleichzeitig durch Mischen von 10,0 ml Phosphat-Standardlösung (5 ppm PO_4) R mit 5,0 ml Molybdat-Vanadat-Reagenz R hergestellt wird (1,0 Prozent).

GEHALTSBESTIMMUNG

20,0 ml Prüflösung werden mit 25 ml Wasser und so viel verdünnter Ammoniaklösung R 1 versetzt, daß eine leichte Trübung eben bestehen bleibt. Nach Zusatz von 2 ml Essigsäure 30 % R, 1 g Natriumacetat R und 1,5 g Kaliumjodid R wird unter Verwendung von Stärke-Lösung R als Indikator mit 0,1 N-Natriumthiosulfat-Lösung titriert, bis die Flüssigkeit nur noch schwach blau gefärbt ist. Nach Zusatz von 1 g Kaliumthiocyanat R wird bis zum Verschwinden der Blaufärbung weitertitriert.

1 ml 0,1 N-Natriumthiosulfat-Lösung enspricht 11,06 mg $Cu(OH)_2 \cdot CuCO_3$.

ARZNEIFORMEN

Die 1. Dezimalverreibung muß mindestens 9,0 und darf höchstens 10,5 Prozent $Cu(OH)_2 \cdot CuCO_3$ enthalten.

HERSTELLUNG

Verreibungen nach Vorschrift 6.

EIGENSCHAFTEN

Die 1. Dezimalverreibung ist ein hellgrünes Pulver.

PRÜFUNG AUF IDENTITÄT

A. 0,3 g der 1. Dezimalverreibung geben die bei der Substanz beschriebene Identitätsreaktion A.

B. Die 1. Dezimalverreibung gibt die Identitätsreaktion auf Carbonat (Ph. Eur.).

GEHALTSBESTIMMUNG

Etwa 1,50 g der 1. Dezimalverreibung, genau gewogen, werden in einem Porzellantiegel verascht und anschließend 30 Minuten lang bei etwa 600 °C geglüht. Nach dem Abkühlen wird der Rückstand unter Erwärmen in 2 ml verdünnter Salpetersäure gelöst. Die Lösung wird unter Waschen des Tiegels mit insgesamt 50 ml Wasser in einen 250-ml-Erlenmeyerkolben überführt und wie bei der „Gehaltsbestimmung" der Substanz angegeben weiterbehandelt.

LAGERUNG
Dicht verschlossen.

Vorsichtig zu lagern!

MANDRAGORA, ÄTHANOL. DECOCTUM

Verwendet werden die getrockneten Wurzeln von *Mandragora officinarum* L. und *Mandragora autumnalis* BERTOL. Sie enthalten mindestens 0,30 Prozent nicht flüchtige Basen, berechnet als Hyoscyamin ($C_{17}H_{23}NO_3$; MG 289,4).

BESCHREIBUNG

Die Droge ist geruchlos. Sie besteht aus den im oberen Abschnitt bis 5 cm dicken, spindel- oder umgekehrt möhrenförmigen, einfachen oder meist zweiteilig verzweigten Wurzeln. Sie ist außen graubraun, stark gefurcht, längsrunzelig und auf dem körnigen Bruch weiß bis gelblich. Die bis zu 0,5 cm dicke Rinde wird durch eine mehr oder weniger gut sichtbare, gelbliche Linie in eine Außen- und eine Innenrinde geteilt. Die letztere ist durch eine nur undeutlich erkennbare Kambiumzone gegen den gelblichen bis gelblichgrauen, schwachstrahligen, fleischigen Holzkörper abgegrenzt.

Mikroskopische Merkmale: Unter einem im Querschnitt sehr unregelmäßig erscheinenden Kork aus dünnwandigen, flachen, in der Fläche polygonalen Korkzellen folgt ein von Interzellularen durchsetztes Rindenparenchym aus großen, rundlichen, dünnwandigen Zellen. Die eventuell bereits mit bloßem Auge erkennbare gelbliche Zone in der Rinde ist ein unregelmäßig begrenztes, mehrere Lagen breites Band gelbwandiger Zellen. In der äußeren Rinde kommen zahlreiche größere Interzellularen vor; das Parenchym erscheint ungeordnet. Nach innen zu werden die Interzellularen kleiner und seltener; die Parenchymzellen sind in mehr oder weniger regelmäßigen, radialen Reihen angeordnet, aber nicht oder nur kaum radial gestreckt. Zwischen den Parenchymkeilen liegen reihenförmig in Gruppen oder radial bandförmig angeordnete Phloeme aus meist kollabierten, oft in den Wänden gelblichen Phloemelementen. Das innerhalb der schmalen Kambiumzone liegende Holz ist locker. Es besteht aus unterbrochenen Reihen der in kleinen Gruppen oder einzeln angeordneten, im Längsschnitt unregelmäßig knorrigen, meist kurzgliedrigen, verholzten Gefäße von 25 bis 100 μm Weite, deren Wände netzartig verdickt sind. Das die Gefäße umgebende dünnwandige Parenchym besteht aus im Querschnitt rundlich-polygonalen Zellen und ist nur undeutlich gegen die mehrreihigen Parenchymstrahlen abgesetzt, die aus Zellen aufgebaut sind, die in radialer Richtung etwa 2 bis 3mal länger als breit sind. Im Holzteil kommen anastomosierende Gruppen in vertikaler Richtung gestreckter, derbwandiger, leer erscheinender kollabierter Zellen vor. Die meisten parenchymatischen Zellen enthalten unregelmäßig rundliche bis eiförmig-elliptische, manchmal kegelig unten abgestumpfte Stärkekörner von 10 bis 65, meist 15 bis 25 µm Durchmesser mit mehr oder weniger exzentrischen, spalten- oder schwingenförmigen Trocknungsrissen. Die Droge ist schleimhaltig.

PRÜFUNG AUF IDENTITÄT

Prüflösung: 3,0 g grob gepulverte Wurzel (710) werden mit 30 ml Äthanol 50 % *RN* versetzt, kurz auf dem Wasserbad zum Sieden erhitzt und nach dem Erkalten abfiltriert.

A. Wird 1 ml Prüflösung mit 1 ml einer 1prozentigen Lösung (G/V) von Resorcin *R* in Salzsäure *R* versetzt, färbt sich beim Erwärmen auf dem Wasserbad die Mischung rot bis violettrot.

B. Wird 1 ml Prüflösung mit 2 ml Wasser und 0,5 ml verdünnter Natriumhydroxid-Lösung *R* versetzt, färbt sich die Mischung intensiv gelb.

C. 5 ml Prüflösung werden auf dem Wasserbad vom Äthanol befreit und dann mit 5 ml Wasser und 1 ml konzentrierter Ammoniaklösung *R* versetzt. Die Mischung wird in einen Scheidetrichter überführt und mit 10 ml peroxidfreiem Äther *R* ausgeschüttelt. Die Ätherphase wird auf dem Wasserbad eingeengt. Der Rückstand wird mit 0,5 ml rauchender Salpetersäure *R* versetzt und über kleiner Flamme eingeengt. Wird dieser Rückstand in 10 ml Aceton *R* aufgenommen und tropfenweise mit 0,2 ml äthanolischer Kaliumhydroxid-Lösung *R* versetzt, färbt sich die Mischung rot.

D. Chromatographie: Die Prüfung erfolgt dünnschichtchromatographisch auf einer Schicht von Kieselgel HF_{254} *R*.

Untersuchungslösung: 10 ml Prüflösung werden auf dem Wasserbad vom Äthanol befreit, mit 1 ml Ammoniaklösung *R* versetzt und zweimal mit je 10 ml peroxidfreiem Äther *R* ausgeschüttelt. Die vereinigten Ätherphasen werden mit etwa 5 g wasserfreiem Natriumsulfat *R* getrocknet; nach 1 Stunde wird abfiltriert. Das Filtrat wird vorsichtig eingeengt und der Rückstand in 0,25 ml Methanol *R* aufgenommen.

Vergleichslösung: 10 mg Atropinsulfat *R* und 1 mg Scopoletin *RN* werden in 10 ml Methanol *R* gelöst.

Aufgetragen werden getrennt 20 µl Untersuchungslösung und 10 µl Vergleichslösung. Die Chromatographie erfolgt über eine Laufstrecke von 10 cm mit einer Mischung von 90 Volumteilen Aceton *R*, 7 Volumteilen Wasser und 3 Volumteilen konzentrierter Ammoniaklösung *R*. Die Chromatogramme werden bei 100 bis 105 °C bis zum Verschwinden des Geruchs nach Ammoniak getrocknet. Nach dem Erkalten wird zunächst im ultravioletten Licht bei

Mandragora, äthanol. Decoctum

365 nm ausgewertet. Dann werden die Chromatogramme zuerst mit einer Mischung aus 7 ml Natriumwismutjodid-Lösung *R*, 5 ml Essigsäure 98% *R* und 7 ml Äthylacetat *R* und anschließend bis zum Auftreten orangeroter Flecke mit 0,1 N-Schwefelsäure besprüht.

Das Chromatogramm der Vergleichslösung zeigt im mittleren Drittel des Rf-Bereiches den im ultravioletten Licht blau fluoreszierenden Fleck des Scopoletins und im unteren Drittel den nach dem Besprühen orangerot werdenden Fleck des Atropins.

Das Chromatogramm der Untersuchungslösung zeigt auf gleicher Höhe jeweils gleichartige Flecke in ähnlicher Intensität.

PRÜFUNG AUF REINHEIT

Asche (DAB): Höchstens 15 Prozent.

GEHALTSBESTIMMUNG

Etwa 1,50 g gepulverte Droge (180), genau gewogen, werden in einem Kolben mit Glasstopfen zunächst mit 60,0 g peroxidfreiem Äther *R* und dann mit 1 ml Ammoniaklösung *R* versetzt. Die Mischung wird unter gelegentlichem, kräftigem Schütteln 1 Stunde lang stehengelassen. Anschließend wird durch einen kleinen Wattebausch in einen trockenen Erlenmeyerkolben mit Glasstopfen filtriert. Der Trichter ist zum Schutz gegen Verdunstungsverluste zuzudecken. 50,0 g Filtrat, genau gewogen, werden in einem Wasserbad von 50 bis 60 °C vorsichtig eingeengt und danach noch 15 Minuten lang auf dem Wasserbad belassen. Der Rückstand wird in 5 ml Äthanol *R* aufgenommen. Nach Zusatz von 5 ml Wasser, 5,00 ml 0,01 N-Salzsäure und 0,1 ml Methylrot-Mischindikator-Lösung *R* wird mit 0,01 N-Natriumhydroxid-Lösung titriert.

1 ml 0,01 N-Salzsäure entspricht 2,894 mg nicht flüchtiger Basen, berechnet als Hyoscyamin.

ARZNEIFORMEN

Die Urtinktur enthält mindestens 0,025 und höchstens 0,040 Prozent nicht flüchtige Basen, berechnet als Hyoscyamin ($C_{17}H_{23}NO_3$; MG 289,4).

HERSTELLUNG

Urtinktur aus der grob gepulverten Droge (710) und flüssige Verdünnungen nach Vorschrift 19f mit Äthanol 43 Prozent.

EIGENSCHAFTEN

Die Urtinktur ist eine gelbliche bis hellgrüne Flüssigkeit.

PRÜFUNG AUF IDENTITÄT

Die Urtinktur gibt die bei der Droge beschriebenen Identitätsreaktionen A bis D. Prüflösung ist die Urtinktur.

PRÜFUNG AUF REINHEIT

Relative Dichte (Ph. Eur.): 0,930 bis 0,945.

Trockenrückstand (DAB): Mindestens 1,2 Prozent.

GEHALTSBESTIMMUNG

Etwa 15,0 g Urtinktur, genau gewogen, werden in einem 100-ml-Rundkolben auf dem Wasserbad auf etwa 3 bis 5 ml eingeengt. Nach dem Erkalten werden 3 ml konzentrierte Ammoniaklösung *R* und 60,0 g peroxidfreier Äther *R* zugegeben. Der Kolben wird sofort verschlossen und 3 Minuten lang geschüttelt. Nach Zugabe von 1,0 g gepulvertem Tragant *RN* wird erneut 1 Minute lang geschüttelt und der Äther wie unter „Gehaltsbestimmung" bei der Droge beschrieben abfiltriert und weiterbehandelt.

LAGERUNG

Vor Licht geschützt.

Vorsichtig zu lagern!

MANDRAGORA E RADICE SICCATO

Verwendet werden die getrockneten Wurzeln von *Mandragora officinarum* L. und *Mandragora autumnalis* BERTOL. Sie enthalten mindestens 0,30 Prozent nicht flüchtige Basen, berechnet als Hyoscyamin ($C_{17}H_{23}NO_3$; MG 289,4).

BESCHREIBUNG

Die Droge ist geruchlos. Sie besteht aus den im oberen Abschnitt bis 5 cm dicken, spindel- oder umgekehrt möhrenförmigen, einfachen oder meist zweiteilig verzweigten Wurzeln. Sie ist außen graubraun, stark gefurcht, längsrunzelig und auf dem körnigen Bruch weiß bis gelblich. Die bis zu 0,5 cm dicke Rinde wird durch eine mehr oder weniger gut sichtbare, gelbliche Linie in eine Außen- und eine Innenrinde geteilt. Die letztere ist durch eine nur undeutlich erkennbare Kambiumzone gegen den gelblichen bis gelblichgrauen, schwachstrahligen, fleischigen Holzkörper abgegrenzt.

Mikroskopische Merkmale: Unter einem im Querschnitt sehr unregelmäßig erscheinenden Kork aus dünnwandigen, flachen, in der Fläche polygonalen Korkzellen folgt ein von Interzellularen durchsetztes Rindenparenchym aus großen, rundlichen, dünnwandigen Zellen. Die eventuell bereits mit bloßem Auge erkennbare gelbliche Zone in der Rinde ist ein unregelmäßig begrenztes, mehrere Lagen breites Band gelbwandiger Zellen. In der äußeren Rinde kommen zahlreiche größere Interzellularen vor; das Parenchym erscheint ungeordnet. Nach innen zu werden die Interzellularen kleiner und seltener; die Parenchymzellen sind in mehr oder weniger regelmäßigen radialen Reihen angeordnet aber nicht oder nur kaum radial gestreckt. Zwischen den Parenchymkeilen liegen reihenförmig in Gruppen oder radial bandförmig angeordnete Phloeme aus meist kollabierten, oft in den Wänden gelblichen Phloemelementen. Das innerhalb der schmalen Kambiumzone liegende Holz ist locker. Es besteht aus unterbrochenen Reihen der in kleinen Gruppen oder einzeln angeordneten, im Längsschnitt unregelmäßig knorrigen, meist kurzgliedrigen, verholzten Gefäße von 25 bis 100 µm Weite, deren Wände netzartig verdickt sind. Das die Gefäße umgebende, dünnwandige Parenchym besteht aus im Querschnitt rundlich-polygonalen Zellen und ist nur undeutlich gegen die mehrreihigen Parenchymstrahlen abgesetzt, die aus Zellen aufgebaut sind, die in radialer Richtung etwa 2- bis 3mal länger als breit sind. Im Holzteil kommen anastomosierende Gruppen in vertikaler Richtung gestreckter, derbwandiger, leer erscheinender kollabierter Zellen vor. Die meisten parenchymatischen Zellen enthalten unregelmäßig rundliche bis eiförmig-elliptische, manchmal kegelig unten abgestumpfte Stärkekörner von 10 bis 65, meist 15 bis 25 µm Durchmesser mit mehr oder weniger exzentrischen, spalten- oder schwingenförmigen Trocknungsrissen. Die Droge ist schleimhaltig.

PRÜFUNG AUF IDENTITÄT

Prüflösung: 3,0 g grob gepulverte Wurzel (710) werden mit 30 ml Äthanol 70 % *RN* versetzt, kurz auf dem Wasserbad zum Sieden erhitzt und nach dem Erkalten abfiltriert.

A. Wird 1 ml Prüflösung mit 1 ml einer 1prozentigen Lösung (G/V) von Resorcin *R* in Salzsäure *R* versetzt, färbt sich beim Erwärmen auf dem Wasserbad die Mischung rot bis violettrot.

B. Wird 1 ml Prüflösung mit 2 ml Wasser und 0,5 ml verdünnter Natriumhydroxid-Lösung *R* versetzt, färbt sich die Mischung intensiv gelb.

C. 5 ml Prüflösung werden auf dem Wasserbad vom Äthanol befreit und dann mit 5 ml Wasser und 1 ml konzentrierter Ammoniaklösung *R* versetzt. Die Mischung wird in einen Scheidetrichter überführt und mit 10 ml peroxidfreiem Äther *R* ausgeschüttelt. Die Ätherphase wird auf dem Wasserbad eingeengt. Der Rückstand wird mit 0,5 ml rauchender Salpetersäure *R* versetzt und über kleiner Flamme eingeengt. Wird dieser Rückstand in 10 ml Aceton *R* aufgenommen und tropfenweise mit 0,2 ml äthanolischer Kaliumhydroxid-Lösung *R* versetzt, färbt sich die Mischung rot.

D. Chromatographie: Die Prüfung erfolgt dünnschichtchromatographisch auf einer Schicht von Kieselgel HF_{254} *R*.

Untersuchungslösung: 10 ml Prüflösung werden auf dem Wasserbad von Äthanol befreit, mit 1 ml Ammoniaklösung *R* versetzt und zweimal mit je 10 ml peroxidfreiem Äther *R* ausgeschüttelt. Die vereinigten Ätherphasen werden mit etwa 5 g wasserfreiem Natriumsulfat *R* getrocknet; nach 1 Stunde wird abfiltriert. Das Filtrat wird vorsichtig eingeengt und der Rückstand in 0,25 ml Methanol *R* aufgenommen.

Vergleichslösung: 10 mg Atropinsulfat *R* und 1 mg Scopoletin *RN* werden in 10 ml Methanol *R* gelöst.

Aufgetragen werden getrennt 20 µl Untersuchungslösung und 10 µl Vergleichslösung. Die Chromatographie erfolgt über eine Laufstrecke von 10 cm mit einer Mischung von 90 Volumteilen Aceton *R*, 7 Volumteilen Wasser und 3 Volumteilen konzentrierter Ammoniaklösung *R*. Die Chromatogramme werden bei 100 bis 105 °C bis zum Verschwinden des Geruches nach Ammoniak getrocknet. Nach dem Erkalten wird zunächst im ultravioletten Licht bei 365 nm ausgewertet. Dann werden die Chromatogramme zuerst mit einer Mischung aus 7 ml Natriumwismutjodid-Lösung R, 5 ml Essigsäure 98 % R und 7 ml Äthylacetat R und anschließend bis zum Auftreten orangeroter Flecke mit 0,1 N-Schwefelsäure besprüht.

Das Chromatogramm der Vergleichslösung zeigt im mittleren Drittel des Rf-Bereiches den im ultravioletten Licht blau fluoreszierenden Fleck des Scopoletins und im unteren Drittel den nach dem Besprühen orangerot werdenden Fleck des Atropins.

Das Chromatogramm der Untersuchungslösung zeigt auf gleicher Höhe jeweils gleichartige Flecke in ähnlicher Intensität.

PRÜFUNG AUF REINHEIT

Asche (DAB): Höchstens 15 Prozent.

GEHALTSBESTIMMUNG

Etwa 1,50 g gepulverte Droge (180), genau gewogen, werden in einem Kolben mit Glasstopfen zunächst mit 60,0 g peroxidfreiem Äther R und dann mit 1 ml Ammoniaklösung R versetzt. Die Mischung wird unter gelegentlichem, kräftigem Schütteln 1 Stunde lang stehengelassen. Anschließend wird durch einen kleinen Wattebausch in einen trockenen Erlenmeyerkolben mit Glasstopfen filtriert. Der Trichter ist zum Schutz gegen Verdunstungsverluste zuzudecken. 50,0 g Filtrat, genau gewogen, werden in einem Wasserbad von 50 bis 60 °C vorsichtig eingeengt und danach 15 Minuten lang auf dem Wasserbad belassen. Der Rückstand wird in 5 ml Äthanol R aufgenommen. Nach Zusatz von 5 ml Wasser, 5,00 ml 0,01 N-Salzsäure und 0,1 ml Methylrot-Mischindikator-Lösung R wird mit 0,01 N-Natriumhydroxid-Lösung titriert.

1 ml 0,01 N-Salzsäure entspricht 2,894 mg nicht flüchtiger Basen, berechnet als Hyoscyamin.

ARZNEIFORMEN

Die Urtinktur enthält mindestens 0,025 und höchstens 0,040 Prozent nicht flüchtige Basen, berechnet als Hyoscyamin ($C_{17}H_{23}NO_3$; MG 289,4).

HERSTELLUNG

Urtinktur aus der grob gepulverten Droge (710) und flüssige Verdünnungen nach Vorschrift 4a mit Äthanol 62 Prozent.

EIGENSCHAFTEN

Die Urtinktur ist eine gelbliche bis hellgrüne Flüssigkeit.

PRÜFUNG AUF IDENTITÄT

Die Urtinktur gibt die bei der Droge beschriebenen Identitätsreaktionen A bis D. Prüflösung ist die Urtinktur.

PRÜFUNG AUF REINHEIT

Relative Dichte (Ph. Eur.): 0,890 bis 0,905.

Trockenrückstand (DAB): Mindestens 1,2 Prozent.

GEHALTSBESTIMMUNG

Etwa 15,0 g Urtinktur, genau gewogen, werden in einem 100-ml-Rundkolben auf dem Wasserbad auf etwa 3 bis 5 ml eingeengt. Nach dem Erkalten werden 3 ml konzentrierte Ammoniaklösung *R* und 60,0 g peroxidfreier Äther *R* zugegeben. Der Kolben wird sofort verschlossen und 3 Minuten lang geschüttelt. Nach Zugabe von 1,0 g gepulvertem Tragant *RN* wird erneut 1 Minute lang geschüttelt und der Äther wie unter ,,Gehaltsbestimmung" bei der Droge beschrieben abfiltriert und weiterbehandelt.

LAGERUNG

Vor Licht geschützt.

Vorsichtig zu lagern!

MELILOTUS OFFICINALIS

Verwendet werden die frischen, zur Blütezeit gesammelten oberirdischen Teile von *Melilotus officinalis* (L.) Pallas ohne verholzte Stengel.

BESCHREIBUNG

Die oberirdischen Teile der Pflanze entwickeln beim Zerreiben starken, süßlich aromatischen Geruch nach Cumarin.

Der Stengel ist meist aufrecht bis aufsteigend, 30 bis 90 cm, selten bis 2 m hoch, kantig, kahl oder nur oberwärts schwach behaart. Die Laubblätter sind entfernt stehend, die des ersten Jahres größer als die des zweiten. Der Blattstiel ist so lang oder kürzer als die Blättchen, das mittlere deutlich länger gestielt als die seitlichen. Die Blättchen sind dünn, länglich verkehrt-eiförmig, die unteren mehr rautenförmig, die oberen elliptisch-lanzettlich, stumpf, mit 6 bis 13 Paar Seitennerven, kahl; die Blattzähne sind stumpf bis spitz, unregelmäßig, fast bis zum Grund der Blättchen reichend. Die Nebenblätter sind lanzettlich, 7 bis 8 mm lang, meist ganzrandig. Die Blüten stehen zu 30 bis 70 in meist 4 bis 10 cm langen, das tragende Laubblatt um mindestens das Dreifache überragenden Trauben. Die Blütenstiele sind herabgekrümmt, etwa 2 bis 3 mm lang, etwa so lang wie der glockige Kelch. Die Krone ist gelb, später oft verblassend. Fahne und Flügel sind etwa 5,5 bis 7 mm lang, das Schiffchen kürzer. Die Fruchtknoten sind gestielt, kahl, mit langem Griffel und 4 bis 8 Samenanlagen. Die Hülse ist 3 bis 4 mm lang, 2 bis 2,5 mm breit und 1,5 mm dick, eiförmig, stumpf, doch mit bleibendem Griffelrest, meist hell lederbraun, selten schwärzlich, mit 5 bis 8 undeutlich verbundenen, eine Querfurchung erzeugenden Nerven.

ARZNEIFORMEN

HERSTELLUNG

Urtinktur und flüssige Verdünnungen nach Vorschrift 3a.

EIGENSCHAFTEN

Die Urtinktur ist eine olivgrüne Flüssigkeit mit charakteristischem Geruch nach Cumarin.

Melilotus officinalis

PRÜFUNG AUF IDENTITÄT

A. Wird 1 ml Urtinktur mit 0,1 ml Kaliumhydroxid-Lösung R versetzt, fluoresziert die Mischung im ultravioletten Licht bei 365 nm grüngelb.

B. Werden 0,5 ml Urtinktur mit 0,05 ml Eisen(III)-chlorid-Lösung R1 versetzt, tritt Grünbraun-Färbung ein.

C. Chromatographie: Die Prüfung erfolgt dünnschichtchromatographisch auf einer Schicht von Kieselgel HF_{254} R.

Untersuchungslösung: Urtinktur.

Vergleichslösung: 10 mg Eugenol R und 5 mg Scopoletin RN werden in 10 ml Methanol R gelöst.

Aufgetragen werden getrennt 30 µl Untersuchungslösung und 20 µl Vergleichslösung. Die Chromatographie erfolgt über eine Laufstrecke von 10 cm mit einer Mischung von 80 Volumteilen Cyclohexan R, 15 Volumteilen Aceton R und 5 Volumteilen Isopropanol R. Nach Verdunsten der mobilen Phase werden die Chromatogramme im ultravioletten Licht bei 254 nm ausgewertet.

Das Chromatogramm der Vergleichslösung zeigt im unteren Drittel des Rf-Bereiches den Fleck des Scopoletins und im unteren Teil des mittleren Drittels den Fleck des Eugenols; dieser Fleck wird markiert.

Das Chromatogramm der Untersuchungslösung zeigt einen Fleck auf Höhe der Vergleichssubstanz Scopoletin und einen Fleck knapp unterhalb des Eugenols. Zwischen Start und der Vergleichssubstanz Scopoletin können zwei Flecke auftreten.

Danach werden die Chromatogramme mit 0,5 N-Kaliumhydroxid-Lösung besprüht und im ultravioletten Licht bei 365 nm ausgewertet. Dabei zeigt das Chromatogramm der Vergleichslösung den türkisfarbenen Fleck des Scopoletins.

Das Chromatogramm der Untersuchungslösung zeigt auf Höhe der Vergleichssubstanz Scopoletin einen hellblauen Fleck und knapp unterhalb des Eugenols einen leuchtend gelben Fleck. Folgende weitere Flecke können vorhanden sein: zwischen Start und der Vergleichssubstanz Scopoletin ein rosafarbener und ein gelber Fleck sowie wenig über dem Scopoletin zwei hellblaue Flecke.

PRÜFUNG AUF REINHEIT

Relative Dichte (Ph. Eur.): 0,895 bis 0,915.

Trockenrückstand (DAB): Mindestens 1,5 Prozent.

LAGERUNG

Vor Licht geschützt.

MELILOTUS OFFICINALIS SPAG. ZIMPEL

Verwendet werden die frischen, zur Blütezeit gesammelten oberirdischen Teile von *Melilotus officinalis* (L.) Pallas ohne verholzte Stengel.

BESCHREIBUNG

Die oberirdischen Teile der Pflanze entwickeln beim Zerreiben starken, süßlich aromatischen Geruch nach Cumarin.

Der Stengel ist meist aufrecht bis aufsteigend, 30 bis 90 cm, selten bis 2 m hoch, kantig, kahl oder nur oberwärts schwach behaart. Die Laubblätter sind entfernt stehend, die des ersten Jahres größer als die des zweiten. Der Blattstiel ist so lang oder kürzer als die Blättchen, das mittlere deutlich länger gestielt als die seitlichen. Die Blättchen sind dünn, länglich verkehrt-eiförmig, die unteren mehr rautenförmig, die oberen elliptisch-lanzettlich, stumpf, mit 6 bis 13 Paar Seitennerven, kahl; die Blattzähne sind stumpf bis spitz, unregelmäßig, fast bis zum Grund der Blättchen reichend. Die Nebenblätter sind lanzettlich, 7 bis 8 mm lang, meist ganzrandig. Die Blüten stehen zu 30 bis 70 in meist 4 bis 10 cm langen, das tragende Laubblatt um mindestens das Dreifache überragenden Trauben. Die Blütenstiele sind herabgekrümmt, etwa 2 bis 3 mm lang, etwa so lang wie der glockige Kelch. Die Krone ist gelb, später oft verblassend. Fahne und Flügel sind etwa 5,5 bis 7 mm lang, das Schiffchen kürzer. Die Fruchtknoten sind gestielt, kahl, mit langem Griffel und 4 bis 8 Samenanlagen. Die Hülse ist 3 bis 4 mm lang, 2 bis 2,5 mm breit und 1,5 mm dick, eiförmig, stumpf, doch mit bleibendem Griffelrest, meist hell lederbraun, selten schwärzlich, mit 5 bis 8 undeutlich verbundenen, eine Querfurchung erzeugenden Nerven.

ARZNEIFORMEN

HERSTELLUNG

Urtinktur und flüssige Verdünnungen nach Vorschrift 25.

EIGENSCHAFTEN

Die Urtinktur ist eine farblose Flüssigkeit mit charakteristischem Geruch und bitterem Geschmack.

PRÜFUNG AUF IDENTITÄT

A. Werden 2 ml Urtinktur mit 0,1 ml Eisen(III)-chlorid-Lösung R versetzt, färbt sich die Mischung gelb.

B. Chromatographie: Die Prüfung erfolgt dünnschichtchromatographisch auf einer Schicht von Kieselgel HF_{254} R.

Untersuchungslösung: Urtinktur.

Vergleichslösung: 10 mg Eugenol R werden in 10 ml Methanol R gelöst.

Aufgetragen werden getrennt 30 µl Untersuchungslösung und 20 µl Vergleichslösung. Die Chromatographie erfolgt über eine Laufstrecke von 10 cm mit einer Mischung von 80 Volumteilen Cyclohexan R, 15 Volumteilen Aceton R und 5 Volumteilen Isopropanol R. Nach Verdunsten der mobilen Phase zeigt das Chromatogramm der Vergleichslösung im ultravioletten Licht bei 254 nm im mittleren Drittel des Rf-Bereiches den Fleck des Eugenols.

Das Chromatogramm der Untersuchungslösung zeigt im ultravioletten Licht bei 254 nm wenig unterhalb der Vergleichssubstanz einen Fleck, der nach Besprühen mit 0,5 N-Kaliumhydroxid-Lösung im ultravioletten Licht bei 365 nm leuchtend gelb fluoresziert.

PRÜFUNG AUF REINHEIT

Relative Dichte (Ph. Eur.): 0,970 bis 0,980.

Trockenrückstand (DAB): Mindestens 0,2 und höchstens 0,3 Prozent.

LAGERUNG

Vor Licht geschützt.

NATRIUM TETRABORACICUM

Borax

$Na_2B_4O_7 \cdot 10 H_2O$ MG 381,4

Verwendet wird Natriumtetraborat, das mindestens 99,0 und höchstens 103,0 Prozent $Na_2B_4O_7 \cdot 10\ H_2O$ enthält.

EIGENSCHAFTEN

Farblose Kristalle, kristalline Masse oder weißes, kristallines Pulver, verwitternd, geruchlos, von laugenartigem Geschmack; löslich in Wasser, leicht löslich in siedendem Wasser, leicht löslich in Glycerin.

PRÜFUNG AUF IDENTITÄT

A. Die Substanz gibt die Identitätsreaktion auf Natrium (Ph. Eur.).

B. 1 ml Prüflösung (siehe ,,Prüfung auf Reinheit") wird mit 0,1 ml Schwefelsäure *R* und 5 ml Methanol *R* versetzt. Die angezündete Lösung brennt mit grüngesäumter Flamme.

C. 5 ml Prüflösung geben mit 0,1 ml Phenolphthalein-Lösung *R* eine Rotfärbung, die auf Zusatz von 5 ml Glycerin *R* verschwindet.

PRÜFUNG AUF REINHEIT

Prüflösung: 5,0 g Substanz werden in Wasser zu 100 ml gelöst.

Aussehen der Lösung: Die Prüflösung muß klar oder höchstens sehr schwach opaleszierend (Ph. Eur., Methode B) und farblos (Ph. Eur., Methode II) sein.

***p*H-Wert** (Ph. Eur.): Der *p*H-Wert der Prüflösung muß zwischen 9,0 und 9,6 liegen.

Ammonium (Ph. Eur.): 5 ml Prüflösung werden mit Wasser zu 14 ml verdünnt; die Mischung muß der Grenzprüfung A auf Ammonium entsprechen (10 ppm). Zur Herstellung der Vergleichslösung wird eine Mischung von 2,5 ml Ammonium-Standardlösung (1 ppm NH_4) *R* und 7,5 ml Wasser verwendet.

Calcium (Ph. Eur.): 10 ml Prüflösung müssen der Grenzprüfung auf Calcium entsprechen (50 ppm). Zur Herstellung der Vergleichslösung wird eine Mischung von 2,5 ml Calcium-Standardlösung (10 ppm Ca) R und 7,5 ml Wasser verwendet.

Kalium (Ph. Eur.): 2 ml Prüflösung werden mit Wasser zu 10 ml verdünnt; die Mischung muß der Grenzprüfung auf Kalium entsprechen. Zur Herstellung der Vergleichslösung wird eine Mischung von 1 ml Kalium-Standardlösung (20 ppm K) R und 9 ml Wasser verwendet.

Magnesium: 8 ml Prüflösung werden mit 2 ml Wasser, 1 ml Glycerin R, 0,15 ml Titangelb-Lösung R, 0,25 ml Ammoniumoxalat-Lösung R und 5 ml verdünnter Natriumhydroxid-Lösung R versetzt und umgeschüttelt. Zur Herstellung der Vergleichslösung wird eine Mischung von 1 ml Magnesium-Standardlösung (10 ppm Mg) R und 9 ml Wasser verwendet. Nach dem Umschütteln darf die Untersuchungslösung nicht stärker rosa gefärbt sein als die gleichzeitig und unter gleichen Bedingungen hergestellte Vergleichslösung (25 ppm).

Schwermetalle (Ph. Eur.): 12 ml Prüflösung müssen der Grenzprüfung auf Schwermetalle entsprechen (20 ppm). Zur Herstellung der Vergleichslösung wird die Blei-Standardlösung (1 ppm Pb) R verwendet.

Sulfat (Ph. Eur.): 15 ml Prüflösung werden mit Essigsäure 30% R angesäuert. Die Mischung muß der Grenzprüfung auf Sulfat entsprechen (50 ppm). Zur Herstellung der Vergleichslösung wird eine Mischung von 4,0 ml Sulfat-Standardlösung (10 ppm SO_4) R und 11 ml Wasser verwendet.

GEHALTSBESTIMMUNG

Etwa 0,400 g Substanz, genau gewogen, und 2 g Mannit R werden in 25 ml Wasser, gegebenenfalls unter Erwärmen, gelöst; die Lösung wird schnell abgekühlt. Nach Zusatz von 0,2 ml Phenolphthalein-Lösung R wird mit 0,1 N-Natriumhydroxid-Lösung bis zur Rotfärbung titriert.

1 ml 0,1 N-Natriumhydroxid-Lösung entspricht 19,07 g $Na_2B_4O_7 \cdot 10\ H_2O$.

ARZNEIFORMEN

Die Lösung (D 2) muß mindestens 0,95 und darf höchstens 1,05 Prozent $Na_2B_4O_7 \cdot 10\ H_2O$ enthalten.

Die 1. Dezimalverreibung muß mindestens 9,5 und darf höchstens 10,5 Prozent $Na_2B_4O_7 \cdot 10\ H_2O$ enthalten.

HERSTELLUNG

Lösung (D 2) nach Vorschrift 5a mit Äthanol 15 Prozent.
 Verreibungen nach Vorschrift 6.

Natrium tetraboracicum

EIGENSCHAFTEN

Die Lösung (D 2) ist eine klare, farblose Flüssigkeit. Die 1. Dezimalverreibung ist ein weißes Pulver.

PRÜFUNG AUF IDENTITÄT

A. Die Lösung (D 2) bzw. eine Lösung von 2 g der 1. Dezimalverreibung in 10 ml Wasser geben die Identitätsreaktionen a) und c) auf Natrium (Ph. Eur.).

B. 0,5 g der 1. Dezimalverreibung bzw. der nach Einengen erhaltene Rückstand aus 5 ml Lösung (D 2) werden zunächst mit 1 ml Wasser, dann mit 5 ml Methanol *R* und 0,1 ml Schwefelsäure *R* versetzt. Die angezündete Mischung brennt mit grüngesäumter Flamme.

C. 5 ml Lösung (D 2) bzw. 5 ml einer 10prozentigen (G/G) Lösung der 1. Dezimalverreibung in Wasser geben mit 0,2 ml Phenolphthalein-Lösung *R* eine Rotfärbung, die auf Zusatz von 2 ml Glycerin *R* verschwindet.

PRÜFUNG AUF REINHEIT

Aussehen der Lösung: Die Lösung (D 2) muß klar (Ph. Eur., Methode B) und farblos (Ph. Eur., Methode II) sein.

Relative Dichte (Ph. Eur.): 0,981 bis 0,983.

GEHALTSBESTIMMUNG

Zur Gehaltsbestimmung der Lösung (D 2) werden etwa 15,00 g, genau gewogen, verwendet.

Zur Gehaltsbestimmung der 1. Dezimalverreibung werden etwa 1,50 g, genau gewogen, verwendet.

Die Bestimmung erfolgt wie bei der Substanz unter Gehaltsbestimmung angegeben.

NATRIUM TETRACHLOROAURATUM

Aurum chloratum natronatum

Na [AuCl$_4$] · 2 H$_2$O   MG 397,8

Verwendet wird Natriumtetrachloroaurat(III) mit einem Gehalt von mindestens 48,0 Prozent Au, bezogen auf die getrocknete Substanz.

EIGENSCHAFTEN

Rötlichgelbe, hygroskopische Kristalle, geruchlos, adstringierend, mit saurem Geschmack; leicht löslich in Wasser und in Äthanol-Wasser-Gemischen.

PRÜFUNG AUF IDENTITÄT

Prüflösung: 100 mg Substanz werden in 4 ml Wasser gelöst.

A. Wird 1 ml Prüflösung nach Zusatz von 0,5 g Glucose *R* kurz erhitzt und mit 0,3 ml 0,1 N-Natriumhydroxid-Lösung versetzt, entsteht eine bräunliche bis violette Färbung, die nur kurze Zeit bestehen bleibt.

B. Wird 1 ml Prüflösung mit 0,5 ml Silbernitrat-Lösung *R* 1 versetzt, entsteht ein schmutzigweißer, sich zusammenballender Niederschlag. Dieser Niederschlag wird abfiltriert, mit Ammoniaklösung *R* behandelt und erneut abfiltriert. Beim Ansäuern des Filtrats mit verdünnter Salpetersäure *R* tritt ein weißer Niederschlag auf.

C. Die Substanz gibt die Identitätsprüfung a) auf Natrium (Ph.Eur.).

PRÜFUNG AUF REINHEIT

Freie Salzsäure: Die Substanz darf beim Annähern eines mit konzentrierter Ammoniaklösung *R* benetzten Glasstabes keine Nebel bilden.

Schwermetalle (Ph.Eur.): Die Lösung von 0,20 g Substanz in 10 ml Wasser wird mit 0,2 g Oxalsäure *R* 30 Minuten lang auf dem Wasserbad erhitzt und nach dem Erkalten filtriert. Das Filtrat wird unter Nachwaschen des Filters mit Wasser zu 20 ml verdünnt. 12 ml der Lösung müssen der Grenzprüfung auf Schwermetalle entsprechen (100 ppm). Zur Herstellung der Vergleichslösung wird die Blei-Standardlösung (1 ppm Pb) *R* verwendet.

Nitrat: 3 ml des bei der Prüfung auf Schwermetalle erhaltenen Filtrates werden mit 0,5 ml Eisen(II)-sulfat-Lösung *R* versetzt; die Mischung wird mit 1 ml Schwefelsäure *R* unterschichtet. An der Grenzschicht der beiden Flüssigkeiten darf keine braune Färbung auftreten.

GEHALTSBESTIMMUNG

Etwa 0,50 g Substanz, genau gewogen, werden in einer Porzellanschale in etwa 25 ml Wasser gelöst. Die Lösung wird mit 5 ml Kaliumhydroxid-Lösung *R* und 5 ml konzentrierter Wasserstoffperoxid-Lösung *R* versetzt und das Gemisch 1 Stunde lang auf dem Wasserbad erhitzt. Das ausgeschiedene Gold wird abfiltriert, erst mit 5 ml verdünnter Salzsäure *R*, dann mit Wasser chloridfrei gewaschen, bei etwa 600 °C bis zur Gewichtskonstanz geglüht und nach dem Erkalten gewogen.

ARZNEIFORMEN

Die Lösung (D 1) muß mindestens 9,5 und darf höchstens 10,5 Prozent Na [AuCl$_4$]·2 H$_2$O enthalten.

Die 2. Dezimalverreibung muß mindestens 0,95 und darf höchstens 1,05 Prozent Na [AuCl$_4$]·2 H$_2$O enthalten.

HERSTELLUNG

Lösung nach Vorschrift 5a. Die 1. bis 6. Dezimalverdünnung wird mit Wasser, die folgenden Verdünnungen werden mit Äthanol 43 Prozent bereitet.

Verreibungen ab D 2 nach Vorschrift 6.

EIGENSCHAFTEN

Die Lösung (D 1) ist eine klare, gelbe Flüssigkeit. Die 2. Dezimalverreibung ist ein hellgelbes Pulver.

PRÜFUNG AUF IDENTITÄT

A. 0,1 ml der Lösung (D 1) oder 0,1 g der 2. Dezimalverreibung werden mit 5 ml Wasser und 1 g Glucose *R* versetzt. Nach kurzem Erhitzen und Zusatz von 0,3 ml 0,1 N-Natriumhydroxid-Lösung wird die 1. Dezimalverdünnung braun bis violett, die 2. Dezimalverreibung violett bis violettrot.

B. 0,1 ml der Lösung (D 1) oder 0,1 g der 2. Dezimalverreibung, mit 5 ml Wasser versetzt, geben die Identitätsreaktion B der Substanz.

C. Die Lösung (D 1) oder die 2. Dezimalverreibung geben die Identitätsreaktion a) auf Natrium (Ph.Eur.).

PRÜFUNG AUF REINHEIT

Aussehen der Lösung: Die Lösung (D 1) muß klar (Ph.Eur., Methode B) sein.

Relative Dichte (Ph.Eur.): 1,068 bis 1,073.

GEHALTSBESTIMMUNG

Zur Gehaltsbestimmung der Lösung (D 1) werden etwa 5,00 g, genau gewogen, verwendet.

Zur Gehaltsbestimmung der 2. Dezimalverreibung werden etwa 10,00 g, genau gewogen, verwendet.

Die Bestimmung erfolgt wie bei der Substanz unter „Gehaltsbestimmung" angegeben.

1 g Rückstand entspricht 2,020 g Na $[AuCl_4] \cdot 2\ H_2O$.

LAGERUNG

Lösung (D 1) in Glasstöpselflaschen oder anderen geeigneten Behältnissen!

Vorsichtig zu lagern!

NICOTIANA TABACUM

Tabacum

Verwendet werden die getrockneten, unfermentierten Blätter von *Nicotiana tabacum* L. Sie enthalten mindestens 1,0 Prozent Alkaloide, berechnet als Nikotin ($C_{10}H_{10}N_2$; MG 162,2).

BESCHREIBUNG

Die Blätter sind hellbraun bis schwarzbraun, bis 15 cm breit und bis 50 cm lang, länglich elliptisch, undeutlich oder nicht gestielt, ganzrandig, am Grunde abgerundet oder verschmälert und drüsig behaart. Der kräftige Mittelnerv ist unterseits besonders stark und oberseits nur schwach vorgewölbt. Die Seitennerven 1. Ordnung gehen im unteren Blattabschnitt fast rechtwinklig und im oberen unter spitzerem Winkel ab. Sie verlaufen gegen den Blattrand zu bogig und sind miteinander verbunden. Die Seitennerven 2. Ordnung gehen fast rechtwinklig von den Seitennerven 1. Ordnung ab und verlaufen annähernd parallel zum Hauptnerv.

Mikroskopische Merkmale: Das Blatt ist bifazial gebaut. Die Epidermiszellen der Blattoberseite sind rundlich polygonal mit wellig buchtigen Wänden und von einer leicht gestreiften, zarten Cuticula bedeckt. Die Epidermis der Blattunterseite ist ähnlich gestaltet, die Zellen sind etwas stärker wellig buchtig. Auf beiden Seiten finden sich anisozytische Stomata mit 2 bis 4 Nebenzellen. Das Palisadenparenchym ist einreihig, das Schwammparenchym besteht aus meist 3 Lagen unregelmäßig gebuchteter Zellen. Es führt rundliche oder etwas gestreckte Zellen mit Kristallsand und gelegentlich Einzelkristallen. Auf Blattober- und Unterseite finden sich 2- bis 10zellige, dünnwandige, zum Teil gegabelte Gliederhaare, teils mit großer tonnenförmiger Basalzelle und zugespitzter oder auch stumpflicher Endzelle. Daneben kommen ähnlich gestaltete Drüsenhaare mit mehrzelligem Köpfchen vor, die in den Drüsenzellen oft eine Calciumoxalatdruse enthalten, und kleine Drüsenhaare mit einzelligem Stiel und mehrzelligem Köpfchen.

Die größeren Blattnerven sind besonders auf der Unterseite stark vorgewölbt. Sie enthalten ein bikollaterales, breit elliptisches bis sichelförmiges Leitbündel mit reihenförmig angeordneten, durch schmale Parenchymstrahlen getrennten Gefäßen und unterseits ein großes, halbkreisförmig gestaltetes, oberseits ein weniger mächtiges Kantenkollenchym.

Nicotiana tabacum

PRÜFUNG AUF IDENTITÄT

Prüflösung: 1,5 g grob gepulverte Droge (710) werden mit 15 ml Äthanol 60 % *RN* kurz zum Sieden erhitzt, unter gelegentlichem Schütteln 10 Minuten lang stehengelassen und abfiltriert.

A. 5 ml Prüflösung werden mit 50 mg Weinsäure *R* versetzt und eingeengt. Wird der Rückstand in 2 ml Wasser aufgenommen und mit 0,5 ml Mayers Reagenz *R* versetzt, entsteht ein weißer Niederschlag.

B. Wird 1 ml Prüflösung mit 2 ml Wasser und 0,2 ml Natriumhydroxid-Lösung *R* versetzt, entsteht eine intensiv gelbe Färbung.

C. Wird 1 ml Prüflösung mit 0,5 ml einer 0,5prozentigen wäßrigen Lösung (G/V) von Ninhydrin *R* versetzt und 10 Minuten lang auf dem Wasserbad erhitzt, entsteht eine violette Färbung.

D. Chromatographie: Die Prüfung erfolgt dünnschichtchromatographisch auf einer Schicht von Kieselgel HF_{254} *R*.

Untersuchungslösung: Prüflösung.

Vergleichslösung: 10 mg Chininsulfat *RN* und 10 mg Brucin *R* werden in 10 ml Methanol *R* gelöst.

Aufgetragen werden getrennt 50 µl Untersuchungslösung und 10 µl Vergleichslösung. Die Chromatographie erfolgt über eine Laufstrecke von 10 cm mit einer Mischung von 66 Volumteilen Butanol *R*, 17 Volumteilen Äthanol *R* und 17 Volumteilen verdünnter Ammoniaklösung *R* 1. Nach Verdunsten der mobilen Phase bei Raumtemperatur werden die Chromatogramme im ultravioletten Licht bei 254 und 365 nm ausgewertet.

Das Chromatogramm der Vergleichslösung zeigt den im ultravioletten Licht von 365 nm hellblau fluoreszierenden Fleck des Chinins im oberen Drittel des Rf-Bereichs und den im ultravioletten Licht von 254 nm dunkel erscheinenden Fleck des Brucins an der Grenze von unterem und mittlerem Drittel des Rf-Bereiches.

Das Chromatogramm der Untersuchungslösung zeigt einen starken, im ultravioletten Licht von 254 nm dunkel erscheinenden Fleck auf der Höhe des Chinins und je einen schwächeren etwas oberhalb und etwas unterhalb des Brucinfleckes. Jeweils unterhalb dieser beiden Flecke erscheint im ultravioletten Licht von 365 nm je ein blau fluoreszierender Fleck. Nach dem Besprühen der Chromatogramme mit Dragendorffs Reagenz *R* 1 muß der Fleck auf der Höhe des Chinins gelborange gefärbt erscheinen, während von den beiden tiefer liegenden, im ultravioletten Licht von 254 nm erkennbaren Flecken meist nur einer angefärbt wird.

Nicotiana tabacum

PRÜFUNG AUF REINHEIT

Fremde Bestandteile (Ph. Eur.): Höchstens 5,0 Prozent Stengelanteile und höchstens 1,0 Prozent andere fremde Bestandteile.

GEHALTSBESTIMMUNG

Etwa 1,50 g grob gepulverte Droge (710), genau gewogen, werden mit 5 ml Äthanol R und 0,1 g Weinsäure R versetzt und auf dem Wasserbad 2 bis 5 Minuten lang zum Sieden erhitzt. Die Mischung wird in ein mit einer Fritte oder Watte verschlossenes Chromatographierohr gefüllt. Das mit einer Tropfgeschwindigkeit von 10 Tropfen je Minute ablaufende Eluat wird aufgefangen und die Säulenfüllung mit 4 Portionen von je 5 ml Äthanol R in gleicher Weise eluiert. Zuletzt wird das Drogenmaterial ausgedrückt. Das aufgefangene Eluat wird mit 1 ml Wasser versetzt und auf dem Wasserbad vom Äthanol befreit. Der wäßrige Rückstand wird mit 25,0 g peroxidfreiem Äther R, 25,0 g Petroläther R und 5 ml verdünnter Natriumhydroxid-Lösung R versetzt, ausgeschüttelt und etwa 10 Minuten lang im Scheidetrichter absitzen gelassen. Die abgetrennte organische Phase wird über 3 g wasserfreiem Natriumsulfat R getrocknet und abfiltriert.

25,0 g des Filtrates, genau gewogen, werden in einem 100-ml-Erlenmeyerkolben mit 5,00 ml 0,1 N-Salzsäure versetzt. Nach mehrmaligem Schütteln wird die organische Phase auf dem Wasserbad abgedampft. Der Rückstand wird mit 10 ml Wasser und 0,5 ml Methylrot-Mischindikator-Lösung R versetzt und der Säureüberschuß mit 0,1 N-Natriumhydroxid-Lösung zurücktitriert (Mikrobürette).

1 ml 0,1 N-Salzsäure entspricht 16,22 mg Alkaloiden, berechnet als Nikotin.

ARZNEIFORMEN

Die Urtinktur enthält mindestens 0,10 und höchstens 0,15 Prozent Alkaloide, berechnet als Nikotin ($C_{10}H_{10}N_2$; MG 162,2).

HERSTELLUNG

Urtinktur aus der grob gepulverten Droge (710) und flüssige Verdünnungen nach Vorschrift 4a mit Äthanol 62 Prozent.

EIGENSCHAFTEN

Die Urtinktur ist eine grünlichbraune Flüssigkeit mit arteigenem Geruch.

PRÜFUNG AUF IDENTITÄT

Die Urtinktur gibt die bei der Droge beschriebenen Identitätsreaktionen A bis D. Prüflösung ist die Urtinktur.

PRÜFUNG AUF REINHEIT

Relative Dichte (Ph. Eur.): 0,890 bis 0,907.

Trockenrückstand (DAB): Mindestens 1,7 Prozent.

GEHALTSBESTIMMUNG

Etwa 15,0 g Urtinktur, genau gewogen, werden mit 1 ml Wasser und 0,1 g Weinsäure *R* versetzt und auf dem Wasserbad vom Äthanol befreit. Der Rückstand wird wie unter „Gehaltsbestimmung" der Droge angegeben alkalisiert und weiter behandelt.

LAGERUNG

Vor Licht geschützt.

Vorsichtig zu lagern!

OCIMUM BASILICUM EX HERBA

Basilicum, Herba

Verwendet werden die frischen, vor der Blüte gesammelten oberirdischen Teile von *Ocimum basilicum* L.

BESCHREIBUNG

Die Pflanze entwickelt beim Zerreiben aromatischen Geruch und hat würzigen Geschmack.

Sie ist meist kahl, selten behaart und etwa 20 bis 45 cm hoch. Der vierkantige Stengel ist in der Regel buschig verzweigt. Die kreuzgegenständigen Blätter mit 1 bis 2 cm langem Stiel und eiförmiger bis fast rhombischer, 3 bis 5 cm langer und 1 bis 3 cm breiter, ganzrandiger, gekerbter oder locker gesägter Spreite besitzen 3 bis 7 Paar bogige Fiedernerven. Die deutlich gestielten unteren Hochblätter sind etwas länger als die Blüten, die oberen kürzer und oft rot überlaufen. Die in meist 6blütigen Scheinquirlen angeordneten Blütenknospen sind mit den Hochblättern zu endständigen, unterbrochenen Rispen vereinigt. Der Kelch besteht aus einer fast kreisrunden, ungeteilten Oberlippe und einer aus 4 mehr oder weniger lanzettlichen Zähnen gebildeten Oberlippe. Die Pflanze ist formenreich und besonders in der Blattgröße sehr variabel.

ARZNEIFORMEN

HERSTELLUNG

Urtinktur und flüssige Verdünnungen nach Vorschrift 3a.

EIGENSCHAFTEN

Die Urtinktur ist eine braun- bis schwarzgrüne Flüssigkeit mit arteigenem Geruch und Geschmack.

PRÜFUNG AUF IDENTITÄT

Prüflösung: 10 ml Urtinktur werden 3mal mit je 10 ml Hexan R ausgeschüttelt. Die vereinigten organischen Phasen werden filtriert und unter vermindertem Druck im Wasserbad bei etwa 30 °C eingeengt. Der Rückstand wird in 1 ml Chloroform R aufgenommen.

A. Werden 0,5 ml Prüflösung mit 1 ml Acetanhydrid R und 0,1 ml Schwefelsäure R versetzt, färbt sich die Mischung grün.

B. Chromatographie: Die Prüfung erfolgt dünnschichtchromatographisch auf einer Schicht von Kieselgel H R.

Untersuchungslösung: Prüflösung.

Vergleichslösung: 10 mg Menthol R und 10 mg Thymol R werden in 10 ml Methanol R gelöst.

Aufgetragen werden getrennt 50 µl Untersuchungslösung und 10 µl Vergleichslösung. Die Chromatographie erfolgt über eine Laufstrecke von 15 cm mit einer Mischung aus 90 Volumteilen Methylenchlorid R und 10 Volumteilen Äthylacetat R. Nach Verdunsten der mobilen Phase werden die Chromatogramme mit Anisaldehyd-Lösung R besprüht, 10 Minuten lang auf 110 bis 120 °C erhitzt und innerhalb von 10 Minuten im Tageslicht ausgewertet.

Das Chromatogramm der Vergleichslösung zeigt im mittleren Drittel des Rf-Bereiches den blauen Fleck des Menthols und im oberen Drittel den rötlichen Fleck des Thymols.

Das Chromatogramm der Untersuchungslösung zeigt folgende blaue bis rötlichviolette Flecke: Zwischen Start und Vergleichssubstanz Menthol einen oder zwei etwas langgezogene Flecke und einen weiteren Fleck darüber, in Höhe des Menthols einen Fleck, zwischen den Vergleichssubstanzen Menthol und Thymol drei oder vier Flecke und oberhalb des Thymols einen Fleck.

PRÜFUNG AUF REINHEIT

Relative Dichte (Ph. Eur.): 0,889 bis 0,909.

Trockenrückstand (DAB): Mindestens 0,8 Prozent.

LAGERUNG

Vor Licht geschützt.

(M) O 010/2

ONONIS SPINOSA, ÄTHANOL. DECOCTUM

Verwendet werden die getrockneten, unterirdischen Teile von *Ononis spinosa* L.

BESCHREIBUNG

Die Droge hat schwach eigenartigen Geruch und süßlich-bitteren, herben und kratzenden Geschmack.

Der kurze, etwas knorrige Wurzelstock trägt mehrere verholzte Sproßbasen und etwa 1,5 bis 6 mm dicke, sproßbürtige Wurzeln. Nach unten geht er in die je nach Alter 0,7 bis 2 cm dicke und bis etwa 50 cm lange, pfahlförmige, kaum verzweigte Hauptwurzel über. Diese ist oft gedreht und gebogen, durch tiefe Längsfurchen zerklüftet bis aufgespalten und mehr oder weniger stark seitlich zusammengedrückt. Die außen dunkel graubraunen, innen fast weißen Wurzeln sind faserig, sehr hart und kaum zu brechen.

An Querschnittstellen ist der strahlige, meist exzentrische Bau des blaßgelblichen Holzkörpers zu erkennen; dieser wird von unterschiedlich breiten, weißen Markstrahlen durchzogen.

Mikroskopische Merkmale: Den äußeren Abschluß bildet ein brauner, aus dünnwandigen Zellen bestehender Kork, an den dickeren Wurzeln eine meist schwärzlichbraune Schuppenborke. Die anschließende schmale Rinde führt einzelne Calciumoxalatkristalle. Sie wird von dickwandigen, farblosen, unverholzten Bastfaserbündeln durchzogen, die von Kristallzellreihen begleitet werden.

Im Holz wechseln kompakte Holzstrahlen mit hellen Markstrahlen, die vom diarchen, primären Xylem ausgehen. Die Markstrahlen erweitern sich nach außen und sind bis zu 20, in Kambiumnähe bis zu 30 Zellen breit. Ihre Zellen besitzen getüpfelte Wände. Die Holzstrahlen führen Netz- und Hoftüpfelgefäße von 40 bis 80 µm Durchmesser, die von wenigen kleinen, derbwandigen, feingetüpfelten Holzparenchymzellen umgeben werden, sowie zahlreiche, von Kristallzellreihen begleitete Holzfaserbündel mit dicken, aber nur in den äußersten Schichten verholzten Wänden. Die in allen parenchymatischen Zellen reichlich enthaltene Stärke ist kleinkörnig. Der Wurzelstock ist durch ein zentrales Mark aus großen Parenchymzellen gekennzeichnet.

Ononis spinosa, äthanol. Decoctum

PRÜFUNG AUF IDENTITÄT

Prüflösung: 1 g grob gepulverte Droge (710) wird mit 10 ml Äthanol 60% *RN* 30 Minuten lang unter Rückfluß im Wasserbad erhitzt. Nach dem Abkühlen wird abfiltriert.

A. Die Prüflösung zeigt im ultravioletten Licht bei 365 nm eine blaue Fluoreszenz, die nach Zugabe des doppelten Volumens verdünnter Natriumhydroxid-Lösung *R* nach graugelb umschlägt.

B. Chromatographie: Die Prüfung erfolgt dünnschichtchromatographisch auf einer Schicht von Kieselgel H *R*.

Untersuchungslösung: Prüflösung.

Vergleichslösung: 10 mg Scopoletin *RN* und 10 mg Cholesterin *R* werden in 10 ml Methanol *R* gelöst.

Aufgetragen werden getrennt 40 µl Untersuchungslösung und 10 µl Vergleichslösung. Die Chromatographie erfolgt über eine Laufstrecke von 15 cm mit einer Mischung von 45 Volumteilen Toluol *R*, 45 Volumteilen Chloroform *R* und 10 Volumteilen Äthanol *R*. Nach Verdunsten der mobilen Phase werden die Chromatogramme im ultravioletten Licht bei 365 nm ausgewertet. Danach werden sie mit Anisaldehyd-Lösung *R* besprüht, 8 bis 10 Minuten lang auf 110 bis 120 °C erwärmt und innerhalb von 10 Minuten im Tageslicht ausgewertet.

Im ultravioletten Licht erscheint im Chromatogramm der Vergleichslösung der blaue Fleck des Scopoletins im mittleren Drittel des Rf-Bereiches.

Im Chromatogramm der Untersuchungslösung sind folgende blaue Flecke zu sehen: einer in Startnähe, einer unterhalb der Vergleichssubstanz Scopoletin und zwei oder drei dicht darüber.

Nach dem Besprühen mit Anisaldehyd-Lösung erscheint im Chromatogramm der Vergleichslösung der rote Fleck des Cholesterins im mittleren Drittel des Rf-Bereiches über der Vergleichssubstanz Scopoletin.

Das Chromatogramm der Untersuchungslösung zeigt einen braunroten Fleck in Startnähe, einen roten unterhalb der Vergleichssubstanz Scopoletin, einen roten zwischen den beiden Vergleichssubstanzen und einen ebenfalls roten oberhalb der Vergleichssubstanz Cholesterin. Nur der ersterwähnte rote Fleck zeigt im ultravioletten Licht blaue Fluoreszenz.

PRÜFUNG AUF REINHEIT

Fremde Bestandteile (Ph. Eur.): Höchstens 3 Prozent.

Asche (DAB): Höchstens 7,0 Prozent.

(M) O 020/2

ARZNEIFORMEN

HERSTELLUNG

Urtinktur aus der zerkleinerten Droge (2000) und flüssige Verdünnungen nach Vorschrift 19 f mit Äthanol 62 Prozent.

EIGENSCHAFTEN

Die Urtinktur ist eine rot- bis gelbbraune Flüssigkeit mit bitterem Geschmack und ohne besonderen Geruch.

PRÜFUNG AUF IDENTITÄT

Die Urtinktur gibt die bei der Droge beschriebenen Identitätsreaktionen A und B. Prüflösung ist die Urtinktur.

PRÜFUNG AUF REINHEIT

Relative Dichte (Ph. Eur.): 0,886 bis 0,896.

Trockenrückstand (DAB): Mindestens 1,0 Prozent.

LAGERUNG

Vor Licht geschützt.

OXALIS ACETOSELLA

Verwendet werden die frischen, oberirdischen Teile blühender Pflanzen von *Oxalis acetosella* L.

BESCHREIBUNG

Die Pflanze hat sauren Geschmack.

Die stets grundständigen Blätter sind dreizählig gefingert (kleeartig) und bis 15 cm lang gestielt. Die am Grunde verbreiterten Blattstiele sind etwas fleischig, reichlich flaumig behaart und besitzen kleine, eiförmig-spitze Nebenblätter. Die hellgrünen, unterseits oft purpurn überlaufenen Blättchen sind sehr kurz gestielt, etwa gleichgroß, verkehrt herzförmig und kahl oder unterseits spärlich behaart.

Die Blüten stehen einzeln auf einem in den Achseln der Laubblätter stehenden, grundständigen Stiel. Die radiäre Blütenkrone besteht aus einem fünfzähligen Kelch und fünf weiß bis rosa gefärbten, violettrot geäderten, verkehrt-eiförmigen Kronblättern. Die zehn Staubblätter sind kürzer als die fünf fadenförmigen Griffel. Der Fruchtknoten ist oberständig, länglich-eiförmig; die Narben sind breit und kopfförmig.

ARZNEIFORMEN

Die Urtinktur enthält mindestens 0,30 und höchstens 0,60 Prozent Oxalate, berechnet als Oxalsäure ($C_2H_2O_4$; MG 90,0).

HERSTELLUNG

Urtinktur und flüssige Verdünnungen nach Vorschrift 2a.

EIGENSCHAFTEN

Die Urtinktur ist eine gelbe Flüssigkeit mit krautigem Geruch und säuerlichem Geschmack.

PRÜFUNG AUF IDENTITÄT

A. Werden 3 ml Urtinktur mit 1 ml Salzsäure R 1 und 50 mg Resorcin R zum Sieden erhitzt, entsteht allmählich eine hellrote Färbung.

B. 3 ml Urtinktur werden mit 1,5 ml Calciumchlorid-Lösung R versetzt. Die Mischung wird erwärmt, bis sich der gebildete Niederschlag zusammenballt; anschließend wird filtriert und mit wenig Wasser nachgewaschen. Der Filterrückstand wird in 1 ml Wasser aufgeschlämmt und mit 2 ml verdünnter Schwefelsäure R versetzt; die Mischung wird bis zur Lösung des Rückstandes erwärmt. Werden zu der noch warmen Lösung 0,1 ml Kaliumpermanganat-Lösung R zugegeben, tritt sofort Entfärbung ein.

C. Chromatographie: Die Prüfung erfolgt dünnschichtchromatographisch auf einer Schicht von Kieselgel G R.

Untersuchungslösung: 10 ml Urtinktur werden mit 20 ml Wasser versetzt und mit 10 ml Äthylacetat R ausgeschüttelt. Die organische Phase wird mit entwässertem Natriumsulfat RH getrocknet, abfiltriert und das Filter mit dem Rückstand zweimal mit je 5 ml Äthylacetat R nachgespült. Das Filtrat wird unter vermindertem Druck eingeengt. Der Rückstand wird in 1,0 ml Methanol R aufgenommen.

Vergleichslösung: 5 mg Chlorogensäure RN und 5 mg Kaffeesäure R werden in 10 ml Methanol R gelöst.

Aufgetragen werden getrennt 20 µl Untersuchungslösung und 10 µl Vergleichslösung. Die Chromatographie erfolgt über eine Laufstrecke von 15 cm mit einer Mischung aus 80 Volumteilen Äthylacetat R, 10 Volumteilen wasserfreier Ameisensäure R und 10 Volumteilen Wasser. Nach Verdunsten der mobilen Phase werden die Chromatogramme zuerst mit einer 1prozentigen Lösung (G/V) von Diphenylboryloxyäthylamin R in Methanol R, danach mit einer 5prozentigen Lösung (G/V) von Polyäthylenglykol 400 R in Methanol R besprüht und nach 15 Minuten im ultravioletten Licht bei 365 nm ausgewertet.

Das Chromatogramm der Vergleichslösung zeigt im mittleren Drittel des Rf-Bereiches den blaugrün fluoreszierenden Fleck der Chlorogensäure und im oberen Drittel den blaugrün fluoreszierenden Fleck der Kaffeesäure.

Das Chromatogramm der Untersuchungslösung zeigt deutlich über der Startlinie einen gelb fluoreszierenden Fleck. Darüber können ein schwach blau fluoreszierender Fleck und wenig unterhalb der Vergleichssubstanz Chlorogensäure ein orange fluoreszierender Fleck vorhanden sein. In Höhe der Vergleichssubstanz Chlorogensäure liegt ein stark gelb fluoreszierender Fleck. Zwischen den Vergleichssubstanzen Chlorogensäure und Kaffeesäure liegen ein kräftig und mehrere schwach blaugrün fluoreszierende Flecke. In Höhe der Vergleichssubstanz Kaffeesäure tritt ein weiterer blaugrün fluoreszierender Fleck auf.

PRÜFUNG AUF REINHEIT

Relative Dichte (Ph. Eur.): 0,935 bis 0,950.

Trockenrückstand (DAB): Mindestens 1,5 Prozent.

GEHALTSBESTIMMUNG

Etwa 10,0 g Urtinktur, genau gewogen, werden mit 50 ml Wasser und 0,5 g Ammoniumchlorid *R* versetzt. Die Flüssigkeit wird bis fast zum Sieden erhitzt. In die heiße Lösung werden 10 ml Calciumchlorid-Lösung *R* gegeben. Nach dreistündigem Stehenlassen wird filtriert oder zentrifugiert und mit 50 ml schwach ammoniakalischem Wasser (0,5 ml verdünnte Ammoniaklösung *R* 1 in 100 ml Wasser) gewaschen. Der Filterrückstand wird mit 30 ml verdünnter Schwefelsäure *R* in einen Erlenmeyerkolben überspült; letzte Reste werden vom Filter mit heißer Säure so gelöst, daß die gesamte Säuremenge 100 ml nicht übersteigt. Nach Zusatz von 100 ml Wasser wird auf 80 °C erwärmt und auf dieser Temperatur gehalten. Die heiße Lösung wird mit 0,1 N-Kaliumpermanganat-Lösung titriert, wobei die ersten Tropfen langsam zugegeben werden und vor jeder weiteren Zugabe Entfärbung abgewartet wird. Die Titration ist beendet, wenn eine schwache Violettfärbung eine Minute lang bestehen bleibt.

1 ml 0,1 N-Kaliumpermanganat-Lösung entspricht 4,502 mg Oxalsäure.

LAGERUNG

Vor Licht geschützt.

PAPAVER RHOEAS

Verwendet werden die frischen Blüten von *Papaver rhoeas* L.

BESCHREIBUNG

Auf in der Regel abstehend borstig behaarten, mehr oder weniger nickenden Blütenstielen stehen radiär symmetrische, im Durchmesser bis zu 8 cm große Blüten. Die Blütenknospen sind von einem beim Aufblühen abfallenden, zweiblättrigen, dicht abstehend borstig behaarten Kelch bedeckt. Die 4 Kronblätter sind 2,0 bis 4,5 cm groß, rundlich, leuchtend scharlach- oder purpurrot und in der Regel ganzrandig, selten an den Spitzen eingeschnitten. Sie sind sehr zart und tragen am Grunde einen rundlichen, glänzenden, oft weiß berandeten, tiefschwarzen Fleck. Die zahlreichen Staubblätter bestehen aus dunklen und verdickten Filamenten und blaugrünen, kurzen Antheren. Der verkehrt-eiförmige Fruchtknoten mit abgerundetem Grund wird von einer kurz-kegelförmigen Narbenscheibe mit meist 8 bis 12 Narbenstrahlen gekrönt.

Weißblühende Varietäten sollen nicht verwendet werden.

ARZNEIFORMEN

HERSTELLUNG

Urtinktur und flüssige Verdünnungen nach Vorschrift 2a.

EIGENSCHAFTEN

Die Urtinktur ist eine rotbraune bis rötlichschwarze Flüssigkeit ohne besonderen Geruch und Geschmack.

PRÜFUNG AUF IDENTITÄT

A. 1 ml Urtinktur wird in einem Reagenzglas mit 2 ml verdünnter Natriumhydroxid-Lösung *R* gemischt. Über die Mündung des Glases wird ein Streifen angefeuchtetes rotes Lackmuspapier *R* gelegt. Wird die Flüssigkeit zum Sieden erhitzt, färbt sich das Papier blau und aminartiger Geruch tritt auf.

B. Chromatographie. Die Prüfung erfolgt dünnschichtchromatographisch auf einer Schicht von Kieselgel H R.

Untersuchungslösung: 20 ml Urtinktur werden auf dem Wasserbad auf etwa 10 ml eingeengt. Nach dem Erkalten wird die Flüssigkeit mit 1 ml Ammoniaklösung R versetzt und dreimal mit je 10 ml einer Mischung aus 85 Volumteilen Methylenchlorid R und 15 Volumteilen Isopropanol R ausgeschüttelt. Die vereinigten Auszüge werden über wasserfreiem Natriumsulfat R getrocknet und anschließend eingeengt. Der Rückstand wird in 0,5 ml des Lösungsmittelgemisches gelöst.

Vergleichslösung: 5 mg Papaverinhydrochlorid *RN*, 10 mg Codeinphosphat *RN* und 20 mg Aminophenazon R werden in 10 ml Methanol R gelöst.

Aufgetragen werden getrennt je 20 µl Untersuchungs- und Vergleichslösung. Die Chromatographie erfolgt über eine Laufstrecke von 15 cm mit einer Mischung aus 90 Volumteilen Chloroform R und 10 Volumteilen Methanol R. Nach Verdunsten der mobilen Phase wird das Chromatogramm der Untersuchungslösung mit einer Mischung gleicher Volumteile Phosphorsäure 25 % *RN* und Wasser besprüht und nach 2 Stunden im Tageslicht ausgewertet. Anschließend werden beide Chromatogramme mit verdünntem Dragendorffs Reagenz R besprüht.

Das Chromatogramm der Vergleichslösung zeigt drei gelbrote Flecke: im unteren Drittel des Rf-Bereiches den Fleck des Codeins, im mittleren Drittel den Fleck des Aminophenazons und im oberen Drittel den Fleck des Papaverins.

Nach dem Besprühen mit Phosphorsäure zeigt das Chromatogramm der Untersuchungslösung oberhalb der Vergleichssubstanz Aminophenazon einen kräftig und einen schwach roten Fleck sowie einen weiteren, ebenfalls roten Fleck in Höhe der Vergleichssubstanz Papaverin.

Nach dem Besprühen mit verdünntem Dragendorffs Reagenz treten zusätzlich folgende gelbrote Flecke auf: zwei oder drei Flecke zwischen Start und Vergleichssubstanz Codein, ein Fleck in Höhe des Codeins und ein Fleck knapp darüber. Zwischen den Vergleichssubstanzen Aminophenazon und Papaverin sowie oberhalb der Vergleichssubstanz Papaverin kann jeweils ein weiterer Fleck auftreten.

PRÜFUNG AUF REINHEIT

Relative Dichte (Ph. Eur.): 0,925 bis 0,945.

Trockenrückstand (DAB): Mindestens 2,0 Prozent.

LAGERUNG

Vor Licht geschützt.

PASSIFLORA INCARNATA

Verwendet werden die frischen, oberirdischen Teile von *Passiflora incarnata* L.

BESCHREIBUNG

Das Kraut besitzt unspezifisch aromatischen Geruch.

Die ausdauernde Pflanze wird bis 10 m hoch. Der Stengel ist meist weniger als 5 mm dick, hohl, rundlich, längsgestreift, grün, graugrün oder bräunlich und mehr oder weniger behaart (Lupe). Die Laubblätter stehen wechselständig mit gefurchtem, oft verdrehtem, fein behaartem (Lupe) Blattstiel, der oben 2 höckerartige, extraflorale Nektarien trägt. Die Blattspreite ist 6 bis 15 cm lang und breit, tief dreiteilig gelappt, mit breit lanzettlichen, netznervigen, besonders auf der Unterseite fein behaarten (Lupe), grünen bis bräunlichgrünen Blattabschnitten. Der Blattrand ist mittelfein einfach gesägt. Die Ranken entspringen aus den Blattachseln. Sie sind glatt, rund, im äußersten Teil korkenzieherartig eingerollt. Die Blüte ist blattachselständig mit bis zu 8 cm langem Blütenstiel, 5 bis 9 cm groß, strahlig, mit einem Involucrum aus 3 zugespitzten Bracteen mit papillösem Rand und 2 seitlichen, randständigen Höckern. Der Kelch ist fünfblättrig, derb, außen grün, innen weiß, auf der Außenseite unterhalb der Spitze mit hornartigem Fortsatz. Die Krone ist fünfblättrig, fein, weiß. Die Nebenkrone weist mehrere Reihen innen weißer, außen purpurroter Fäden auf. Die verlängerte Blütenachse trägt 5 auffällige, große Staubblätter. Der Fruchtknoten ist oberständig, graugrün, behaart. Der Griffel besteht aus 3 langen Ästen mit kopfigen Narben.

ARZNEIFORMEN

HERSTELLUNG

Urtinktur und flüssige Verdünnungen nach Vorschrift 3a.

EIGENSCHAFTEN

Die Urtinktur ist eine grünbraune bis braune Flüssigkeit.

PRÜFUNG AUF IDENTITÄT

Prüflösung: 20 ml Urtinktur werden mit 1 ml verdünnter Salzsäure *R* versetzt und auf dem Wasserbad bis zum Verschwinden des Äthanolgeruches erwärmt. Nach dem Abkühlen wird mit Wasser auf 10 ml aufgefüllt und 4mal mit je 20 ml Äther *R* ausgeschüttelt. Die Ätherauszüge werden verworfen. Die wäßrige Phase wird mit 4 ml Ammoniaklösung *R* versetzt und erneut 2mal mit je 20 ml Äther *R* ausgeschüttelt. Die Ätherauszüge werden vereinigt.

A. Werden 0,5 ml Urtinktur mit 0,1 ml Eisen(III)-chlorid-Lösung *R* 1 versetzt, tritt Dunkelbraungrünfärbung ein.

B. Werden 0,5 ml Urtinktur mit 0,25 ml verdünnter Salzsäure *R* versetzt, trübt sich die Mischung und färbt sich grün.

C. 10 ml Prüflösung werden auf dem Wasserbad eingeengt; der Rückstand wird in 2 ml 0,1 N-Salzsäure aufgenommen. Im ultravioletten Licht bei 365 nm zeigt diese Lösung blaue Fluoreszenz.

D. Chromatographie: Die Prüfung erfolgt dünnschichtchromatographisch auf einer Schicht von Kieselgel G *R*.

Untersuchungslösung: 20 ml Prüflösung werden auf dem Wasserbad eingeengt; der Rückstand wird in 0,5 ml Methanol *R* aufgenommen.

Vergleichslösung: 10 mg Reserpin *RN* werden in 10 ml Aceton *R* gelöst.

Aufgetragen werden getrennt 50 µl Untersuchungslösung und 10 µl Vergleichslösung. Die Chromatographie erfolgt über eine Laufstrecke von 10 cm mit der Oberphase des Systems von 64 Volumteilen Äther *R*, 32 Volumteilen Äthylmethylketon *R* und 4 Volumteilen konzentrierter Ammoniaklösung *R*. Die Chromatogramme werden 10 Minuten lang bei 105 bis 110 °C getrocknet, nach dem Erkalten mit wasserfreier Ameisensäure *R* besprüht und innerhalb von 30 Minuten im ultravioletten Licht bei 254 nm ausgewertet.

Das Chromatogramm der Vergleichslösung zeigt einen intensiv gelbgrün fluoreszierenden Fleck (Rst 1,0); daneben können weitere, deutlich schwächere Flecke auftreten.

Das Chromatogramm der Untersuchungslösung zeigt drei mehr oder weniger stark ausgeprägte, blau fluoreszierende Flecke bei ungefähr Rst 0,3, Rst 0,6 und Rst 0,7; im oberen Drittel des Rf-Bereichs können weitere blaue oder rötliche Flecke auftreten.

PRÜFUNG AUF REINHEIT

Relative Dichte (Ph. Eur.) 0,900 bis 0,920.

Trockenrückstand (DAB): Mindestens 1,6 Prozent.

LAGERUNG

Vor Licht geschützt.

PETASITES HYBRIDUS

Petasites

Verwendet werden die gegen Ende der Blütezeit geernteten oberirdischen Teile von *Petasites hybridus* (L.) Ph. Gärtn., B. Mey. et Scherb.

BESCHREIBUNG

Die Pflanze hat eigentümlichen, schwach widerlichen Geruch.

Die gegen Ende der Blütezeit erscheinenden Laubblätter sind in der Knospe rückwärts gerollt, später flach ausgebreitet, herzförmig oder rundlich-nierenförmig, kurz zugespitzt, am Grunde tief ausgebuchtet, am Rand scharf ausgebissen gezähnt, anfangs weich, später derb, oberseits grün, unterseits graufilzig, zur Fruchtzeit bis 1 m lang und bis 60 cm breit. Der Blattstiel ist ringsum deutlich gerippt, oberseits tief eng gefurcht, bis zum Grund des Blattstiels geflügelt.

Die blütentragenden Stengel erscheinen an anderen Ästen der Grundachse vor den Laubblättern und sind von aufrechter, dicker, röhriger sowie fleischiger Gestalt, zur Blütezeit etwa 40 cm hoch. Sie sind mit zahlreichen weichen, purpurfarbenen, lanzettlichen, oft schlaff herabhängenden Schuppen besetzt.

Die männlichen Pflanzen enthalten in Trauben überwiegend scheinzwittrige Blüten mit röhrig-fünfzähnigem Saum, in denen nur Pollen erzeugt werden, während der Fruchtknoten oft nur als Stiel erscheint. Die eiförmigen Narbenlappen überragen den Kronsaum nicht. Vereinzelt treten allerdings auch 1 bis 3 voll entwickelte weibliche Blüten auf, die eine engröhrige Krone ohne – oder mit – verkümmerten, einseitig entwickelten Kronzipfeln aufweisen. Während die Narbenlappen wenig hervorragen, fehlen diesen Blüten Staubblätter vollends; doch gibt es bisweilen auch Übergangsformen, auf deren Griffel noch vereinzelte funktionslose Fegehaare sitzen.

Auf den weiblichen Stöcken nehmen die fertilen Blüten den Randteil des Kopfes ein. In der Scheibenmitte stehen einzeln große, unfruchtbare Honigblüten, deren Kronröhre becherartig erweitert und am Grund mit einer Honigdrüse versehen ist. Durch die Anwesenheit von verkümmerten, selten ganz fehlenden, männlichen und weiblichen Geschlechtsorganen sind sie als umgewandelte Zwitterblüten aufzufassen. Die Kopfstände der weiblichen Pflanzen stellen eine längliche Traube oder Rispe dar, bei den männlichen Pflanzen eine kurze Traube. Die Blütenfarbe wechselt von schmutzig purpur- bis blaßrosafarben.

ARZNEIFORMEN

HERSTELLUNG

Urtinktur und flüssige Verdünnungen nach Vorschrift 3a.

EIGENSCHAFTEN

Die Urtinktur ist eine dunkelgrüne bis gelbbraune Flüssigkeit mit aromatischem Geruch und schwach bitterem, brennendem Geschmack.

PRÜFUNG AUF IDENTITÄT

A. Wird 1 ml Urtinktur mit 5 ml Wasser und 0,2 ml verdünnter Natriumhydroxid-Lösung *R* versetzt, tritt Gelbfärbung ein.

B. Wird 1 ml Urtinktur mit 0,1 ml verdünnter Salpetersäure *R* und 0,1 ml Silbernitrat-Lösung *R* 2 versetzt, bildet sich ein grauer bis schmutzigbrauner, amorpher Niederschlag.

C. Chromatographie: Die Prüfung erfolgt dünnschichtchromatographisch auf einer Schicht von Kieselgel HF_{254} *R*.

Untersuchungslösung: Urtinktur.

Vergleichslösung: 5 mg Hyperosid *RN* und 5 mg Kaffeesäure *R* werden in 10 ml Methanol gelöst.

Aufgetragen werden getrennt 20 µl Untersuchungslösung und 10 µl Vergleichslösung. Die Chromatographie erfolgt über eine Laufstrecke von 10 cm mit einer Mischung von 67 Volumteilen Äthylacetat *R*, 20 Volumteilen Wasser und 13 Volumteilen wasserfreier Ameisensäure *R*. Nach Verdunsten der mobilen Phase werden die Chromatogramme zuerst mit einer 1prozentigen Lösung (G/V) von Diphenylboryloxyäthylamin *R* in Methanol *R* und danach mit einer 5prozentigen Lösung (G/V) von Polyäthylenglykol 400 *R* in Methanol *R* besprüht und anschließend im ultravioletten Licht bei 365 nm ausgewertet.

Das Chromatogramm der Vergleichslösung zeigt im mittleren Drittel des Rf-Bereiches den gelben Fleck des Hyperosids und im oberen Drittel den blauen Fleck der Kaffeesäure.

Das Chromatogramm der Untersuchungslösung zeigt folgende Flecke: in Höhe des Hyperosidfleckes der Vergleichslösung einen türkisfarbenen, unmittelbar darüber einen oder zwei gelbe, darunter einen blauen Fleck, in Höhe der Vergleichssubstanz Kaffeesäure einen blauen, unmittelbar darüber und darunter sowie etwas weiter darunter je einen türkisfarbenen Fleck.

PRÜFUNG AUF REINHEIT

Relative Dichte (Ph. Eur.): 0,895 bis 0,915.

Trockenrückstand (DAB): Mindestens 1,1 Prozent.

LAGERUNG

Vor Licht geschützt.

PEUMUS BOLDUS

Boldo

Verwendet werden die getrockneten Blätter von *Peumus boldus* Mol. Sie enthalten mindestens 2,0 Prozent (V/G) ätherisches Öl.

BESCHREIBUNG

Die Blätter haben arteigenen, süßlichen Geruch.

Sie sind 3 bis 6 cm lang, 2 bis 4 cm breit, kurzstielig, länglich bis eiförmig, ganzrandig, lederartig, steif und brüchig, blaßblaugrün. Die Oberseite ist rauh, mit weißlichen, punktförmigen Erhebungen, die Unterseite ist glatt, besitzt aber eine stark hervortretende Nervatur.

Mikroskopische Merkmale: Im Querschnitt des bifazialen Blattes befindet sich unter der derbwandigen oberen Epidermis eine stellenweise mehrschichtige Hypodermis aus farblosen, derbwandigen, getüpfelten Zellen, die etwa 2- bis 3mal so groß wie die Epidermiszellen sind. Die weißlichen, punktförmigen Erhebungen werden von mehreren Hypodermiszellschichten gebildet. Die Aufsicht der Blattoberseite läßt eine derbwandige Epidermis aus polygonalen, geradwandigen Zellen, meist in Verbindung mit den darunter liegenden größeren, gerundet polygonalen, dickwandigen, getüpfelten Hypodermiszellen erkennen. Die untere Epidermis besteht aus polygonalen Zellen mit leicht gerundeten bis schwach welligen Querwänden. Sie führt anisocytische Spaltöffnungen mit 4 bis 6 Nebenzellen. Das Palisadenparenchym besteht aus 1 bis 2 Lagen langer, sehr schmaler, dünnwandiger Zellen, das lockere Schwammparenchym aus 5 bis 6 Lagen ovaler, mehrarmiger, dünnwandiger Zellen. Kugelige Exkretzellen, deren Wände verkorkt sind und deren Durchmesser 45 bis 65 µm beträgt, finden sich in großer Zahl im Schwammparenchym, vereinzelt auch im Palisadenparenchym. Häufig führen die Blätter, besonders wenn sie sehr zahlreiche Höcker tragen, wechselnde Mengen kleiner, 2 bis 7 µm, selten bis 10 µm langer Nädelchen oder Prismen, in wenigen Fällen auch Täfelchen aus Calciumoxalat; die Kristalle befinden sich sowohl im Palisaden- als auch im Schwammparenchym, besonders gehäuft in Nähe der Nerven.

Spärliche Büschelhaare aus bis zu 16 sehr dickwandigen, 100 bis 180 µm langen, einzelligen Strahlen finden sich vorwiegend auf der Blattunterseite.

PRÜFUNG AUF IDENTITÄT

Prüflösung: 1,0 g grob gepulverte Droge (710) wird mit 10 ml Äthanol 70 % *RN* 30 Minuten lang im Wasserbad erhitzt und nach dem Erkalten abfiltriert.

A. Werden 2 ml Prüflösung mit 0,1 ml Eisen(III)-chlorid-Lösung *R* 1 versetzt, entsteht ein grünschwarzer Niederschlag.

B. Werden 2 ml Prüflösung mit 0,1 ml verdünnter Natriumhydroxid-Lösung *R* versetzt, entsteht ein Niederschlag, der bei Zugabe von 0,1 ml verdünnter Schwefelsäure *R* wieder in Lösung geht. Die Lösung ist goldgelb und kann eine leichte Opaleszenz zeigen.

C. 2 ml Prüflösung werden eingeengt. Werden 10 mg Rückstand mit 0,1 ml einer 5prozentigen Lösung (G/G) von Natriumacetat *R* in Wasser und 0,1 ml Dichlorchinonchlorimidlösung *RN* versetzt, entsteht eine blauschwarze Färbung.

D. Chromatographie: Die Prüfung erfolgt dünnschichtchromatographisch auf einer Schicht von Kieselgel H *R*.

Untersuchungslösung: Prüflösung.

Vergleichslösung: 10 mg α-Naphthylamin *R* und 10 mg α-Naphthol *R* werden in 25 ml Methanol *R* gelöst.

Aufgetragen werden getrennt 40 µl Untersuchungslösung und 20 µl Vergleichslösung. Die Chromatographie erfolgt über eine Laufstrecke von 15 cm mit einer Mischung von 80 Volumteilen Toluol *R*, 10 Volumteilen Methanol *R* und 10 Volumteilen Diäthylamin *R*. Die Chromatogramme werden nach Verdunsten der mobilen Phase sofort im ultravioletten Licht bei 254 nm ausgewertet.

Das Chromatogramm der Vergleichslösung zeigt im mittleren Drittel des Rf-Bereiches den blauen Fleck des α-Naphthylamins (Rst 1,0) und darunter den blauen Fleck des α-Naphthols (Rst 0,85).

Das Chromatogramm der Untersuchungslösung zeigt blaue Flecke bei Rst 0,3, bei Rst 0,5, bei Rst 0,7, bei Rst 0,8 und bei Rst 1,0.

Danach werden die Chromatogramme 10 Minuten lang auf 100 bis 105 °C erhitzt; nach dem Abkühlen wird mit einer 0,2prozentigen Lösung (G/V) von Dichlorchinonchlorimid *R* in Methanol *R* besprüht und im Tageslicht ausgewertet.

Das Chromatogramm der Vergleichslösung zeigt im mittleren Drittel des Rf-Bereiches den rotvioletten Fleck des α-Naphthylamins (Rst 1,0) und darunter den blauen Fleck des α-Naphthols (Rst 0,85).

Das Chromatogramm der Untersuchungslösung zeigt über der braunen Startzone blauviolette Flecke bei Rst 0,5, bei Rst 0,6, bei Rst 0,8 und bei Rst 1,0.

PRÜFUNG AUF REINHEIT

Fremde Bestandteile (Ph. Eur.): Höchstens 10,0 Prozent, jedoch nicht mehr als 2,0 Prozent Blätter von *Cryptocarya peumus* NEES. Cryptocaryablätter haben auf der Blattoberseite keine Höcker und beiderseits deutliche, enge Netznervatur. Im mikroskopischen Bild sind sie den Boldoblättern ähnlich, besitzen jedoch keine ausgeprägte Hypodermis und keine Büschelhaare. Die aus auffallend kleinen, sehr regelmäßig polygonalen, geradwandigen Zellen bestehende Epidermis führt auf der Unterseite paracytische Spaltöffnungen. Die über den Nerven liegenden Zellen der unteren Epidermis enthalten zahlreiche, tafelförmige Calciumoxalatkristalle.

GEHALTSBESTIMMUNG

Ätherisches Öl (Ph. Eur.): Die Bestimmung erfolgt mit 20,0 g grob gepulverter Droge (710) und 500 ml Wasser als Destillationsflüssigkeit in einem 1000-ml-Rundkolben; Destillation 90 Minuten lang bei 2 bis 3 ml in der Minute; 1,0 ml Xylol *R* als Vorlage.

ARZNEIFORMEN

HERSTELLUNG

Urtinktur aus der grob gepulverten Droge (710) und flüssige Verdünnungen nach Vorschrift 4a mit Äthanol 62 Prozent.

EIGENSCHAFTEN

Die Urtinktur ist eine gelbbraune Flüssigkeit mit charakteristischem Geruch.

PRÜFUNG AUF IDENTITÄT

Die Urtinktur gibt die bei der Droge beschriebenen Identitätsreaktionen A bis D. Prüflösung ist die Urtinktur.

PRÜFUNG AUF REINHEIT

Relative Dichte (Ph. Eur.): 0,890 bis 0,910.

Trockenrückstand (DAB): Mindestens 2,5 Prozent.

LAGERUNG

Vor Licht geschützt.

PIMPINELLA ANISUM, ÄTHANOL. DECOCTUM

Verwendet werden die getrockneten, reifen Früchte von *Pimpinella anisum* L. Sie enthalten mindestens 2,0 Prozent (V/G) ätherisches Öl.

BESCHREIBUNG

Die Droge hat aromatischen Geruch und süßen, aromatischen Geschmack.

Die zweiteilige Spaltfrucht ist meist ganz und trägt oft noch ein kleines Stück des dünnen, steifen und leicht gebogenen Fruchtstieles; sie ist eiförmig oder birnenförmig, an den Rückenseiten leicht zusammengedrückt, gelblichgrün oder grünlichgrau, etwa 3 bis 5 mm lang und bis 3 mm breit und trägt ober ein Griffelpolster mit 2 kurzen, umgebogenen Griffeln. Die an ihrem oberen Ende mit dem Karpophor verwachsenen Teilfrüchte weisen eine ebene Fugenfläche und eine konvexe, mit kurzen, warzigen, unter der Lupe sichtbaren Haaren besetzte Rückenseite auf; auf ihr verlaufen 5 wenig hervorragende, hellere Rippen, von denen sich 2 an der Fugenfläche und 3 über die Rückenfläche verteilt finden.

Mikroskopische Merkmale: Im Querschnitt der Spaltfrucht trägt das Perikarp zahlreiche kurze, meist einzellige, kegelförmige, dickwandige Deckhaare mit warziger Kutikula. Im Mesokarp findet sich auf der Rückenseite eine praktisch nicht unterbrochene Reihe von schizogenen Exkretgängen. In den Rippen verläuft ein schlankes Leitbündel. An den Fugenflächen kommen reich getüpfelte, in der Längsrichtung der Frucht gestreckte Steinzellen vor. Das nicht eingebuchtete Endosperm besteht aus polygonalen, dickwandigen, farblosen Zellen, die zahlreiche Tröpfchen von fettem Öl, Aleuronkörner und sehr kleine Oxalatdrusen enthalten.

PRÜFUNG AUF REINHEIT

Chromatographie: Die Prüfung erfolgt dünnschichtchromatographisch auf einer Schicht von Kieselgel GF_{254} *R*.

Untersuchungslösung: 0,10 g grob gepulverte Droge (710) werden 15 Minuten lang mit 2 ml Methylenchlorid *R* geschüttelt und abfiltriert. Das Filtrat wird im Wasserbad bei etwa 60 °C eingeengt und der Rückstand in 0,5 ml Toluol *R* gelöst.

Vergleichslösung: 3 µl Anethol *R* und 40 µl Olivenöl *R* werden in 1 ml Toluol *R* gelöst.

Aufgetragen werden punktförmig in Abständen von jeweils 2 cm je 2 µl und 3 µl der Untersuchungslösung und 1 µl, 2 µl und 3 µl der Vergleichslösung. Die Chromatographie erfolgt über eine Laufstrecke von 10 cm mit Methylenchlorid R. Nach Verdunsten der mobilen Phase werden die Chromatogramme im ultravioletten Licht bei 254 nm ausgewertet.

Im oberen Drittel des Rf-Bereiches ist im Chromatogramm der Vergleichslösung und in gleicher Höhe auch im Chromatogramm der Untersuchungslösung je ein dunkler Fleck zu sehen.

Danach werden die Chromatogramme mit einer frisch hergestellten 20prozentigen Lösung (G/V) von Molybdatophosphorsäure R in wasserfreiem Äthanol R besprüht, 5 Minuten lang auf 115 bis 120 °C erhitzt und im Tageslicht ausgewertet.

Das Chromatogramm der Vergleichslösung zeigt im oberen Drittel des Rf-Bereiches den blauen Fleck des Anethols und im mittleren Drittel den ebenfalls blauen Fleck des Olivenöls.

Im Chromatogramm der Untersuchungslösung ist jeweils in Höhe der beiden Vergleichssubstanzen ein blauen Fleck zu sehen.

Die Größe des Anetholfleckes bei 2 µl Untersuchungslösung muß zwischen der liegen, die mit 1 µl und 3 µl Vergleichslösung erhalten wird.

Fremde Bestandteile (Ph. Eur.): Höchstens 2 Prozent.

Wasser (Ph. Eur.): Höchstens 7,0 Prozent, mit 20,0 g grob gepulverter Droge (710) durch azeotrope Destillation bestimmt.

Sulfatasche (Ph. Eur.): Höchstens 12,0 Prozent, mit 2,00 g grob gepulverter Droge (710) bestimmt.

Salzsäureunlösliche Asche (Ph. Eur.): Höchstens 2,5 Prozent.

GEHALTSBESTIMMUNG

Ätherisches Öl (Ph. Eur.): Die Bestimmung erfolgt mit 25 g der unmittelbar vorher grob gepulverten Droge (710) und mit 200 ml Wasser als Destillationsflüssigkeit in einem 500-ml-Rundkolben; Destillation 2 Stunden lang bei 2 bis 3 ml in der Minute; 1,0 ml Xylol R als Vorlage.

ARZNEIFORMEN

HERSTELLUNG

Urtinktur aus der frisch zerquetschten Droge und flüssige Verdünnungen nach Vorschrift 19 f mit Äthanol 62 Prozent.

EIGENSCHAFTEN

Die Urtinktur ist eine gelbbraune Flüssigkeit mit arteigenem Geruch und Geschmack.

Pimpinella anisum, äthanol. Decoctum

PRÜFUNG AUF IDENTITÄT

Prüflösung: 10 ml Urtinktur werden 3 mal mit je 10 ml Pentan R ausgeschüttelt. Die vereinigten organischen Phasen werden filtriert und unter vermindertem Druck eingeengt. Der Rückstand wird in 2,0 ml Chloroform R aufgenommen.

A. Werden 0,2 ml Prüflösung mit 1 ml Acetanhydrid R und 0,1 ml Schwefelsäure R versetzt, färbt sich die Lösung rotviolett.

B. Chromatographie: Die Prüfung erfolgt dünnschichtchromatographisch auf einer Schicht von Kieselgel GF_{254} R.

Untersuchungslösung: Urtinktur.

Vergleichslösung: 3 µl Anethol R werden in 1 ml Toluol R gelöst.

Aufgetragen werden getrennt 20 µl Untersuchungslösung und 10 µl Vergleichslösung. Die Chromatographie erfolgt über eine Laufstrecke von 10 cm mit Methylenchlorid R. Nach Verdunsten der mobilen Phase werden die Chromatogramme im ultravioletten Licht bei 254 nm ausgewertet.

Im oberen Drittel des Rf-Bereiches ist im Chromatogramm der Vergleichslösung und in gleicher Höhe auch im Chromatogramm der Untersuchungslösung je ein dunkler Fleck zu sehen.

Danach werden die Chromatogramme mit einer frisch hergestellten 20prozentigen Lösung (G/V) von Molybdatophosphorsäure R in wasserfreiem Äthanol R besprüht, 5 Minuten lang auf 115 bis 120 °C erhitzt und im Tageslicht ausgewertet.

Im oberen Drittel des Rf-Bereiches ist im Chromatogramm der Vergleichslösung und in gleicher Höhe auch im Chromatogramm der Untersuchungslösung je ein blauer Fleck zu sehen.

PRÜFUNG AUF REINHEIT

Relative Dichte (Ph. Eur.): 0,888 bis 0,898.

Trockenrückstand (DAB): Mindestens 1,3 Prozent.

LAGERUNG

Vor Licht geschützt.

POTENTILLA ANSERINA

Verwendet werden die zur Blütezeit geernteten, frischen, oberirdischen Teile von *Potentilla anserina* L.

BESCHREIBUNG

Die dünnen, seitenständigen Stengel der zweiachsigen Staude sind bis zu 80 cm lang, weich behaart und kriechend. Die Grundblätter sind bis zu 20 cm lang, schmal länglich bis verkehrt eiförmig, gestielt und 13- bis 21zählig unterbrochen gefiedert. Die unteren Stengelblätter ähneln den Grundblättern, die oberen besitzen nur wenige Fiederblättchen oder bestehen fast nur aus Nebenblättern. Die Blättchen sind sitzend, selten kurz gestielt, gegen- oder wechselständig, lineal-länglich bis länglich verkehrt eiförmig, 1 bis 3cm lang, am ganzen Rand scharf eingeschnitten gesägt bis fiederspaltig, Oberseite meist kahl, Unterseite weißgrau seidenartig bis filzig behaart. Die Blüten sitzen fast immer einzeln auf den Stengelknoten entspringenden Stielen und haben einen Durchmesser von bis zu 2 cm. Die Kelchblätter, insgesamt 10, unterteilt in 5 Außen- und 5 Innenblätter, sind spitz, meist ungeteilt und halb so lang wie die Kronblätter. Diese sind eiförmig und hell goldgelb. Die Blüte besitzt 20 Staubblätter mit eiförmigen Staubbeuteln. Die Griffel sind seitenständig und fadenförmig.

ARZNEIFORMEN

HERSTELLUNG

Urtinktur und flüssige Verdünnungen nach Vorschrift 3a.

EIGENSCHAFTEN

Die Urtinktur ist eine grünlichbraune Flüssigkeit mit schwach krautartigem Geruch.

PRÜFUNG AUF IDENTITÄT

A. Werden 2 ml Urtinktur mit 0,1 ml Eisen(III)-chlorid-Lösung R 1 versetzt, entsteht ein dunkler Niederschlag.

Potentilla anserina

B. 1 ml Urtinktur wird auf dem Wasserbad vorsichtig bis zum Verschwinden des Äthanolgeruchs eingeengt. Der Rückstand wird in einen kleinen Scheidetrichter überführt und mit 3 ml Äther *R* ausgeschüttelt. Werden 0,1 ml der wäßrigen Unterphase auf einer Tüpfelplatte mit 0,2 ml Natriumnitrit-Lösung *R* versetzt, entsteht Rotfärbung, die binnen weniger Minuten in schmutziges Blau übergeht. Werden 0,1 ml dieser Mischung mit 0,3 ml 0,1 N-Natriumhydroxid-Lösung versetzt, schlägt die Farbe sofort nach Gelb um.

C. Chromatographie: Die Prüfung erfolgt dünnschichtchromatographisch auf einer Schicht von Kieselgel HF_{254} *R*.

Untersuchungslösung: Urtinktur.

Vergleichslösung: 5 mg Kaffeesäure *R*, 5 mg Chlorogensäure *RN* und 5 mg Rutin *R* werden in 10 ml Methanol *R* gelöst.

Aufgetragen werden getrennt 60 µl Untersuchungslösung und 10 µl Vergleichslösung. Die Chromatographie erfolgt über eine Laufstrecke von 15 cm mit einer Mischung von 80 Volumteilen Äthylacetat *R*, 10 Volumteilen wasserfreier Ameisensäure *R* und 10 Volumteilen Wasser. Nach Verdunsten der mobilen Phase werden die Chromatogramme zuerst mit einer 1prozentigen Lösung (G/V) von Diphenylboryloxyäthylamin *R* in Methanol *R*, danach mit einer 5prozentigen Lösung (G/V) von Polyäthylenglykol 400 *R* in Methanol *R* besprüht und im ultravioletten Licht bei 365 nm ausgewertet.

Das Chromatogramm der Vergleichslösung zeigt im unteren Drittel des Rf-Bereiches den gelbroten Fleck des Rutins, etwa an der Grenze von unterem und mittlerem Drittel den blaugrünen Fleck der Chlorogensäure und im oberen Drittel den grünen Fleck der Kaffeesäure.

Das Chromatogramm der Untersuchungslösung zeigt folgende Flecke: In Höhe der Vergleichssubstanz Rutin, in Höhe der Vergleichssubstanz Chlorogensäure und dazwischen insgesamt 3 oder 4 gelbrote Flecke, in Höhe der Vergleichssubstanz Kaffeesäure und direkt darunter je 1 grünen Fleck, im Bereich zwischen den Vergleichssubstanzen Kaffeesäure und Chlorogensäure bis zu 4 orangegelbe Flecke. Etwa in der Mitte zwischen den Vergleichssubstanzen Kaffeesäure und Chlorogensäure kann ein hellgelbgrüner Fleck auftreten.

PRÜFUNG AUF REINHEIT

Relative Dichte (Ph. Eur.): 0,895 bis 0,915.

Trockenrückstand (DAB): Mindestens 1,3 Prozent.

LAGERUNG

Vor Licht geschützt.

PRUNUS LAUROCERASUS

Laurocerasus

Verwendet werden die frischen Blätter von *Prunus laurocerasus* L.

BESCHREIBUNG

Die Blätter entwickeln beim Zerreiben Geruch nach bitteren Mandeln.

Sie sind etwa 1 cm lang gestielt, verkehrt eiförmig bis lanzettlich, oberseits glänzend dunkelgrün, lederartig derb, kahl und 8 bis 15 cm lang. Die Blätter sind ganzrandig oder entfernt kleingesägt, mit allseits umgebogenem Rand und zeigen unterseits eine stark hervortretende Mittelrippe sowie in den Achseln der unteren Nerven 1 bis 4 rundliche Nektarien.

ARZNEIFORMEN

Die Urtinktur enthält mindestens 0,050 und höchstens 0,100 Prozent Blausäure in freier oder gebundener Form (HCN; MG 27,03).

HERSTELLUNG

Urtinktur und flüssige Verdünnungen nach Vorschrift 2a.

EIGENSCHAFTEN

Die Urtinktur ist eine dunkelbraune bis rotbraune Flüssigkeit mit Geruch und Geschmack nach Bittermandeln.

PRÜFUNG AUF IDENTITÄT

A. Wird 1 ml Urtinktur mit 0,1 ml verdünnter Natriumhydroxid-Lösung *R* versetzt, bildet sich ein rotbrauner, gallertiger Niederschlag.

B. Ein Papierstreifen wird mit einer Mischung aus 10 Volumteilen einer 0,3prozentigen Lösung (G/V) von Kupfer(II)-acetat *R*, 50 Volumteilen Äthanol *R* und 5 Volumteilen Guajak-Tinktur *R* getränkt.

In ein kleines Becherglas werden 10 ml Urtinktur gegeben und mit einem Uhrglas abgedeckt. Zwischen Uhrglas und Becherglas wird das noch feuchte Reagenzpapier geklemmt, das sich innerhalb 30 Sekunden blau färbt.

C. Chromatographie: Die Prüfung erfolgt dünnschichtchromatographisch auf einer Schicht von Kieselgel H *R*.

Untersuchungslösung: Urtinktur.

Vergleichslösung: 10 mg Chlorogensäure *RN* und 10 mg Rutin *R* werden in 10 ml Methanol *R* gelöst.

Aufgetragen werden getrennt je 10 µl Untersuchungs- und Vergleichslösung. Die Chromatographie erfolgt über eine Laufstrecke von 15 cm mit einer Mischung aus 80 Volumteilen Äthylacetat *R*, 10 Volumteilen wasserfreier Ameisensäure *R* und 10 Volumteilen Wasser. Nach Verdunsten der mobilen Phase werden die Chromatogramme zuerst mit einer 1prozentigen Lösung (G/V) von Diphenylboryloxyäthylamin *R* in Methanol *R*, danach mit einer 5prozentigen Lösung (G/V) von Polyäthylenglykol 400 *R* in Methanol *R* besprüht und im ultravioletten Licht bei 365 nm ausgewertet.

Das Chromatogramm der Vergleichslösung zeigt im unteren Drittel des Rf-Bereiches den orangefarbenen Fleck des Rutins und im mittleren Drittel den blaugrünen Fleck der Chlorogensäure.

Das Chromatogramm der Untersuchungslösung zeigt knapp unterhalb der Vergleichssubstanz Rutin einen orangefarbenen Fleck, unterhalb der Vergleichssubstanz Chlorogensäure und in gleicher Höhe je einen blaugrünen Fleck sowie im Bereich zwischen der Vergleichssubstanz Chlorogensäure und der Front noch mehrere blaugrüne Flecke.

PRÜFUNG AUF REINHEIT

Relative Dichte (Ph. Eur.): 0,945 bis 0,965.

Trockenrückstand (DAB): Mindestens 4,5 Prozent.

GEHALTSBESTIMMUNG

Apparatur zur Wasserdampfdestillation: Ein schräg absteigender, 30 cm langer Intensivkühler mit Vorstoß wird über einen einfachen Destillationsaufsatz mit einem 500-ml-Zweihalskolben verbunden. Der Vorstoß muß bei der Destillation mindestens 3 cm tief in die in der Vorlage befindliche Flüssigkeit eintauchen. In den zweiten Hals des Kolbens wird ein Einleitungsrohr geführt, das über eine Schlauchverbindung, in die ein Dreiwegehahn eingesetzt ist, mit einem Dampferzeuger verbunden wird. Das Einleitungsrohr muß bei der Destillation mindestens 3 cm tief in die in dem Zweihalskolben befindliche Flüssigkeit eintauchen.

Etwa 25,0 g Urtinktur, genau gewogen, werden in dem Zweihalskolben mit 50 ml Wasser verdünnt und die Apparatur geschlossen. Als Vorlage dient ein 250-ml-Erlenmeyerkolben, der mit 50 ml Äthanol *R* und 2 ml konzentrierter Ammoniaklösung *R* gefüllt wird. Bei geöffnetem Dreiwegehahn wird das Wasser im Dampferzeuger zum kräftigen Sieden erhitzt, bis gespannter Dampf austritt. Darauf wird der Hahn geschlossen. Mit einer Destillationsgeschwindigkeit von 6 bis 8 ml in der Minute wird solange destilliert, bis 150 ml Destillat übergegangen sind. Die Lösung wird mit 2 ml Kaliumjodid-Lösung *R* versetzt und mit 0,1 N-Silbernitrat-Lösung bis zur ersten gelblichen Opaleszenz titriert.

1 ml 0,1 N-Silbernitrat-Lösung entspricht 5,41 mg HCN.

LAGERUNG

Vor Licht geschützt und dicht verschlossen.

Vorsichtig zu lagern!

PRUNUS SPINOSA

Verwendet werden die frischen, vor dem Abfallen der Kronblätter geernteten Blüten von *Prunus spinosa* L.

BESCHREIBUNG

Die Blüten stehen meist einzeln an dicht gehäuften Kurztrieben. Die Blütenstiele sind kahl, selten zerstreut behaart. Die fünf Kelchblätter sind dreieckig-eiförmig und etwa 2 mm lang. Die fünf Kronblätter sind länglich-eiförmig, reinweiß, kurz genagelt und etwa 5 bis 8 mm lang. Die etwa 20 Staubblätter sind bis zu 5 mm lang und tragen gelbe oder rote Staubbeutel. Der aus einem Fruchtblatt bestehende Stempel ist mittelständig.

ARZNEIFORMEN

HERSTELLUNG

Urtinktur und flüssige Verdünnungen nach Vorschrift 3a.

EIGENSCHAFTEN

Die Urtinktur ist eine goldbraune Flüssigkeit mit schwach nußartigem Geruch und schwach adstringierendem Geschmack.

PRÜFUNG AUF IDENTITÄT

A. Wird 1 ml Urtinktur mit 0,1 ml verdünnter Natriumhydroxid-Lösung *R* versetzt, entsteht ein voluminöser Niederschlag.

B. Wird 1 ml Urtinktur mit 5 ml Wasser und 2 ml Blei(II)-acetat-Lösung *R* versetzt, entsteht ein orangegelber Niederschlag.

C. Wird 1 ml Urtinktur mit 0,1 g Magnesium *R* als Späne und 1 ml Salzsäure *R* versetzt, entsteht eine in Amylalkohol ausschüttelbare, intensive Rotfärbung.

D. Chromatographie: Die Prüfung erfolgt dünnschichtchromatographisch auf einer Schicht von Kieselgel H *R*.

Untersuchungslösung: Urtinktur.

Vergleichslösung: 10 mg Rutin *R* und 10 mg Quercetin *RN* werden in 10 ml Methanol *R* gelöst.

Aufgetragen werden getrennt je 10 µl Untersuchungs- und Vergleichslösung. Die Chromatographie erfolgt über eine Laufstrecke von 15 cm mit einer Mischung aus 50 Volumteilen Chloroform *R*, 42 Volumteilen Essigsäure 98 % *R* und 8 Volumteilen Wasser. Nach Verdunsten der mobilen Phase werden die Chromatogramme zuerst mit einer 1prozentigen Lösung (G/V) von Diphenylboryloxyäthylamin *R* in Methanol *R* und danach mit einer 5prozentigen Lösung (G/V) von Polyäthylenglykol 400 *R* in Methanol *R* besprüht und anschließend im ultravioletten Licht bei 365 nm ausgewertet.

Das Chromatogramm der Vergleichslösung zeigt im unteren Drittel des Rf-Bereiches den gelbroten Fleck des Rutins und im mittleren Drittel den gelbroten Fleck des Quercetins.

Das Chromatogramm der Untersuchungslösung zeigt folgende Flecke: in Höhe des Rutins einen kräftig gelbroten und knapp darüber einen blaugrünen Fleck, im Bereich zwischen Rutin und Quercetin weitere zwei oder drei gelbe bis gelbrote Flecke, knapp über dem Fleck des Quercetins einen blaugrünen und einen gelben Fleck sowie im oberen Drittel des Rf-Bereiches einen weiteren blaugrünen Fleck.

PRÜFUNG AUF REINHEIT

Relative Dichte (Ph.Eur.): 0,900 bis 0,920.

Trockenrückstand (DAB): Mindestens 2,5 Prozent.

LAGERUNG

Vor Licht geschützt.

QUERCUS, ÄTHANOL. DECOCTUM

Verwendet wird die getrocknete Rinde junger Zweige und Stockausschläge von *Quercus robur* L. und *Quercus petraea* (MATT.) LIEBL. Sie enthält mindestens 3,0 Prozent mit Hautpulver fällbare Gerbstoffe, berechnet als Pyrogallol.

BESCHREIBUNG

Die rinnen- bis röhrenförmig eingerollten, bis 3 mm dicken Rindenstücke sind außen graubraun bis silbergrau, glatt, glänzend und mit wenigen, etwas quergestreckten Lentizellen besetzt. Die Innenseite ist hellbraun bis rotbraun und matt. Sie besitzt auffällig hervortretende, 0,5 bis 1,0 mm breite Längsleisten. Der Bruch ist splitterig und grobfaserig.

Mikroskopische Merkmale: Die rotbraune Korkschicht besteht aus zahlreichen Lagen dünnwandiger, flacher Zellen. Darunter folgen zumeist einige Lagen kollenchymatisch verdickter Zellen. Die Außenrinde besteht aus dünnwandigem Parenchym. An der Grenze zwischen Außen- und Innenrinde verläuft ein Ring aus vereinzelten Bündeln stark verdickter, farbloser Fasern und Steinzellgruppen.

Die Innenrinde wird von einreihigen, seltener zweireihigen Markstrahlen durchzogen. In tangentialen Bändern angeordnete Gruppen von englumigen Fasern mit gelber, getüpfelter Wand wechseln mit Schichten von Parenchymzellen und Siebröhren ab. Die Faserbündel werden von zahlreichen Kristallzellreihen mit Einzelkristallen umgeben. In der gesamten Rinde kommen Zellen mit Calciumoxalatdrusen sowie einzelne oder in Gruppen vereinigte Steinzellen vor, deren stark verdickte, verholzte und geschichtete Wände deutlich sichtbare Tüpfelkanäle aufweisen.

PRÜFUNG AUF IDENTITÄT

Prüflösung: 1 g grob gepulverte Droge (710) wird mit 10 ml Äthanol 30 Prozent 30 Minuten lang im Wasserbad unter Rückfluß erhitzt. Nach dem Abkühlen wird abfiltriert.

A. Werden 0,5 ml Prüflösung mit 10 ml Wasser und 2 ml einer 10prozentigen Lösung (G/V) von Ammoniumeisen(II)-sulfat *R* versetzt, wird die Mischung trüb und färbt sich graublau; nach dem Absetzen ist die überstehende Flüssigkeit bläulich gefärbt.

352 Quercus, äthanol. Decoctum

B. Werden 0,1 ml Prüflösung mit 100 ml Wasser und 0,1 ml einer 10prozentigen Lösung (G/V) von Eisen(III)-chlorid R in Äthanol R versetzt, entsteht nach Umschütteln eine graublaue bis graugrüne Färbung.

C. Wird 1 ml Prüflösung mit 2 ml einer 1prozentigen Lösung (G/V) von Vanillin R in Salzsäure R versetzt, färbt sich die Flüssigkeit rot.

D. Chromatographie: Die Prüfung erfolgt dünnschichtchromatographisch auf einer Schicht von Kieselgel H R.

Untersuchungslösung: Prüflösung.

Vergleichslösung: 30 mg Tannin R und 10 mg Gallussäure RN werden in 10 ml Aceton R gelöst.

Aufgetragen werden getrennt je 20 µl Untersuchungs- und Vergleichslösung. Die Chromatographie erfolgt über eine Laufstrecke von 15 cm mit einer Mischung aus 80 Volumteilen Äthylacetat R, 10 Volumteilen wasserfreier Ameisensäure R und 10 Volumteilen Wasser. Nach Verdunsten der mobilen Phase werden die Chromatogramme mit einer 1prozentigen Lösung (G/V) von Diphenylboryläthylamin R in Methanol R und danach mit einer 5prozentigen Lösung (G/V) von Polyäthylenglykol 400 R in Methanol R besprüht und im ultravioletten Licht bei 365 nm ausgewertet.

Das Chromatogramm der Vergleichslösung zeigt im mittleren Drittel des Rf-Bereiches den etwas langgezogenen blauen Fleck des Tannins und im oberen Drittel den leuchtend blauen Fleck der Gallussäure.

Das Chromatogramm der Untersuchungslösung zeigt folgende Flecke: in Höhe der Vergleichssubstanz Tannin einen etwas langgezogenen blaugrünen Fleck, unterhalb davon einen blauen und einen rötlichen Fleck sowie im unteren Drittel des Rf-Bereiches einige gelbliche und blaue Flecke; in Höhe der Vergleichssubstanz Gallussäure liegen ein blaugrüner und ein blauer Fleck und darüber ein rötlicher Fleck.

PRÜFUNG AUF REINHEIT

Fremde Bestandteile (Ph. Eur.): Höchstens 5 Prozent.

Sulfatasche (Ph. Eur.): Höchstens 8,0 Prozent, bestimmt mit 1,00 g grob gepulverter Droge (710).

Asche (DAB): Höchstens 4,5 Prozent.

GEHALTSBESTIMMUNG

Etwa 0,5 g grob gepulverte Droge (710), genau gewogen, werden mit 150 ml Wasser in einen Erlenmeyerkolben gegeben, zum Sieden erhitzt und anschließend im Wasserbad 30 Minuten lang erwärmt. Die unter fließendem Wasser abgekühlte

Mischung wird in einen 250-ml-Meßkolben überführt und mit Wasser aufgefüllt. Nach dem Absetzen wird durch ein Papierfilter von 12 cm Durchmesser filtriert. Die ersten 50 ml Filtrat werden verworfen. Der Rest wird für die Gehaltsbestimmung verwendet.

Bestimmung der Gesamtgerbstoffe: 5,0 ml Filtrat werden in einem Meßkolben mit Wasser zu 25,0 ml verdünnt. 2,0 ml dieser Lösung werden mit 1,0 ml Wolframatophosphorsäure-Lösung *R* und 17,0 ml einer 38prozentigen Lösung (G/V) von Natriumcarbonat *R* versetzt. Die Extinktion (E_1) wird genau 2 Minuten nach dem letzten Reagenzzusatz bei 750 nm in einer Schichtdicke von 1 cm gegen Wasser gemessen.

Bestimmung der durch Hautpulver nicht gefällten Gerbstoffe: 10,0 ml Filtrat werden mit 0,10 g Hautpulver *CRS* versetzt und 60 Minuten lang kräftig geschüttelt. Nach dem Filtrieren werden 5,0 ml Filtrat in einem Meßkolben mit Wasser zu 25,0 ml verdünnt. 2,0 ml dieser Lösung werden mit den unter ,,Bestimmung der Gesamtgerbstoffe" angegebenen Reagenzmengen versetzt und die Extinktion (E_2) unter gleichen Bedingungen gemessen.

Vergleichslösung: 50,0 mg Pyrogallol R, genau gewogen, werden in einem 100-ml-Meßkolben mit Wasser zu 100,0 ml gelöst. In einem zweiten 100-ml-Meßkolben werden 5,0 ml dieser Lösung mit Wasser zu 100,0 ml verdünnt. 2,0 ml dieser Lösung werden mit den unter ,,Bestimmung der Gesamtgerbstoffe" angegebenen Reagenzmengen versetzt und die Extinktion (E_3) unter gleichen Bedingungen gemessen.

Die Lösung ist während der Bestimmung vor Licht und Luft geschützt aufzubewahren. Die Extinktion muß innerhalb von 30 Minuten nach Herstellen der Lösung gemessen werden.

Der Prozentgehalt x_{proz} an mit Hautpulver fällbaren Gerbstoffen, berechnet als Pyrogallol, wird nach folgender Formel berechnet:

$$x_{proz} = \frac{(E_1 - E_2) \times 3{,}125}{E_3 \times e}$$

e = Einwaage Droge in g.

ARZNEIFORMEN

HERSTELLUNG

Urtinktur aus der grob gepulverten Droge (710) und flüssige Verdünnungen nach Vorschrift 19f mit Äthanol 30 Prozent.

EIGENSCHAFTEN

Dir Urtinktur ist eine rotbraune Flüssigkeit ohne besonderen Geruch und mit stark zusammenziehendem Geschmack.

PRÜFUNG AUF IDENTITÄT

Die Urtinktur gibt die bei der Droge beschriebenen Identitätsreaktionen A bis D. Prüflösung ist die Urtinktur.

PRÜFUNG AUF REINHEIT

Relative Dichte (Ph. Eur.): 0,954 bis 0,969.

Trockenrückstand (DAB): Mindestens 1,4 Prozent.

LAGERUNG

Vor Licht geschützt.

ROSMARINUS OFFICINALIS

Verwendet werden die getrockneten Blätter von *Rosmarinus officinalis* L. Sie enthalten mindestens 1,2 Prozent (V/G) ätherisches Öl.

BESCHREIBUNG

Die Blätter haben kampferartigen, würzigen Geruch und aromatisch-bitteren Geschmack.

Sie sind 1 bis 3,5 cm lang, 1,5 bis 4 mm breit, schmallanzettlich, sehr kurz gestielt, lederig und sehr brüchig. Der Rand ist ganz und nach unten umgerollt. Junge Blätter sind oberseits behaart. Ältere Blätter sind auf der Oberseite kahl, runzelig und durch die eingesenkte Mittelrippe gefurcht; diese springt auf der dicht weißhaarigen Unterseite stark hervor.

Mikroskopische Merkmale: Im Querschnitt schließt sich an die dickwandige, obere Epidermis eine farblose, meist ein- bis zweireihige, großzellige, kollenchymatisch verdickte Hypodermis an, von der Vorsprünge trichterförmig durch das Mesophyll zu den Leitbündeln ziehen. Das Palisadenparenchym ist ein- bis dreireihig. Das Schwammparenchym ist locker und 3 bis 5 Lagen hoch. Die Epidermis der Unterseite besteht aus dünnwandigen, schwach wellig buchtigen Epidermiszellen. Sie trägt bis zu 350 µm lange, monopodial verzweigte, strauchig ästige und mehrzellige Gliederhaare sowie zahlreiche Drüsenhaare vom Typ B (DAB). In der Aufsicht erscheinen die Zellen der oberen Epidermis polygonal geradwandig. Auf beiden Blattseiten treten Köpfchenhaare mit ein- oder zweizelligem Stiel auf. Die nur auf der Blattunterseite vorhandenen Spaltöffnungen sind diacytisch. Die Mittelnerven sind von einem Faserbelag überzogen.

PRÜFUNG AUF IDENTITÄT

Prüflösung: 1 g grob gepulverte Droge (710) wird mit 10 ml Äthanol 90 % *R* N 30 Minuten lang unter Rückfluß im Wasserbad erhitzt. Nach dem Abkühlen wird abfiltriert.

A. Wird 1 ml Prüflösung mit 1 ml Wasser versetzt, entsteht Trübung.

B. Werden 0,5 ml Prüflösung mit 0,5 ml Eisen(III)-chlorid-Lösung *R* 1 versetzt, entsteht dunkelgrüne Färbung.

Rosmarinus officinalis

C. Werden 2 ml Prüflösung mit 1 ml ammoniakalischer Silbernitrat-Lösung *R* versetzt, entsteht grauschwarzer Niederschlag.

D. Chromatographie: Die Prüfung erfolgt dünnschichtchromatographisch auf einer Schicht von Kieselgel G *R*.

Untersuchungslösung: 125 µl der bei der Gehaltsbestimmung erhaltenen Mischung aus ätherischem Öl und Xylol werden in 1 ml Toluol *R* gelöst.

Vergleichslösung: 5 mg Borneol *R*, 5 mg Bornylacetat *R* und 10 µl Cineol *R* werden in 1 ml Toluol *R* gelöst.

Aufgetragen werden getrennt 30 µl Untersuchungslösung und 10 µl Vergleichslösung. Die Chromatographie erfolgt über eine Laufstrecke von 10 cm mit Methylenchlorid *R*. Nach 5 Minuten Zwischentrocknung wird erneut über eine Laufstrecke von 10 cm mit Methylenchlorid *R* entwickelt. Nach Verdunsten der mobilen Phase werden die Chromatogramme mit Anisaldehyd-Lösung *R* besprüht, 5 bis 10 Minuten lang unter Beobachtung auf 100 bis 105 °C erhitzt und innerhalb von 10 Minuten im Tageslicht ausgewertet.

Das Chromatogramm der Vergleichslösung zeigt im unteren Teil des mittleren Drittels des Rf-Bereiches den Fleck des Borneols, im oberen Teil des mittleren Drittels den Fleck des Cineols und im oberen Drittel den Fleck des Bornylacetates; die Flecke sind blaugrün bis graublau gefärbt.

Das Chromatogramm der Untersuchungslösung zeigt je einen deutlich ausgeprägten, blaugrünen bis graublauen Fleck auf Höhe jeder der drei Vergleichssubstanzen. Daneben treten in der Regel folgende schwach ausgeprägte, rötlichviolette Flecke auf: vier Flecke zwischen Start und Borneol, ein Fleck zwischen Borneol und Cineol, drei Flecke zwischen Cineol und Bornylacetat sowie ein Fleck wenig unter der Fließmittelfront.

PRÜFUNG AUF REINHEIT

Fremde Bestandteile (Ph. Eur.): Höchstens 1,5 Prozent.

Blätter von *Ledum palustre* L. sind oberseits tiefgrün und auf der Unterseite mit einem rotbraunen Haarfilz versehen. Blätter von *Teucrium montanum* L. sind stachelspitzig, auf der Unterseite weiß filzig, mit unverzweigten Haaren bedeckt, seltener unbehaart.

Asche (DAB): Höchstens 7,0 Prozent.

GEHALTSBESTIMMUNG

Ätherisches Öl (Ph. Eur.): Die Bestimmung erfolgt mit 20,0 g der unmittelbar vorher grob gepulverten Droge (710) und 500 ml Wasser als Destillationsflüssigkeit in einem 1000-ml-Rundkolben; Destillation 2 Stunden lang bei 2 bis 3 ml in der Minute; 1,0 ml Xylol *R* als Vorlage.

ARZNEIFORMEN

HERSTELLUNG

Urtinktur aus der grob gepulverten Droge (710) und flüssige Verdünnungen nach Vorschrift 4a mit Äthanol 86 Prozent.

EIGENSCHAFTEN

Die Urtinktur ist eine grünbraune Flüssigkeit mit kampferartigem Geruch und aromatisch-würzigem Geschmack.

PRÜFUNG AUF IDENTITÄT

Die Urtinktur gibt die bei der Droge beschriebenen Identitätsreaktionen A bis D. Prüflösung ist die Urtinktur.

PRÜFUNG AUF REINHEIT

Relative Dichte (Ph. Eur.): 0,830 bis 0,845.

Trockenrückstand (DAB): Mindestens 2,0 Prozent.

LAGERUNG

Vor Licht geschützt.

ROSMARINUS OFFICINALIS E FOLIIS RECENTIBUS

Rosmarinus recens

Verwendet werden die frischen Blätter von *Rosmarinus officinalis* L.

BESCHREIBUNG

Die Blätter entwickeln beim Zerreiben kampferartigen, würzigen Geruch und haben herben, bitteren Geschmack.

Die derben Blätter sind 1 bis 3,5 cm lang, 1,5 bis 4 mm breit, sehr kurz gestielt, schmallanzettlich mit kurzer Spitze. Der Rand ist ganz und umgerollt. Junge Blätter sind oberseits behaart. Ältere Blätter sind auf der Oberseite kahl, etwas runzelig und durch die eingesenkte Mittelrippe gefurcht; diese springt auf der dicht weißhaarigen Unterseite stark hervor.

ARZNEIFORMEN

HERSTELLUNG

Urtinktur und flüssige Verdünnungen nach Vorschrift 3a.

EIGENSCHAFTEN

Die Urtinktur ist eine gelb- bis rotbraune Flüssigkeit mit arteigenem Geruch und Geschmack.

PRÜFUNG AUF IDENTITÄT

Prüflösung: 10 ml Urtinktur werden 3 mal mit je 10 ml Hexan *R* ausgeschüttelt. Die vereinigten organischen Phasen werden filtriert und unter vermindertem Druck im Wasserbad bei etwa 30 °C eingeengt. Der Rückstand wird in 1 ml Chloroform *R* aufgenommen.

A. Wird 1 ml Urtinktur mit 2 ml Äthanol *R* verdünnt, färbt sich die hellgrüne Flüssigkeit nach Zugabe von 0,1 ml Eisen(III)-chlorid-Lösung *R* 1 schwarz.

B. Wird 0,1 ml Prüflösung mit 1 ml Acetanhydrid *R* und 0,1 ml Schwefelsäure *R* versetzt, färbt sich die Mischung von hellgrün über dunkelrot nach graugrün.

C. Chromatographie: Die Prüfung erfolgt dünnschichtchromatographisch auf einer Schicht von Kieselgel G *R*.

Untersuchungslösung: Prüflösung.

Vergleichslösung: 5 mg Borneol *R*, 5 mg Bornylacetat *R* und 10 µl Cineol *R* werden in 1 ml Toluol *R* gelöst.

Aufgetragen werden getrennt je 10 µl Untersuchungs- und Vergleichslösung. Die Chromatographie erfolgt zweimal über eine Laufstrecke von jeweils 10 cm mit Methylenchlorid *R* bei 5 Minuten langer Zwischentrocknung. Nach Verdunsten der mobilen Phase werden die Chromatogramme mit Anisaldehyd-Lösung *R* besprüht, 5 bis 10 Minuten lang unter Beobachtung auf 100 bis 105 °C erhitzt und innerhalb von 10 Minuten im Tageslicht ausgewertet.

Das Chromatogramm der Vergleichslösung zeigt im unteren Teil des mittleren Drittels des Rf-Bereiches den Fleck des Borneols, im oberen Teil des mittleren Drittels den Fleck des Cineols und im oberen Drittel den Fleck des Bornylacetates; die Flecke sind blaugrün bis graublau gefärbt.

Das Chromatogramm der Untersuchungslösung zeigt zwischen Startzone und der Vergleichssubstanz Borneol drei graublaue Flecke, in Höhe des Borneols und des Cineols je einen graublauen Fleck, oberhalb des Cineols einen rötlichvioletten Fleck, in Höhe des Bornylacetates einen oder zwei graublaue bis rötlichviolette Flecke und zwischen Bornylacetat und Front zwei Flecke ähnlicher Farbe.

PRÜFUNG AUF REINHEIT

Relative Dichte (Ph. Eur.): 0,885 bis 0,905.

Trockenrückstand (DAB): Mindestens 2,3 Prozent.

LAGERUNG

Vor Licht geschützt.

ROSMARINUS OFFICINALIS SPAG. ZIMPEL

Verwendet werden die frischen, zur Blütezeit gesammelten oberirdischen Teile von *Rosmarinus officinalis* L.

BESCHREIBUNG

Alle Pflanzenteile entwickeln beim Zerreiben kampferartigen, würzigen Geruch und haben herben, bitteren Geschmack.

Die Pflanze ist ein immergrüner, etwa 1 bis 2 m hoher Kleinstrauch mit mehr oder weniger aufsteigenden oder aufrechten, dicht verzweigten, von grauer, sich ablösender Borke bekleideten Ästen. Die jungen Zweige sind stumpf vierkantig, flaumig behaart. Sie tragen sehr häufig in den Achseln der kreuzweise gegenständigen Laubblätter zum Teil mit Blüten besetzte Kurztriebe. Die derben Laubblätter sind 1 bis 3,5 cm lang, 1,5 bis 4 mm breit sehr kurz gestielt, schmal lanzettlich mit kurzer Spitze. Der Rand ist ganz und umgerollt. Junge Blätter sind oberseits behaart. Ältere Blätter sind auf der Oberseite kahl, etwas runzelig und durch die eingesenkte Mittelrippe gefurcht; diese springt auf der dicht weißhaarigen Unterseite stark hervor. Die Blüten bilden fünf- bis zehnblütige, an den Kurztrieben endständige Scheintrauben; jede hat ein 1 bis 3 mm langes, dicht graufilziges Tragblatt und einen etwa doppelt so langen Stiel. Der Kelch ist glockig, zweilippig, bräunlichgrün graufilzig, mit abstehender, kurz dreispitziger Oberlippe und zweispaltiger Unterlippe. Er ist etwa acht- bis zwölfnervig mit kahlem Schlund. Die zweilippige Krone ist blauviolett, selten weiß, außen schwach flaumig, mit aus dem Kelch etwas hervorragender Röhre. Die Oberlippe ist etwas zurückgebogen, tief ausgerandet, die Unterlippe etwas länger, mit großem, konkavem, gezähneltem, fast gestieltem, herabgeschlagenem Mittellappen und kleinen, vorgestreckten Seitenlappen. Die zwei Staubblätter sind aufsteigend, viel länger als die Oberlippe, unter der Mitte der Fäden mit einem kleinen Zahn. Jedes trägt einen herabgekrümmten, einfächerigen Staubbeutel. Die Fruchtknoten sind tief vierteilig, mit hoch inseriertem, langem, vorn in 2 sehr ungleiche Narbenäste geteiltem Griffel. Die Nüßchen sind verkehrt eiförmig, 1,5 bis 2 mm lang, glatt, mit rundlicher, etwa ⅓ der Länge einnehmender, von einer als Elaiosom wirkenden Pseudostrophiole bedeckten Ansatzfläche.

ARZNEIFORMEN

HERSTELLUNG

Urtinktur und flüssige Verdünnungen nach Vorschrift 25.

EIGENSCHAFTEN

Die Urtinktur ist eine gelbe Flüssigkeit mit kampferartigem Geruch und fruchtigem Geschmack.

PRÜFUNG AUF IDENTITÄT

A. Werden 2 ml Urtinktur mit 0,1 ml Eisen(III)-chlorid-Lösung R 1 versetzt und erwärmt, färbt sich die Mischung orangegelb.

B. Chromatographie: Die Prüfung erfolgt dünnschichtchromatographisch auf einer Schicht von Kieselgel G R.

Untersuchungslösung: 10 ml Urtinktur werden 2 mal mit je 5 ml Äther R ausgeschüttelt. Die vereinigten Ätherphasen werden über Calciumchlorid R getrocknet und filtriert. Das Filtrat wird vorsichtig eingeengt und der Rückstand in 1 ml Äthanol R aufgenommen.

Vergleichslösung: 5 mg Borneol R, 5 mg Bornylacetat R und 10 µl Cineol R werden in 1 ml Toluol R gelöst.

Aufgetragen werden getrennt 30 µl Untersuchungslösung und 10 µl Vergleichslösung. Die Chromatographie erfolgt über eine Laufstrecke von 10 cm mit Methylenchlorid R. Nach 5 Minuten Zwischentrocknung wird erneut über eine Laufstrecke von 10 cm mit Methylenchlorid R entwickelt. Nach Verdunsten der mobilen Phase werden die Chromatogramme mit Anisaldehyd-Lösung R besprüht, 5 bis 10 Minuten lang unter Beobachtung auf 100 bis 105 °C erhitzt und innerhalb von 10 Minuten im Tageslicht ausgewertet.

Das Chromatogramm der Vergleichslösung zeigt im unteren Teil des mittleren Drittels des Rf-Bereiches den Fleck des Borneols, im oberen Teil des mittleren Drittels den Fleck des Cineols und im oberen Drittel den Fleck des Bornylacetates; die Flecke sind blaugrün bis graublau gefärbt.

Das Chromatogramm der Untersuchungslösung zeigt je einen deutlich ausgeprägten, blaugrünen bis graublauen Fleck auf Höhe jeder der drei Vergleichssubstanzen. Daneben treten in der Regel folgende schwach ausgeprägte, rötliche bis violete Flecke auf: fünf Flecke zwischen Start und Borneol, zwei Flecke über dem Cineol und ein Fleck wenig unter der Fließmittelfront.

PRÜFUNG AUF REINHEIT

Relative Dichte (Ph. Eur.): 0,980 bis 0,990.

Trockenrückstand (DAB): Mindestens 0,1 und höchstens 0,3 Prozent.

LAGERUNG

Vor Licht geschützt.

RUTA GRAVEOLENS

Ruta

Verwendet werden die frischen, zu Beginn der Blüte gesammelten oberirdischen Teile von *Ruta graveolens* L.

BESCHREIBUNG

Das Kraut hat eigenartigen, aromatischen Geruch.

Der 50 bis 90 cm hohe, aufrechte Halbstrauch ist bleichgrün oder bläulichgrün und kahl; er verästelt sich vom Grund an. Die Sprosse sind mehr oder weniger dicht mit punktförmig durchscheinenden bis warzig hervortretenden Öldrüsen besetzt. Jeder Stengel trägt 9 bis 10 wechselständige, im Umriß dreieckige Laubblätter, die eine Länge von 4 bis 11 cm und eine Breite von 3 bis 7 cm erreichen. Sie sind unpaarig gefiedert und besitzen 1 bis 3 fiederspaltige Fiederchen mit spateligen bis lanzettlichen, vorn sehr fein gekerbten Endabschnitten. Sie sind fleischig, von gelber bis bläulich-grüner Farbe und nur unterseits mit einem deutlich hervortretenden Mittelnerv. Die Blüten des trugdoldigen, mit dreispaltigen Hochblättern besetzten Blütenstandes sind vierzählig. Die Kelchblätter sind eiförmig-lanzettlich, an der Basis verbunden. Die lebhaft grünlich-gelben, drüsig punktierten, 6 bis 7 mm langen Kronblätter sind spatelig, löffelförmig ausgehöhlt und kapuzenförmig eingekrümmt. Die 8 Staubblätter sind außen an dem kugelförmigen Diskus inseriert. Die Fruchtblätter bilden einen gelappten, mit eingesenkten Drüsen und kurzem Griffel besetzten Fruchtknoten.

ARZNEIFORMEN

HERSTELLUNG

Urtinktur und flüssige Verdünnungen nach Vorschrift 3a.

EIGENSCHAFTEN

Die Urtinktur ist eine grünbraune bis gelbbraune Flüssigkeit mit stark aromatischem Geruch.

PRÜFUNG AUF IDENTITÄT

A. 0,1 ml Urtinktur werden mit 1 ml Äthanol R und 0,2 ml einer frisch bereiteten 2prozentigen Lösung von Furfurol R in Äthanol R versetzt. Nach Zugabe von 0,5 ml Schwefelsäure R färbt sich die Mischung intensiv grün.

B. 1 ml Urtinktur wird mit 5 ml Äthanol R, 0,5 g Zink R und 0,2 g Magnesium R versetzt. Nach Zugabe von 2 ml Salzsäure R tritt nach einiger Zeit Rotfärbung ein.

C. Chromatographie: Die Prüfung erfolgt dünnschichtchromatographisch auf einer Schicht von Kieselgel G R.

Untersuchungslösung: Urtinktur.

Vergleichslösung: 5 mg Rutin R werden in 10 ml Methanol R gelöst.

Aufgetragen werden getrennt 50 µl Untersuchungslösung und 10 µl Vergleichslösung. Die Chromatographie erfolgt über eine Laufstrecke von 15 cm mit einer Mischung von 80 Volumteilen Äthylacetat R, 10 Volumteilen wasserfreier Ameisensäure R und 10 Volumteilen Wasser. Nach Verdunsten der mobilen Phase werden die Chromatogramme nacheinander mit einer 1prozentigen Lösung (G/V) von Diphenylboryloxyäthylamin R in Methanol R und mit einer 5prozentigen Lösung (G/V) von Polyäthylenglykol 400 R in Methanol R besprüht und anschließend im ultravioletten Licht bei 365 nm ausgewertet.

Das Chromatogramm der Vergleichslösung zeigt im unteren Drittel des Rf-Bereiches den orangefarbenen Fleck des Rutins (Rst 1,0).

Das Chromatogramm der Untersuchungslösung zeigt folgende Flecke: Rst 1,0 (rot), Rst 1,2 (rosa), Rst 1,4 (blaßrosa), Rst 1,7 (blau), Rst 2,0 (blaßbraun), Rst 2,7 (blaßblau), Rst 3,1 (blau), Rst 3,2 (blau) und Rst 3,6 (blau).

PRÜFUNG AUF REINHEIT

Relative Dichte (Ph. Eur.): 0,897 bis 0,917.

Trockenrückstand (DAB): Mindestens 2,4 Prozent.

LAGERUNG

Vor Licht geschützt.

SCHOENOCAULON OFFICINALE

Sabadilla

Verwendet werden die reifen Samen von *Schoenocaulon officinale* (Cham. et Schlechtend.) A. Gray. Sie enthalten mindestens 3,5 Prozent Alkaloide, berechnet als Cevadin ($C_{32}H_{49}NO_9$, MG 591,8).

BESCHREIBUNG

Die Samen sind geruchlos und haben anhaltend bitteren und scharfen Geschmack.
 Sie sind länglich bis lanzettlich, an einem Ende abgerundet, am anderen scharf zugespitzt, etwas gekrümmt, unregelmäßig kantig mit fein längsrunzeliger, glänzend schwarzbrauner, dünner Samenschale. An einem medianen Längsschnitt läßt sich mit der Lupe erkennen, daß die sehr dünne Samenschale ein umfangreiches, hornartiges, weißliches bis graubräunliches Endosperm umschließt, das an der abgerundeten Basis einen kleinen Keimling enthält.

Mikroskopische Merkmale: Die Oberhaut der Samenschale besteht aus in der Längsrichtung des Samens gestreckten, kurzprismatischen, in der Oberflächenansicht vieleckigen, weiten Zellen, deren tiefbraune Außenwand stark verdickt ist. Die darauf folgenden Schichten der Samenschale sind dünnwandig. Das Endosperm besteht aus vieleckigen Zellen, deren derbe Wände unregelmäßig knotig verdickt, nicht scharf getüpfelt, ungefärbt und glänzend sind. Sie enthalten fettes Öl, Aleuronkörner und vereinzelte, kleine Stärkekörner.

PRÜFUNG AUF IDENTITÄT

A. 3 ml der unter ,,Gehaltsbestimmung" erhaltenen Ätherphase werden in einer Porzellanschale eingeengt. Der Rückstand löst sich in 1 ml Schwefelsäure *R* unter Gelbfärbung. Die gelbe Farbe geht beim Erwärmen in Rot und nach Zusatz von 0,5 ml Salzsäure *R* 1 in Rotviolett über.

B. 3 ml der unter ,,Gehaltsbestimmung" erhaltenen Ätherphase werden in einer Porzellanschale eingeengt. Der Rückstand wird in 1 ml Äthanol *R* aufgenommen und mit 1 ml einer 2prozentigen Lösung (G/V) von Furfurol *R* in Äthanol *R* sowie 1 ml Schwefelsäure *R* versetzt. Die Mischung färbt sich blauviolett.

C. Chromatographie: Die Prüfung erfolgt dünnschichtchromatographisch auf einer Schicht von Kieselgel H *R*.

Untersuchungslösung: 10 ml der unter ,,Gehaltsbestimmung" erhaltenen Ätherphase werden eingeengt; der Rückstand wird in 1 ml Methanol *R* aufgenommen.

Vergleichslösung: 10 mg Noscapinhydrochlorid *RN* und 10 mg Chinolin *R* werden in 10 ml Methanol *R* gelöst.

Aufgetragen werden getrennt je 20 µl Untersuchungs- und Vergleichslösung. Die Chromatographie erfolgt über eine Laufstrecke von 15 cm mit einer Mischung von 70 Volumteilen Cyclohexan *R* und 30 Volumteilen Diäthylamin *R*. Zum Verdunsten der mobilen Phase werden die Chromatogramme 30 Minuten lang bei Raumtemperatur und anschließend 1 Stunde lang bei 105 bis 110 °C getrocknet. Danach wird mit Jodplatin-Reagenz *R* besprüht und im Tageslicht ausgewertet.

Das Chromatogramm der Vergleichslösung zeigt im unteren Drittel des Rf-Bereiches den rötlichblauen Fleck des Noscapins und im mittleren Drittel den grünlichgrauen Fleck des Chinolins.

Das Chromatogramm der Untersuchungslösung zeigt einen rötlichblauen Fleck in Höhe der Vergleichssubstanz Noscapin und einen rötlichblauen Fleck knapp oberhalb der Vergleichssubstanz Chinolin.

PRÜFUNG AUF REINHEIT

Fremde Bestandteile (Ph. Eur.): Höchstens 3 Prozent.

Asche (DAB): Höchstens 10,0 Prozent.

Salzsäureunlösliche Asche (Ph. Eur.): Höchstens 8,0 Prozent.

GEHALTSBESTIMMUNG

Etwa 4,00 g fein gepulverte Droge (500), genau gewogen, werden in einem Kolben mit Schliffverschluß mit 60,0 g peroxidfreiem Äther *R* und 3 ml verdünnter Ammoniaklösung *R* 1 30 Minuten lang häufig und kräftig geschüttelt. Nach dem Absetzen werden 40,0 g des Ätherauszuges durch etwas Watte in einen zweiten Kolben filtriert, während der Rest des Ätherauszuges für die ,,Prüfung auf Identität" aufbewahrt wird.

Das Filtrat wird eingeengt, zweimal mit je 5 ml Äther *R* aufgenommen und wieder eingeengt. Nach Lösen des Rückstandes in 5 ml Äthanol *R* werden 20 ml Petroläther *R*, 10 ml kohlendioxidfreies Wasser *R*, 0,3 ml Methylrot-Mischindikator *R* und 20,0 ml 0,02 N-Salzsäure zugegeben. Die rotviolette Lösung wird mit 0,02 N-Natriumhydroxid-Lösung bis zum Farbumschlag nach Grün titriert, wobei

Schoenocaulon officinale

nach jedem Laugenzusatz kräftig geschüttelt und kurze Zeit stehengelassen werden muß.

1 ml 0,02 N-Salzsäure entspricht 11,84 mg Alkaloiden, berechnet als Cevadin.

ARZNEIFORMEN

Die Urtinktur enthält mindestens 0,32 und höchstens 0,60 Prozent Alkaloide, berechnet als Cevadin.

HERSTELLUNG

Urtinktur aus der grob gepulverten Droge (710) und flüssige Verdünnungen nach Vorschrift 4a mit Äthanol 62 Prozent.

EIGENSCHAFTEN

Die Urtinktur ist eine dunkelrotbraune Flüssigkeit mit stark bitterem Geschmack und ohne besonderen Geruch.

PRÜFUNG AUF IDENTITÄT

A. 2 ml Urtinktur zeigen im ultravioletten Licht bei 365 nm eine schwach blaue Fluoreszenz. Nach Zugabe von 0,1 ml Kaliumhydroxid-Lösung *RN* schlägt die Farbe nach schwach Braungelb um.

Die Urtinktur gibt außerdem die Identitätsreaktionen A, B und C der Droge. Prüflösung ist der Rest der unter ,,Gehaltsbestimmung" erhaltenen Ätherphase.

PRÜFUNG AUF REINHEIT

Veratrum-Arten: Die Mischung von 2 ml Urtinktur und 0,1 ml Kaliumhydroxid-Lösung *RN* darf im ultravioletten Licht von 365 nm keine gelbgrüne Fluoreszenz zeigen.

Relative Dichte (Ph. Eur.): 0,890 bis 0,905.

Trockenrückstand (DAB): Mindestens 1,4 Prozent.

GEHALTSBESTIMMUNG

Etwa 30,0 g Urtinktur, genau gewogen, werden unter vermindertem Druck in einem 250-ml-Erlenmeyerkolben auf dem Wasserbad auf die Hälfte des Volumens eingeengt. Nach Zugabe von 3 ml verdünnter Ammoniaklösung *R* 1 und 60,0 g peroxidfreiem Äther *R* wird der Kolben gewogen und danach 10 Minuten lang geschüttelt. Nach Kontrolle des Gewichtes, das falls nötig mit peroxidfreiem Äther *R* ergänzt werden muß, wird 1 g gepulverter Tragant *RN* zugegeben und noch einmal 1 Minute lang geschüttelt. Nach dem Absetzen werden 40,0 g des Ätherauszuges durch etwas Watte in einen zweiten Kolben filtriert, während der Rest des Ätherauszuges für die ,,Prüfung auf Identität" aufbewahrt wird. Die weitere Ausführung erfolgt wie bei der Droge unter ,,Gehaltsbestimmung" angegeben.

LAGERUNG

Vor Licht geschützt.

Vorsichtig zu lagern!

SCROPHULARIA NODOSA

Verwendet werden die frischen, vor Beginn der Blüte gesammelten oberirdischen Teile von *Scrophularia nodosa* L.

BESCHREIBUNG

Der Stengel ist aufrecht und unverzweigt, vierkantig, aber nicht geflügelt und unten kahl. Die Blätter sind kreuzgegenständig, die unteren kurz gestielt, die oberen mehr sitzend, im Umriß länglich-eiförmig mit abgerundeter oder leicht herzförmiger Basis, die unteren stumpf, die oberen meist zugespitzt, am Rande scharf gesägt und kahl.

ARZNEIFORMEN

HERSTELLUNG

Urtinktur und flüssige Verdünnungen nach Vorschrift 3a.

EIGENSCHAFTEN

Die Urtinktur ist eine grünbraune bis braune Flüssigkeit mit leicht brennendem Geschmack ohne besonderen Geruch.

PRÜFUNG AUF IDENTITÄT

A. Wird 1 ml Urtinktur mit 10 ml Wasser verdünnt und geschüttelt, vergeht der entstandene Schaum sehr rasch. Nach Zugabe von 0,05 ml Eisen(III)-chlorid-Lösung *R* 1 und erneutem Schütteln ist der Schaum mindestens 3 Stunden lang beständig.

B. Werden 2 ml Urtinktur mit 1 ml frisch hergestellter Phloroglucinlösung *R* und 0,5 ml Salzsäure *R* 1 versetzt und kurz erhitzt, färbt sich die Mischung grün. Wird nach dem Abkühlen die Mischung mit 3 ml Chloroform *R* ausgeschüttelt, färbt sich die organische Phase ebenfalls grün.

C. Chromatographie: Die Prüfung erfolgt dünnschichtchromatographisch auf einer Schicht von Kieselgel HF_{254} *R*.

Untersuchungslösung: Urtinktur.

Vergleichslösung: 10 mg Aescin *RN,* 5 mg Gallussäure *RN* und 2 mg Hyperosid *RN* werden in 2 ml Methanol *R* gelöst.

Aufgetragen werden getrennt auf der linken und der rechten Seite der Dünnschichtplatte je einmal je 20 µl Untersuchungs- und Vergleichslösung. Die Chromatographie erfolgt über eine Laufstrecke von 10 cm mit der Oberphase des Systems aus 50 Volumteilen n-Butanol *R*, 40 Volumteilen Wasser und 10 Volumteilen Essigsäure 98 % *R*. Nach Verdunsten der mobilen Phase zeigen die Chromatogramme der Vergleichslösung im ultravioletten Licht bei 254 nm im unteren Drittel des Rf-Bereiches den dunklen Fleck des Aescins, im mittleren Drittel den dunklen Fleck des Hyperosids und im oberen Drittel den dunklen Fleck der Gallussäure. Diese Flecke werden markiert.

Danach wird die eine Hälfte der Schicht mit einer Glasplatte abgedeckt und die freie Hälfte mit einer 1prozentigen Lösung (G/V) von Diphenylboryloxyäthylamin *R* in Methanol *R* besprüht, an der Luft getrocknet, danach mit einer 5prozentigen Lösung (G/V) von Polyäthylenglykol 400 *R* in Methanol *R* besprüht, 5 Minuten lang auf 100 bis 105 °C erhitzt und im ultravioletten Licht bei 365 nm ausgewertet.

Das Chromatogramm der Vergleichslösung zeigt im mittleren Drittel des Rf-Bereiches den gelbroten Fleck des Hyperosids und im oberen Drittel den blauen Fleck der Gallussäure.

Das Chromatogramm der Untersuchungslösung zeigt einen gelben Fleck wenig unterhalb des markierten Aescinflecks, einem rosafarbenen Fleck unter dem Hyperosidfleck und einen gelben Fleck auf Höhe des Flecks der Gallussäure.

Danach wird die besprühte Hälfte der Schicht abgedeckt und die unbesprühte Hälfte mit Anisaldehyd-Lösung *R* besprüht. Die Chromatogramme werden 10 Minuten lang auf 105 bis 110 °C erhitzt und innerhalb von 10 Minuten im Tageslicht ausgewertet.

Das Chromatogramm der Vergleichslösung zeigt im unteren Drittel des Rf-Bereiches den blauen Fleck des Aescins und im oberen Drittel den violetten Fleck der Gallussäure.

Das Chromatogramm der Untersuchungslösung zeigt einen graugrünen Fleck wenig unterhalb des Aescinfleckes und knapp darunter einen schwachen, hellgrünen Fleck, einen roten Fleck wenig über dem Aescinfleck und knapp darüber einen grünen Fleck, einen roten Fleck knapp unterhalb des Hyperosidflecks und einen graublauen Fleck deutlich über dem Fleck der Gallussäure.

PRÜFUNG AUF REINHEIT

Relative Dichte (Ph. Eur.): 0,895 bis 0,915.

Trockenrückstand (DAB): Mindestens 1,2 Prozent.

LAGERUNG

Vor Licht geschützt.

SCROPHULARIA NODOSA SPAG. KRAUSS

Verwendet wird die ganze, frische, vor Beginn der Blüte gesammelte Pflanze von *Scrophularia nodosa* L.

BESCHREIBUNG

Die Pflanze hat einen horizontal gewachsenen, walzlichen Wurzelstock mit vielen, eiförmigen, fleischigen, hellbraunen Knollen und wenigen, fadenförmigen Wurzeln. Der Stengel ist aufrecht und unverzweigt, vierkantig, aber nicht geflügelt und unten kahl. Die Blätter sind kreuzgegenständig, die unteren kurz gestielt, die oberen mehr sitzend, im Umriß länglich-eiförmig mit abgerundeter oder leicht herzförmiger Basis, die unteren stumpf, die oberen meist zugespitzt, am Rande scharf gesägt und kahl.

ARZNEIFORMEN

HERSTELLUNG

Urtinktur und flüssige Verdünnungen nach Vorschrift 27.

EIGENSCHAFTEN

Die Urtinktur ist eine hellbraune Flüssigkeit mit leicht brennendem Geschmack und schwachem, hefeartigem Geruch.

PRÜFUNG AUF IDENTITÄT

A. Der *p*H-Wert (Ph. Eur.) der Urtinktur muß zwischen 4,3 und 4,6 liegen.

B. Werden 2 ml Urtinktur mit 10 ml Wasser verdünnt und geschüttelt, vergeht der entstandene Schaum sehr rasch. Nach Zugabe von 0,05 ml Eisen(III)-chlorid-Lösung *R* 1 und erneutem Schütteln ist der Schaum mindestens 3 Stunden lang beständig.

C. Werden 2 ml Urtinktur mit 1 ml frisch hergestellter Phloroglucinlösung *R* und 0,5 ml Salzsäure *R* 1 versetzt und kurz erhitzt, so färbt sich die Mischung braun.

D. Chromatographie: Die Prüfung erfolgt dünnschichtchromatographisch auf einer Schicht von Kieselgel HF_{254} R.

Untersuchungslösung: 10 ml Urtinktur werden unter vermindertem Druck im Wasserbad bei etwa 50 °C eingeengt. Der Rückstand wird in 2 ml Äthanol 30 Prozent gelöst.

Vergleichslösung: 10 mg Aescin *RN*, 5 mg Gallussäure *RN* und 2 mg Hyperosid *RN* werden in 2 ml Methanol *R* gelöst.

Aufgetragen werden getrennt auf der linken und der rechten Seite der Dünnschichtplatte jeweils 10 µl Untersuchungslösung und 20 µl Vergleichslösung. Die Chromatographie erfolgt über eine Laufstrecke von 10 cm mit der Oberphase des Systems aus 50 Volumteilen n-Butanol *R*, 40 Volumteilen Wasser und 10 Volumteilen Essigsäure 98 % *R*. Nach Verdunsten der mobilen Phase zeigen die Chromatogramme der Vergleichslösung im ultravioletten Licht bei 254 nm im unteren Drittel des Rf-Bereiches den dunklen Fleck des Aescins, im mittleren Drittel den dunklen Fleck des Hyperosids und im oberen Drittel den dunklen Fleck der Gallussäure. Diese Flecke werden markiert.

Danach wird die eine Hälfte der Schicht mit einer Glasplatte abgedeckt und die freie Hälfte mit einer 1prozentigen Lösung (G/V) von Diphenylboryloxyäthylamin *R* in Methanol *R* besprüht, an der Luft getrocknet, danach mit einer 5prozentigen Lösung (G/V) von Polyäthylenglykol 400 *R* in Methanol *R* besprüht, 5 Minuten lang auf 100 bis 105 °C erhitzt und im ultravioletten Licht bei 365 nm ausgewertet.

Das Chromatogramm der Vergleichslösung zeigt im mittleren Drittel des Rf-Bereiches den gelbroten Fleck des Hyperosids und im oberen Drittel den blauen Fleck der Gallussäure.

Das Chromatogramm der Untersuchungslösung zeigt zwischen Start und dem markierten Fleck des Aescins drei hellgelbe Flecke, zwischen Aescinfleck und Hyperosidfleck in etwa gleichen Abständen einen hellgelben und einen gelbroten Fleck sowie wenig unter der Fließmittelfront einen gelben Fleck.

Danach wird die besprühte Hälfte der Schicht abgedeckt und die unbesprühte Hälfte mit Anisaldehyd-Lösung *R* besprüht. Die Chromatogramme werden 10 Minuten lang auf 105 bis 110 °C erhitzt und innerhalb von 10 Minuten im Tageslicht ausgewertet.

Das Chromatogramm der Vergleichslösung zeigt im unteren Drittel des Rf-Bereiches den blauen Fleck des Aescins und im oberen Drittel den violetten Fleck der Gallussäure.

Das Chromatogramm der Untersuchungslösung zeigt zwei graublaue Flecke wenig unterhalb des Aescinflecks, einen hellgelben Fleck etwa in der Mitte zwischen den Vergleichssubstanzen Aescin und Hyperosid sowie einen graublauen Fleck wenig unter der Fließmittelfront.

PRÜFUNG AUF REINHEIT

Relative Dichte (Ph. Eur.): 0,959 bis 0,979.

Trockenrückstand (DAB): Mindestens 1,5 Prozent.

LAGERUNG

Vor Licht geschützt.

SEMECARPUS ANACARDIUM

Anacardium

Verwendet werden die reifen, getrockneten Früchte von *Semecarpus anacardium* L.

BESCHREIBUNG

Die Früchte sind etwa 1,5 bis 3,0 cm lang, 1,0 bis 2,5 cm breit, 0,5 bis 1,5 cm dick, plattgedrückt, herzförmig bis stumpf, viereckig oder eiförmig; sie tragen teilweise einen bis zu 1,5 cm langen, schwer abtrennbaren Fruchtstiel. Die braunschwarze, harte, feingrubige bis grob runzelige Fruchtschale ist etwa 2 mm dick und enthält in großen Lücken einen schwarzen, glänzenden, scharfätzenden Balsam. Die mandelförmigen Samen sind von einer rotbraunen, dünnen, leicht ablösbaren Samenschale umgeben.

Mikroskopische Merkmale: Die Epidermis der Fruchtschale besteht aus 1 oder 2 Reihen etwa 100 µm langer, radial gestreckter Zellen. Die Außenwände sind stark verdickt, die Seitenwände sind dünn. Die Zellen sind mit einem braunen, in dünnen Schichten gelbbraunen Farbstoff gefüllt. In der Epidermis kommen Anlagen von Spaltöffnungen vor, die jedoch keine Schließzellen aufweisen. Die Zellen des Mesokarps sind teilweise tangential gestreckt, ihre Wände sind nicht stark verdickt. Durch das gesamte Gewebe verlaufen parallel zueinander zahlreiche Leitbündel, deren Gefäßteil nach innen und deren Siebteil nach außen gerichtet ist. Außerdem kommen kleinere und etwa 3 bis 8 mm große, von einigen Reihen zusammengedrückter, tangential gestreckter Zellen begrenzte schizogene Sekretbehälter vor. Die innere Wand der Sekretbehälter ist mit sehr feinwandigen Sekretzellen belegt, deren Ausstülpungen in das Zentrum hineinragen.

Den Übergang vom Mesokarp zum Endokarp bildet eine stellenweise von Parenchymzellen unterbrochene Zellreihe aus kleinen, runden, verdickten Zellen. Das sklerenchymatische Endokarp besteht aus je einer Schicht Mikro- und Makrosklereiden. Die Mikrosklereiden sind 30 bis 60 µm lang und 5 bis 15 µm breit; die Makrosklereiden haben eine Länge von 300 bis 400 µm und eine Breite von 20 bis 45 µm. Ihre engen Lumina erweitern sich an beiden Enden der Zellen trichterförmig.

Die Epidermis der Samenschale besteht aus gleichmäßigen, abgerundeten Parenchymzellen mit nach außen verdickten Wänden. Darauf folgen 2 bis 3 Reihen dünnwandiger Parenchymzellen, 6 bis 8 Reihen dickwandiger Parenchymzellen sowie eine Leitbündelzone. Darunter liegt eine kollabierte Schicht aus mehreren Reihen großlumiger Zellen mit dicker Wandung.

Die Kotyledonen besitzen am Rand stehende, mit den Leitbündeln zusammenhängende Sekretbehälter. Diese weisen palisadenartig ausgebildete, an der inneren Seite abgerundete Zellen auf. Die Zellen des Siebteils sind vier- bis achteckig, im Längsschnitt gestreckt, zartwandig und klein. Im Holzteil des Bündels finden sich spiralig verdickte, runde oder auch ovale Gefäße. Der Keimling führt 5 bis 8 µm lange und 2,5 bis 6,5 µm breite Stärkekörner mit länglichem oder sternförmigem Spalt, zahlreiche Aleuronkörner und fettes Öl.

PRÜFUNG AUF IDENTITÄT

Prüflösung: 0,20 g zerstoßene Droge (2000) werden mit 10 ml Äthanol 90 % *RN* im Wasserbad 2 Minuten lang zum Sieden erhitzt und abfiltriert.

A. Wird 1 ml Prüflösung mit 1 ml konzentrierter Ammoniaklösung *R* versetzt, färbt sich die Mischung grünblau.

B. Wird 1 ml Prüflösung mit 10 ml Wasser und 1 ml Echtblausalz-B-Lösung *RN* versetzt, färbt sich die Mischung braunviolett.

PRÜFUNG AUF REINHEIT

Fremde Bestandteile (Ph. Eur.): Früchte von *Anacardium occidentale* L. dürfen nicht vorhanden sein. Sie sind bis 3,5 cm lang, bis 3 cm breit, bis 2,0 cm dick, hellbraun und deutlich nierenförmig. Die Fruchtschale ist glatt bis leicht faltig und stellenweise dunkel marmoriert. Andere fremde Bestandteile höchstens 1,0 Prozent.

Chromatographie: Die Prüfung erfolgt dünnschichtchromatographisch auf einer Schicht von Kieselgel H*R*.

Untersuchungslösung: Prüflösung.

Vergleichslösung: 5 mg 2-Naphthol *R* werden in 10 ml Methanol *R* gelöst.

Aufgetragen werden getrennt je 20 µl Untersuchungs- und Vergleichslösung. Die Chromatographie erfolgt über eine Laufstrecke von 15 cm mit einer Mischung von 90 Volumteilen Toluol *R* und 10 Volumteilen Methanol *R*. Nach Verdunsten der mobilen Phase werden die Chromatogramme mit Echtblausalz-B-Lösung *RN* besprüht und nach 15 Minuten im Tageslicht ausgewertet.

Das Chromatogramm der Vergleichslösung zeigt im mittleren Drittel des Rf-Bereiches den violetten Fleck des 2-Naphthols (Rst 1,0). Das Chromatogramm der Untersuchungslösung zeigt bei Rst 0,25 bis 0,30 einen rosafarbenen Fleck, bei Rst 0,60 bis 0,70 einen braungrauen Fleck, bei Rst 1,00 bis 1,10 einen braunviolet-

Semecarpus anacardium

ten Fleck und bei Rst 1,30 bis 1,40 einen schwach gelben Fleck. Der rosafarbene und der schwach gelbe Fleck können fehlen. Im Chromatogramm der Untersuchungslösung dürfen bei Rst 0,50 bis 0,60 und bei Rst 1,20 bis 1,30 keine orangegelben Flecke und bei Rst 0,60 bis 0,70 kein hellvioletter Fleck sichtbar sein.

ARZNEIFORMEN

HERSTELLUNG

Urtinktur aus der zerstoßenen Droge (2000) und flüssige Verdünnungen nach Vorschrift 4a mit Äthanol 86 Prozent. Die 4. Dezimalverdünnung wird mit Äthanol 62 Prozent, die folgenden Verdünnungen werden mit Äthanol 43 Prozent bereitet.

EIGENSCHAFTEN

Die Urtinktur ist eine gelbbraune bis rötlichbraune Flüssigkeit.

PRÜFUNG AUF IDENTITÄT

Die Mischung von 1 ml Urtinktur und 4 ml Methanol *R* gibt die bei der Droge beschriebenen Identitätsreaktionen A und B.

PRÜFUNG AUF REINHEIT

Die Urtinktur muß der bei der Prüfung auf Reinheit der Droge unter ,,Chromatographie" gegebenen Beschreibung genügen. Untersuchungslösung ist die Mischung von 1 ml Urtinktur und 4 ml Methanol *R*.

Relative Dichte (Ph. Eur.): 0,830 bis 0,845.

Trockenrückstand (DAB): Mindestens 2,0 und höchstens 3,2 Prozent.

LAGERUNG

Vor Licht geschützt.

Vorsichtig zu lagern!

SIDERIT

Verwendet wird das natürlich vorkommende Mineral *Siderit* mit einem Gehalt von mindestens 70 Prozent Eisencarbonaten, berechnet als $FeCO_3$ (MG 115,9).

BESCHREIBUNG

Gelblichgraues oder bräunlichgelbes bis gelbes Mineral mit mattem oder Perlmuttglanz, selten mit Glasglanz. Es bildet Kristalle von trigonal-rhomboedrischem Habitus und sattelförmige, radial faserige, kugelige, nierige oder oolithische Aggregate. Die Härte nach Mohs beträgt 4 bis 4½. Das Mineral ist mangan-, calcium- und magnesiumhaltig.

PRÜFUNG AUF IDENTITÄT

A. 50 mg gepulverte Substanz (180) werden mit 2 ml Salzsäure *R* versetzt; die Mischung wird erhitzt, mit 8 ml Wasser versetzt und falls erforderlich filtriert. Die Lösung gibt die Identitätsreaktion a) auf Eisen (Ph. Eur.).

B. 0,1 g gepulverte Substanz (180) werden mit 4 ml verdünnter Salzsäure *R* versetzt; die Mischung wird erhitzt und falls erforderlich filtriert. Nach Verdünnen mit 6 ml Wasser werden 0,1 ml Silbernitrat-Lösung *R* 2 und 0,5 g Kaliumpersulfat *R* zugegeben; danach wird 30 Minuten lang auf dem Wasserbad erwärmt. Nach dem Abkühlen und nach Absetzen des Niederschlags muß die überstehende Lösung violett gefärbt sein.

C. 0,2 g gepulverte Substanz (180) werden mit 2 ml Salzsäure *R* 1 versetzt und erhitzt. Nach Zugabe von 0,2 ml Salpetersäure *R* wird bis zum Verschwinden der nitrosen Gase erhitzt. Danach wird mit Wasser auf 5 ml verdünnt und mit so viel verdünnter Ammoniaklösung *R* 1 versetzt, daß die Mischung deutlich alkalisch reagiert (*p*H 10). Nach Zusatz von 0,5 g Kaliumpersulfat *R* wird die Flüssigkeit 10 Minuten lang auf dem Wasserbad erhitzt.

Die filtrierte Lösung wird zum Sieden erhitzt und mit 1 ml Ammoniumcarbonat-Lösung *R* versetzt. Dann wird 5 Minuten lang auf dem Wasserbad erwärmt und nach dem Abkühlen wieder filtriert. Das Filtrat wird für die Identitätsreaktion D verwendet; der Filterrückstand wird mit einigen ml Wasser gewaschen und danach mit 1 ml Essigsäure 30 % *R* gelöst. Diese Lösung gibt die Identitätsreaktion b) auf Calcium (Ph. Eur.).

D. Das Filtrat der Identitätsreaktion C gibt die Identitätsreaktion auf Magnesium (Ph. Eur.).

E. Die gepulverte Substanz (180) gibt die Identitätsreaktion auf Carbonat (Ph. Eur.).

PRÜFUNG AUF REINHEIT

Fremde Minerale: In Habitus, Farbe, Glanz oder Härte abweichende Kristalle oder Aggregate dürfen nicht enthalten sein. Besonders zu achten ist auf Kristalle mit ähnlichem Habitus oder sattelförmige Aggregate mit gleichem Glanz und Farbe, jedoch mit Härte 3½ bis 4 (Dolomit).

Säureunlösliche Bestandteile: Höchstens 6,0 Prozent; der unter ,,Gehaltsbestimmung'' in dem Glassintertiegel verbliebene Rückstand wird bei 100 bis 105 °C 2 Stunden lang getrocknet und nach dem Abkühlen gewogen.

GEHALTSBESTIMMUNG

Etwa 1,0 g gepulverte Substanz (180), genau gewogen, wird mit 20 ml verdünnter Salzsäure R versetzt und 30 Minuten lang auf dem Wasserbad erhitzt. Nach dem Abkühlen wird die Lösung durch einen Glassintertiegel Nr. 16 (Ph. Eur.) in einen 100-ml-Meßkolben unter Nachwaschen des Tiegels mit Wasser filtriert; der Tiegel mit Rückstand wird zur Prüfung auf ,,säureunlösliche'' Bestandteile verwendet. Der Meßkolben wird mit Wasser zur Marke aufgefüllt.

20,0 ml dieser Lösung werden mit 0,75 g Zinkstaub R versetzt; der Kolben wird mit einem Bunsen-Ventil verschlossen. Nachdem die Mischung farblos geworden ist, wird sie durch einen mit einer dünnen Schicht von Zinkstaub R bedeckten Glassintertiegel Nr. 16 (Ph. Eur.) filtriert. Der Glassintertiegel wird mit 20 ml kohlendioxidfreiem Wasser R nachgewaschen; die vereinigten Filtrate werden nach Zusatz von 0,2 ml Ferroin-Lösung R mit 0,1 N-Ammoniumcer(IV)-nitrat-Lösung bis zum Farbumschlag nach Grün titriert.

1 ml 0,1 N-Ammoniumcer(IV)-nitrat-Lösung entspricht 11,59 mg $FeCO_3$.

ARZNEIFORMEN

Die 1. Dezimalverreibung muß mindestens 6,7 und darf höchstens 10,0 Prozent Eisencarbonate, berechnet als $FeCO_3$, enthalten.

HERSTELLUNG

Verreibungen nach Vorschrift 6.

Siderit

EIGENSCHAFTEN

Die 1. Dezimalverreibung ist ein gelbliches bis bräunliches Pulver.

PRÜFUNG AUF IDENTITÄT

4 g der 1. Dezimalverreibung werden in 25 ml Wasser suspendiert und zentrifugiert. Der Vorgang wird 2mal wiederholt. Der verbleibende Rückstand wird bei 100 bis 105 °C getrocknet; er gibt die bei der Substanz beschriebenen Identitätsreaktionen.

GEHALTSBESTIMMUNG

Etwa 1,0 g der 1. Dezimalverreibung, genau gewogen, wird in einem Porzellantiegel verascht und der Rückstand 1 Stunde lang auf etwa 600 °C erhitzt. Nach Zugabe von 1,5 ml Salzsäure R wird 30 Minuten lang auf dem Wasserbad erwärmt. Die Lösung wird eingeengt und der Rückstand nach dem Abkühlen in 2 ml verdünnter Salzsäure R aufgenommen. Unter Nachspülen des Tiegels mit insgesamt 50 ml Wasser wird die Lösung in einen 250-ml-Erlenmeyerkolben überführt. Nach Zugabe von 0,75 g Zinkstaub R wird weiter verfahren wie bei der Substanz unter ,,Gehaltsbestimmung" beschrieben.

SILYBUM MARIANUM

Carduus marianus

Verwendet werden die reifen, getrockneten, vom Pappus befreiten Früchte von *Silybum marianum* (L.) GAERTN. Sie enthalten mindestens 1,0 Prozent Silymarin, berechnet als Silybin ($C_{25}H_{22}O_{10}$; MG 482,4).

BESCHREIBUNG

Die Früchte sind nahezu geruchlos; die Fruchtschale besitzt bitteren, der Same öligen Geschmack.

Die schief eiförmiglänglichen, etwas flachgedrückten, etwa 6 bis 7 mm langen, bis etwa 3 mm breiten und etwa 1,5 mm dicken Früchte (Achänen) sind oberseits mit einem vorspringenden, knorpeligen, glänzend-gelblichen Rand und an der Basis mit einem rinnenförmigen Nabel versehen. Die Fruchtschale ist glänzend braunschwarz oder matt graubraun, dunkel- oder weißgrau gestrichelt und umschließt den geraden Embryo mit den 2 dicken, abgeflachten Kotyledonen, die fettes Öl und Aleuronkörner enthalten.

Mikroskopische Merkmale: Die Fruchtwandepidermis besteht aus fast farblosen, senkrecht zur Oberfläche der Frucht palisadenartig gestreckten Zellen mit stark verdickten Außenwänden, in die sich das Lumen schlitzförmig ein Stück nach außen fortsetzt. In Aufsicht zeigen die Zellen bei Hocheinstellung nur ein schlitzförmiges Lumen. Sie tragen Verdickungsleisten, die in Aufsicht als knotige Zellwandverdickungen erscheinen. Die subepidermale Schicht der Fruchtwand besteht aus unverholzten, dünnwandigen Parenchymzellen und ist als Pigmentschicht ausgebildet. Farblose Zellen und Zellgruppen alternieren mit Pigmentzellen, deren Anzahl variabel ist, wodurch das oft gemusterte Aussehen der Fruchtwand zustande kommt. Nach innen folgt das etwa 8 Zellreihen breite Fruchtwandgewebe mit in Längsrichtung der Frucht gestreckten, getüpfelten Parenchymzellen. Die innerste Schicht der Fruchtwand kann kollabiert sein und enthält große „zigarrenförmige" oder monokline Calciumoxalatprismen. Die Samenschalenepidermis wird von großen, zitronengelben, palisadenartig gestreckten Zellen gebildet. Die Zellen besitzen ein schmales Lumen, das sich nur an den Zellenden etwas erweitert, die Zellwände eine auffallend hervortretende Schichtung. Die subepidermalen Schichten der Samenschale bestehen aus eigenartig getüpfelten Zellen, deren verholzte Zellmembranen mit eng beieinander stehenden starken Verdikkungsleisten („Netzzellen") versehen sind. Es schließt sich eine 1reihige Zellschicht an mit derben, etwas „verquollenen" Wänden und lipophilem Zellinhalt (Endospermrest). Der Keimling besteht aus zartwandigen Zellen, die neben kleinen Drusen zahlreiche klumpige Kristalle und Fetttropfen enthalten.

PRÜFUNG AUF IDENTITÄT

Prüflösung: 4 g grob gepulverte Droge (710) werden mit 20 ml Methanol R 20 Minuten lang unter Rückfluß im Wasserbad erhitzt. Nach dem Abkühlen wird abfiltriert.

A. Wird 1 ml Prüflösung mit 10 ml Wasser versetzt, färbt sich die Mischung nach Zusatz von 1 ml 1 N-Natriumhydroxid-Lösung R gelb.

B. Wird 1 ml Prüflösung mit 1 ml Blei(II)-acetat-Lösung R versetzt, bildet sich ein gelber Niederschlag.

C. Wird 1 ml Prüflösung mit 1 ml Aceton R versetzt und zusammen mit 10 mg Borsäure R und 10 mg Oxalsäure R eingeengt, fluoresziert der in Äther aufgenommene Rückstand im ultravioletten Licht bei 365 nm intensiv hellgrün.

D. Chromatographie: Die Prüfung erfolgt dünnschichtchromatographisch auf einer Schicht von Kieselgel HF_{254} R.

Untersuchungslösung: Prüflösung.

Vergleichslösung: 5 mg Hyperosid RN, 5 mg Quercetin RN und 5 mg Scopoletin RN werden in 10 ml Methanol R gelöst.

Aufgetragen werden getrennt 40 µl Untersuchungslösung und 10 µl Vergleichslösung. Die Chromatographie erfolgt über eine Laufstrecke von 15 cm mit einer Mischung von 50 Volumteilen Chloroform R, 42 Volumteilen Essigsäure 98 % R und 8 Volumteilen Wasser. Nach Verdunsten der mobilen Phase werden die Chromatogramme zuerst mit einer 1prozentigen Lösung (G/V) von Diphenylboryloxyäthylamin R in Methanol R und danach mit einer 5prozentigen Lösung (G/V) von Polyäthylenglykol 400 R in Methanol R besprüht und anschließend im ultravioletten Licht bei 365 nm ausgewertet.

Das Chromatogramm der Vergleichslösung zeigt im unteren Drittel des Rf-Bereiches den gelbroten Fleck des Hyperosids, im mittleren Drittel den gelbroten Fleck des Quercetins und im oberen Drittel den leuchtend violettblauen Fleck des Scopoletins.

Das Chromatogramm der Untersuchungslösung zeigt unterhalb der Vergleichssubstanz Hyperosid ein oder zwei blaue Flecke, etwa in Höhe des Quercetins einen gelbroten Fleck sowie zwischen den Vergleichssubstanzen Quercetin und Scopoletin drei gelbe bis gelbrote Flecke. Auf der Höhe der

Vergleichssubstanz Scopoletin ist ein schwacher, hellblau fluoreszierender Fleck zu erkennen.

PRÜFUNG AUF REINHEIT

Verdorbenheit: Die Droge darf weder ranzig riechen noch schmecken.

Fremde Bestandteile: (Ph. Eur.): Höchstens 1,0 Prozent.

Trocknungsverlust (Ph. Eur.): Höchstens 8,0 Prozent, mit 1,000 g grob gepulverter Droge (710) durch Trocknen im Trockenschrank bei 100 bis 105 °C bestimmt.

Sulfatasche (Ph. Eur.): Höchstens 6,0 Prozent, mit 1,00 g grob gepulverter Droge (710) bestimmt.

GEHALTSBESTIMMUNG

Etwa 5,00 g grob gepulverte Droge (710), genau gewogen, werden 4 Stunden lang mit Petroläther R 1 und nach dem Trocknen an der Luft 5 Stunden lang mit Methanol R in einem Extraktionsapparat nach Soxhlet extrahiert.

Der Methanolauszug wird unter vermindertem Druck auf etwa 25 bis 30 ml eingeengt; die Lösung wird in einem 50-ml-Meßkolben filtriert und unter Waschen des Filters mit Methanol R zu 50,0 ml verdünnt (Prüflösung). 1,0 ml Prüflösung wird in einem 10-ml-Meßkolben mit 2 ml Dinitrophenylhydrazin-Schwefelsäure-Reagenz RN versetzt und nach Verschließen des Meßkolbens 50 Minuten lang auf etwa 50 °C erwärmt. Nach dem Abkühlen wird mit methanolischer Kaliumhydroxid-Lösung RN auf 10,0 ml verdünnt und gut gemischt. 120 Sekunden nach dem Auffüllen wird 1,0 ml der Lösung in einem Zentrifugenglas mit 20 ml Methanol R verdünnt und zentrifugiert. Die überstehende, gefärbte Lösung wird in einen 50-ml-Meßkolben abgegossen, der Rückstand in 20 ml Methanol R verteilt und erneut zentrifugiert. Die überstehende Lösung wird in den Meßkolben abgegossen; anschließend wird mit Methanol R zu 50,0 ml verdünnt.

Die Extinktion der Lösung wird bei 490 nm in einer Schichtdicke von 1 cm gegen eine Vergleichslösung gemessen, die mit 1,0 ml Methanol R statt der Prüflösung hergestellt worden ist.

Der Berechnung des Prozentgehaltes (x_{proz}) an Silymarin, berechnet als Silybin, wird eine spezifische Extinktion $E_{1cm}^{1\%} = 537$ zugrunde gelegt. Die Berechnung erfolgt nach der Formel

$$x_{proz} = \frac{E_{490}}{e} \cdot 46{,}56$$

e = Einwaage an Droge in Gramm.

Silybum marianum

ARZNEIFORMEN

HERSTELLUNG

300 Teile unzerkleinerte Früchte werden mit 250 Teilen Wasser versetzt. Das Gemisch wird 1 bis 2 Tage lang bei einer 20 °C nicht übersteigenden Temperatur stehengelassen, mit 175 Teilen Äthanol 86 Prozent gut durchgemischt und 5 Tage lang mazeriert. Nach Zusatz weiterer 175 Teile Äthanol 86 Prozent wird erneut 10 Tage lang mazeriert. Beim Abpressen ist hoher Druck zweckmäßigerweise zu vermeiden. Die flüssigen Verdünnungen werden nach Vorschrift 3a mit Äthanol 43 Prozent hergestellt.

EIGENSCHAFTEN

Die Urtinktur ist eine braune bis rotbraune Flüssigkeit mit aminartigem Geruch und herbem Geschmack.

PRÜFUNG AUF IDENTITÄT

Die Urtinktur gibt die bei der Droge beschriebenen Identitätsreaktionen A bis D. Prüflösung ist die Urtinktur, von der 20 µl aufgetragen werden.

Bei der Identitätsprüfung D tritt abweichend von der Droge noch ein zusätzlicher, leuchtend blau fluoreszierender Fleck zwischen den Vergleichssubstanzen Quercetin und Scopoletin auf.

PRÜFUNG AUF REINHEIT

Relative Dichte (Ph. Eur.): 0,910 bis 0,935.

Trockenrückstand (DAB): Mindestens 2,0 Prozent.

Verdorbenheit: Die Urtinktur darf weder ranzig riechen noch schmecken.

LAGERUNG

Vor Licht geschützt.

SILYBUM MARIANUM, ÄTHANOL. DECOCTUM

Carduus marianus, äthanol. Decoctum

Verwendet werden die reifen, getrockneten, vom Pappus befreiten Früchte von Silybum marianum (L.) GAERTN. Sie enthalten mindestens 1,0 Prozent Silymarin, berechnet als Silybin ($C_{25}H_{22}O_{10}$; MG 482,4).

BESCHREIBUNG

Die Früchte sind nahezu geruchlos; die Fruchtschale besitzt bitteren, der Samen öligen Geschmack.

Die schief eiförmig-länglichen, etwas flachgedrückten, etwa 6 bis 7 mm langen, bis etwa 3 mm breiten und etwa 1,5 mm dicken Früchte (Achänen) sind oberseits mit einem vorspringenden, knorpeligen, glänzend-gelblichen Rand und an der Basis mit einem rinnenförmigen Nabel versehen. Die Fruchtschale ist glänzend braunschwarz oder matt graubraun, dunkel- oder weißgrau gestrichelt und umschließt den geraden Embryo mit den 2 dicken, abgeflachten Kotyledonen, die fettes Öl und Aleuronkörner enthalten.

Mikroskopische Merkmale: Die Fruchtwandepidermis besteht aus fast farblosen, senkrecht zur Oberfläche der Frucht palisadenartig gestreckten Zellen mit stark verdickten Außenwänden, in die sich das Lumen schlitzförmig ein Stück nach außen fortsetzt. In Aufsicht zeigen die Zellen bei Hocheinstellung nur ein schlitzförmiges Lumen. Sie tragen Verdickungsleisten, die in Aufsicht als knotige Zellwandverdickungen erscheinen. Die subepidermale Schicht der Fruchtwand besteht aus unverholzten, dünnwandigen Parenchymzellen und ist als Pigmentschicht ausgebildet. Farblose Zellen und Zellgruppen alternieren mit Pigmentzellen, deren Anzahl variabel ist, wodurch das oft gemusterte Aussehen der Fruchtwand zustande kommt. Nach innen folgt das etwa 8 Zellreihen breite Fruchtwandgewebe mit in Längsrichtung der Frucht gestreckten, getüpfelten Parenchymzellen. Die innerste Schicht der Fruchtwand kann kollabiert sein und enthält große, „zigarrenförmige" oder monokline Calciumoxalatprismen. Die Samenschalenepidermis wird von großen, zitronengelben, palisadenartig gestreckten Zellen gebildet. Die Zellen besitzen ein schmales Lumen, das sich nur an den Zellenden etwas erweitert, die Zellwände eine auffallend hervortretende Schichtung. Die subepidermalen Schichten der Samenschale bestehen aus eigenartig getüpfelten Zellen, deren verholzte Zellmembranen mit eng beieinander stehenden, starken Verdikkungsleisten („Netzzellen") versehen sind. Es schließt sich eine 1reihige Zellschicht an mit derben, etwas „verquollenen" Wänden und lipophilem Zellinhalt (Endospermrest). Der Keimling besteht aus zartwandigen Zellen, die neben kleinen Drusen zahlreiche klumpige Kristalle und Fettropfen enthalten.

PRÜFUNG AUF IDENTITÄT

Prüflösung: 4 g grob gepulverte Droge (710) werden mit 20 ml Methanol R 20 Minuten lang unter Rückfluß im Wasserbad erhitzt. Nach dem Abkühlen wird abfiltriert.

A. Wird 1 ml Prüflösung mit 10 ml Wasser versetzt, färbt sich die Mischung nach Zusatz von 1 ml 1 N-Natriumhydroxid-Lösung gelb.

B. Wird 1 ml Prüflösung mit 1 ml Blei(II)-acetat-Lösung R versetzt, bildet sich ein gelber Niederschlag.

C. Wird 1 ml Prüflösung mit 1 ml Aceton R versetzt und zusammen mit 10 mg Borsäure R und 10 mg Oxalsäure R eingeengt, fluoresziert der in Äther aufgenommene Rückstand im ultravioletten Licht bei 365 nm intensiv hellgrün.

D. Chromatographie: Die Prüfung erfolgt dünnschichtchromatographisch auf einer Schicht von Kieselgel HF_{254} R.

Untersuchungslösung: Prüflösung.

Vergleichslösung: 5 mg Hyperosid RN, 5 mg Quercetin RN und 5 mg Scopoletin RN werden in 10 ml Methanol R gelöst.

Aufgetragen werden getrennt 40 µl Untersuchungslösung und 10 µl Vergleichslösung. Die Chromatographie erfolgt über eine Laufstrecke von 15 cm mit einer Mischung von 50 Volumteilen Choroform R, 42 Volumteilen Essigsäure 98 % R und 8 Volumteilen Wasser. Nach Verdunsten der mobilen Phase werden die Chromatogramme zuerst mit einer 1prozentigen Lösung (G/V) von Diphenylboryloxyäthylamin R in Methanol R und danach mit einer 5prozentigen Lösung (G/V) von Polyäthylenglykol 400 R in Methanol R besprüht und anschließend im ultravioletten Licht bei 365 nm ausgewertet.

Das Chromatogramm der Vergleichslösung zeigt im unteren Drittel des Rf-Bereiches den gelbroten Fleck des Hyperosids, im mittleren Drittel den gelbroten Fleck des Quercetins und im oberen Drittel den leuchtend violettblauen Fleck des Scopoletins.

Das Chromatogramm der Untersuchungslösung zeigt unterhalb der Vergleichssubstanz Hyperosid ein oder zwei blaue Flecke, etwa in Höhe des Quercetins einen gelbroten Fleck sowie zwischen den Vergleichssubstanzen Quercetin und Scopoletin drei gelbe bis gelbrote Flecke. Auf Höhe der

Vergleichssubstanz Scopoletin ist ein schwacher, hellblau fluoreszierender Fleck zu erkennen.

PRÜFUNG AUF REINHEIT

Verdorbenheit: Die Droge darf weder ranzig riechen noch schmecken.

Fremde Bestandteile (Ph. Eur.): Höchstens 1,0 Prozent.

Trocknungsverlust (Ph. Eur.): Höchstens 8,0 Prozent, mit 1,000 g grob gepulverter Droge (710) durch Trocknen im Trockenschrank bei 100 bis 105 °C bestimmt.

Sulfatasche (Ph. Eur.): Höchstens 6,0 Prozent, mit 1,00 g grob gepulverter Droge (710) bestimmt.

GEHALTSBESTIMMUNG

Etwa 5,00 g grob gepulverte Droge (710), genau gewogen, werden 4 Stunden lang mit Pertroläther R 1 und nach dem Trocknen an der Luft 5 Stunden lang mit Methanol R in einem Extraktionsapparat nach Soxhlet extrahiert.

Der Methanolauszug wird unter vermindertem Druck auf etwa 25 bis 30 ml eingeengt; die Lösung wird in einen 50-ml-Meßkolben filtriert und unter Waschen des Filters mit Methanol R zu 50,0 ml verdünnt (Prüflösung). 1,0 ml Prüflösung wird in einem 10-ml-Meßkolben mit 2 ml Dinitrophenylhydrazin-Schwefelsäure-Reagenz RN versetzt und nach Verschließen des Meßkolbens 50 Minuten lang auf etwa 50 °C erwärmt.

Nach dem Abkühlen wird mit methanolischer Kaliumhydroxid-Lösung RN auf 10,0 ml verdünnt und gut gemischt. 120 Sekunden nach dem Auffüllen wird 1,0 ml der Lösung in einem Zentrifugenglas mit 20 ml Methanol R verdünnt und zentrifugiert. Die überstehende, gefärbte Lösung wird in einen 50-ml-Meßkolben abgegossen, der Rückstand in 20 ml Methanol R verteilt und erneut zentrifugiert. Die überstehende Flüssigkeit wird in den Meßkolben abgegossen; anschließend wird mit Methanol R zu 50,0 ml verdünnt.

Extinktion der Lösung (E_1) wird bei 490 nm in einer Schichtdicke von 1 cm gegen eine Vergleichslösung (E_2) gemessen, die mit 1,0 ml Methanol R statt der Prüflösung hergestellt worden ist.

Der Berechnung des Prozentgehaltes $\times_{proz}$ an Silymarin, berechnet als Silybin, wird eine spezifische Extinktion $E_{1cm}^{1\%} = 537$ zugrunde gelegt. Die Berechnung erfolgt nach der Formel

$$\times_{proz} = \frac{(E_1 - E_2) \cdot 46{,}56}{e}$$

e = Einwaage an Droge in g.

ARZNEIFORMEN

HERSTELLUNG

100 Teile unzerkleinerte Früchte werden mit 250 Teilen Wasser versetzt. Das Gemisch wird etwa 24 Stunden lang bei einer 20 °C nicht übersteigenden Temperatur stehengelassen. Danach werden 250 Teile Äthanol 86 Prozent zugefügt, dann wird unter Rückfluß zum Sieden erhitzt und 30 Minuten lang am Sieden gehalten. Nach dem Abkühlen bleibt die Mischung 24 Stunden lang verschlossen stehen. Danach wird ohne Aufwendung höheren Druckes abgepreßt und filtriert. Die 1. Dezimalverdünnung (D 1) wird aus 5 Teilen Urtinktur und 5 Teilen Äthanol 43 Prozent hergestellt. Von der 2. Dezimalverdünnung an wird im Verhältnis 1 zu 10 potenziert; dabei werden die 2. Dezimalverdünnung mit Äthanol 43 Prozent und die 3. Dezimalverdünnung mit Äthanol 30 Prozent hergestellt. Von der 4. Dezimalverdünnung an wird mit Äthanol 15 Prozent hergestellt.

EIGENSCHAFTEN

Die Urtinktur ist eine braune bis rotbraune Flüssigkeit mit aminartigem Geruch und herbem Geschmack.

PRÜFUNG AUF IDENTITÄT

Die Urtinktur gibt die bei der Droge beschriebenen Identitätsreaktionen A bis D. Prüflösung ist die Urtinktur, von der 40 µl aufgetragen werden.

Bei der Identitätsprüfung D tritt abweichend von der Droge noch ein zusätzlicher, leuchtend blau fluoreszierender Fleck zwischen den Vergleichssubstanzen Quercetin und Scopoletin auf, während der schwache, hellblau fluoreszierende Fleck auf Höhe der Vergleichssubstanz Scopoletin meist fehlt.

PRÜFUNG AUF REINHEIT

Relative Dichte (Ph. Eur.): 0,928 bis 0,948.
Trockenrückstand (DAB): Mindestens 1,2 Prozent.
Verdorbenheit: Die Urtinktur darf weder ranzig riechen noch schmecken.

LAGERUNG

Vor Licht geschützt.

SPIGELIA ANTHELMIA

Spigelia

Verwendet werden die getrockneten, oberirdischen Teile von *Spigelia anthelmia* L.

BESCHREIBUNG

Die Droge hat würzig-aromatischen Geruch.

An den Knoten des hohlen, verzweigten, rundlichen Stengels stehen die gegenständig angeordneten Blätter und 2 kleine Nebenblätter (Interpetiolarstipel). Die Blätter des einjährigen Krautes sind eiförmig, zugespitzt, ganzrandig, dünn, fiedernervig, etwa 10 cm lang, sehr kurz gestielt und schwach rauhhaarig. Der Fruchtstand entspringt in einem scheinbar viergliedrigen Blattquirl, der aus zwei großen Laubblättern und zwei kleineren, ähnlich gestalteten Nebenblättern gebildet wird. Die Blüten sind fünfzählig mit schmalen Kelchblättern und einer röhrigen Blumenkrone. Die seitlich flachgedrückten, breit herzförmigen Früchte sind wenig-samige, längsgefurchte Kapseln. Sie zerfallen septicid in zwei rundliche Teilfrüchte, die zweiklappig aufspringen.

Mikroskopische Beschreibung: Die Blätter (alle Größenangaben beziehen sich auf die unteren Hauptblätter) sind bifacial aufgebaut und von einer dünnen Cuticula überzogen. Die oberen, geradwandigen Epidermiszellen haben einen Durchmesser von 25 bis 75 µm. Auf die obere Epidermis folgt ein einschichtiges Palisadengewebe aus etwa 50 µm hohen, tonnenförmigen Zellen mit einem Durchmesser von etwa 25 µm. Die isodiametrischen Zellen des Schwammparenchyms haben einen Durchmesser von etwa 30 µm. Es schließt eine Hypodermis mit dünnwandigen, quaderförmigen Zellen an. Die Zellwände der unteren Epidermis sind stark gewellt. Zwei parazytisch angeordnete Nebenzellen bilden mit den beiden Schließzellen einen Spaltöffnungsapparat von der Größe einer unterseitigen Epidermiszelle.

Im Bereich der Mittelrippe fehlen Palisadengewebe und Hypodermis. Das Leitbündel ist bikollateral aufgebaut und in ein kollenchymatisches Gewebe eingebettet. Im Bereich des Kollenchyms sind die Epidermiszellen papillös. Hauptsächlich auf der Blattunterseite sind einzellige Kegel- und Eckzahnhaare anzutreffen.

Die im Querschnitt quaderförmigen Zellen der Epidermis des Stengels haben eine Grundfläche von etwa 60 mal 60 µm. Auf wenige Zellen der primären Rinde folgt die lückenlos durchgehende Faserscheide der sekundären Rinde (Bast), der daran anschließende Holzteil ist durch im Querschnitt quadratische, verholzte Tracheen charakterisiert. Radialsymmetrisch schließt an 4 bis 6 Stellen ein flaches Phloem an. Die wenigen noch vorhandenen Zellen des Marks bilden ein lockeres interzellularenreiches Gewebe.

Die Kapsel ist auf der Oberfläche leicht gerifelt. Die Epidermiszellen sind quaderförmig und haben einen Durchmesser von etwa 60 µm. Nach innen schließt sich ein mehrschichtiges parenchymatisches Gewebe an. Der Holzteil der Kapsel ist stark getüpfelt.

PRÜFUNG AUF IDENTITÄT

Prüflösung: 1,0 g gepulverte Droge (500) werden mit 10 ml Äthanol 90% *RN* 2 Stunden lang geschüttelt und danach abfiltriert.

A. 2 ml Prüflösung werden durch 0,1 ml Eisen(III)-chlorid-Lösung *R*1 dunkelolivgrün gefärbt.

B. Wird 1 ml Prüflösung mit je etwa 50 mg Borsäure *R* und Oxalsäure *R* auf dem Wasserbad eingeengt und der Rückstand mit 2 ml Äther *R* extrahiert, fluoresziert diese Lösung im ultravioletten Licht bei 365 nm intensiv hellgrün.

C. Werden 0,5 ml Prüflösung mit 1 ml Äthanol *R* und 0,2 ml einer Lösung von 0,2 g Furfurol *R* in 10 ml Äthanol *R* versetzt, entsteht nach tropfenweiser Zugabe von Schwefelsäure *R* eine blaugrüne, bei weiterer Zugabe eine dunkelviolette Färbung.

D. Chromatographie: Die Prüfung erfolgt dünnschichtchromatographisch auf einer Schicht von Kieselgel HF_{254} *R*.

Untersuchungslösung: Prüflösung.

Vergleichslösung: 20 mg Quercetin *RN* und 25 mg Arbutin *RN* werden in 10 ml Methanol *R* gelöst.

Aufgetragen werden getrennt je 20 µl Untersuchungs- und Vergleichslösung. Die Chromatographie erfolgt über eine Laufstrecke von 15 cm mit einer Mischung von 40 Volumteilen Toluol *R*, 40 Volumteilen Äthylacetat *R* und 20 Volumteilen Äthanol *R*. Nach Verdunsten der mobilen Phase durch Trocknen in strömender Warmluft werden die Chromatogramme mit äthanolischer Molybdatophosphorsäure-Lösung *RN* besprüht, 10 Minuten lang auf 105 bis 110 °C erhitzt und im Tageslicht ausgewertet.

Das Chromatogramm der Vergleichslösung zeigt an der Grenze zwischen unterem und mittlerem Drittel des Rf-Bereiches den blauen Fleck des Arbutins und an der Grenze zwischen mittlerem und oberem Drittel den grünen Fleck des Quercetins.

Das Chromatogramm der Untersuchungslösung zeigt folgende blaue Flecke: einen oder zwei zwischen den beiden Vergleichssubstanzen, einen auf Höhe der Vergleichssubstanz Quercetin und zwei über dem Quercetin, von denen der obere etwa in der Mitte zwischen Quercetin und der Laufmittelfront liegt.

PRÜFUNG AUF REINHEIT

Fremde Bestandteile (Ph.Eur.): Höchstens 1 Prozent.

Asche (DAB): Höchstens 9,0 Prozent.

ARZNEIFORMEN

HERSTELLUNG

Urtinktur aus der gepulverten Droge (500) und flüssige Verdünnungen nach Vorschrift 4a mit Äthanol 86 Prozent.

EIGENSCHAFTEN

Die Urtinktur ist eine grünlichbraune Flüssigkeit mit bitterem Geschmack und leicht würzigem Geruch.

PRÜFUNG AUF IDENTITÄT

Die Urtinktur gibt die bei der Droge beschriebenen Identitätsreaktionen A bis D. Prüflösung ist die Urtinktur.

PRÜFUNG AUF REINHEIT

Relative Dichte (Ph.Eur.): 0,830 bis 0,852.

Trockenrückstand (DAB): Mindestens 0,6 und höchstens 1,8 Prozent.

LAGERUNG

Vor Licht geschützt.

Vorsichtig zu lagern!

STACHYS OFFICINALIS

Betonica

Verwendet werden die frischen, zur Blütezeit gesammelten oberirdischen Teile von *Stachys officinalis* (L.) Trev.

BESCHREIBUNG

Die aufsteigenden, 20 bis 60 cm langen, vierkantigen Stengel sind einfach oder tragen im Blütenstand ein Paar Seitenäste. Die Laubblätter sind mit Ausnahme von 2 bis 3 Paar kurz gestielten bis sitzenden, kreuzgegenständigen Stengelblättern und 5 bis 10 Paar kleinen, sitzenden Blütentragblättern zu einer grundständigen Rosette vereinigt. Die Grundblätter haben 4 bis 12 cm lange Stiele und 3 bis 12 cm lange und 1 bis 4 cm breite, länglich-eiförmige bis elliptische, an beiden Enden abgerundete oder am Grunde tief herzförmige, ringsum mit halbkreisförmigen, etwa 2 bis 5 mm breiten Kerbzähnen versehene, besonders unterseits behaarte, schwach glänzende Spreiten. Die unteren Blütentragblätter sind etwa 2 cm lang, ähnlich den Grundblättern gekerbt, die oberen sind meist ganzrandig und kaum länger als die Kelche. Die etwa 10blütigen Scheinwirtel sind zu 3 bis 6 cm langen, dichten oder in der unteren Hälfte unterbrochenen Scheinähren vereinigt. Die Kelche sind glockig mit schwach nerviger, etwa 5 mm langer Röhre und haben höchstens halb so lange, durch weite Buchten getrennte, lanzettliche, begrannte Zähne. Die oberen Kelche sind oft violett überlaufen. Die Blumenkronen haben eine weiße Röhre und meist hellkarminrote Lippen. Die Oberlippe ist flach oder aufwärts gekrümmt, die Unterlippe etwas länger ausgebreitet und deutlich dreilappig mit einem großen, etwas gezähnten Mittellappen. Die Blüten tragen 4 Staubblätter mit violett-braunen, wenig spreizenden Pollensäcken.

ARZNEIFORMEN

HERSTELLUNG

Urtinktur und flüssige Verdünnungen nach Vorschrift 3a.

EIGENSCHAFTEN

Die Urtinktur ist eine braune Flüssigkeit mit schwach krautigem Geruch und Geschmack.

PRÜFUNG AUF IDENTITÄT

A. 1 ml Urtinktur wird mit 10 ml Wasser und 2 ml Dimethylaminobenzaldehyd-Lösung R 1 gemischt und 5 Minuten lang im Wasserbad erwärmt. Nach Zugabe von 2 ml Amylalkohol R werden die Phasen durch vorsichtiges Schwenken unter Vermeidung starken Schüttelns durchmischt. Die obere Phase färbt sich violett.

B. Chromatographie: Die Prüfung erfolgt dünnschichtchromatographisch auf einer Schicht von Kieselgel H R.

Untersuchungslösung: 10 ml Urtinktur werden mit 10 ml Wasser verdünnt und 2mal mit je 10 ml Äthylacetat R ausgeschüttelt. Die vereinigten organischen Phasen werden unter vermindertem Druck im Wasserbad bei etwa 50°C eingeengt. Der Rückstand wird in 1 ml Methanol R aufgenommen.

Vergleichslösung: 10 mg Hyperosid RN, 5 mg Kaffeesäure R und 5 mg Scopoletin RN werden in 10 ml Methanol R gelöst.

Aufgetragen werden getrennt 20 µl Untersuchungslösung und 10 µl Vergleichslösung. Die Chromatographie erfolgt über eine Laufstrecke von 15 cm mit einer Mischung aus 50 Volumteilen Chloroform R, 42 Volumteilen Essigsäure 98 % R und 8 Volumteilen Wasser. Nach Verdunsten der mobilen Phase werden die Chromatogramme zunächst mit einer 1prozentigen Lösung (G/V) von Diphenylboryloxyäthylamin R in Methanol R und danach mit einer 5prozentigen Lösung (G/V) von Polyäthylenglykol 400 R in Methanol R besprüht und im ultravioletten Licht bei 365 nm ausgewertet.

Das Chromatogramm der Vergleichslösung zeigt im unteren Drittel des Rf-Bereiches den gelbroten Fleck des Hyperosids, im mittleren Drittel den grünen Fleck der Kaffeesäure und im oberen Drittel den leuchtend blauen Fleck des Scopoletins.

Das Chromatogramm der Untersuchungslösung zeigt folgende gelbe Flecke: je einen Fleck in Höhe der Vergleichssubstanz Hyperosid und knapp darüber, zwei oder drei Flecke auf der Höhe bis knapp unterhalb der Vergleichssubstanz Kaffeesäure, zwei Flecke im Bereich zwischen den Vergleichssubstanzen Kaffeesäure und Scopoletin und einen Fleck zwischen Scopoletin und Front.

PRÜFUNG AUF REINHEIT

Relative Dichte (Ph.Eur.): 0,895 bis 0,915.

Trockenrückstand (DAB): Mindestens 2,0 Prozent.

LAGERUNG

Vor Licht geschützt.

STIBIUM ARSENICOSUM

Antimonium arsenicosum

Verwendet wird ein Gemisch gleicher Teile Antimon(V)-oxid und Arsen(III)-oxid, das mindestens 49,0 und höchstens 51,0 Prozent Sb_2O_5 (MG 323,5) und mindestens 49,0 und höchstens 51,0 Prozent As_2O_3 (MG 197,8) enthält.

HERSTELLUNG

Gleiche Teile Antimon(V)-oxid und Arsen(III)-oxid werden sorgfältig gemischt.

EIGENSCHAFTEN

Gelblichweißes Pulver ohne Geruch; schwer löslich in Wasser, nur zum Teil löslich in Alkalilaugen und warmer Salzsäure.

PRÜFUNG AUF IDENTITÄT

A. 0,1 g Substanz werden mit 0,1 g Natriumcarbonat *R* und 2,5 ml Wasser versetzt, erhitzt und filtriert. Das eventuell noch trübe Filtrat wird mit 1 ml Salzsäure *R* und 5 ml Hypophosphit-Reagenz *R* versetzt und 15 Minuten lang auf dem Wasserbad erhitzt. Es entsteht ein schwarzer Niederschlag.

B. Etwa die Hälfte des unter ,,Glührückstand" erhaltenen Pulvers wird in einer Reibschale intensiv mit 0,25 g wasserfreiem Natriumcarbonat *R* und 0,25 g Schwefel *R* verrieben. Diese Mischung wird in einem bedeckten Porzellantiegel zuerst gelinde erhitzt und dann 15 Minuten lang geglüht. Die erkaltete Schmelze wird mit 5 ml Wasser ausgekocht und die Mischung filtriert. Das Filtrat gibt nach Zusatz von 1 ml verdünnter Salzsäure *R* einen orangefarbenen Niederschlag.

C. Etwa die Hälfte des unter ,,Glührückstand" erhaltenen Pulvers wird mit 0,2 g Kaliumjodid *R* und 2 ml Salzsäure *R* erwärmt. Es entwickelt sich eine rote Färbung.

Stibium arsenicosum

PRÜFUNG AUF REINHEIT

Aussehen der Lösung: 0,50 g Substanz werden einige Minuten lang mit 5,0 ml verdünnter Ammoniaklösung R 1 geschüttelt und abzentrifugiert. Der Überstand muß farblos (Ph. Eur., Methode I) sein.

Sauer oder alkalisch reagierende Verunreinigungen: 0,50 g Substanz werden mit 10,0 ml Wasser eine Minute lang geschüttelt. Das leicht getrübte Filtrat wird mit 0,10 ml Methylorange-Lösung R versetzt. Bis zum Farbumschlag nach Gelb dürfen höchstens 0,5 ml 0,01 N-Natriumhydroxid-Lösung, anschließend bis zum Farbumschlag nach Rot höchstens 0,75 ml 0,01 N-Salzsäure verbraucht werden.

Glührückstand: Mindestens 49,0 Prozent und höchstens 51,0 Prozent, mit 0,500 g Substanz durch Glühen bei etwa 600 °C bestimmt.

GEHALTSBESTIMMUNG

A. Etwa 0,200 g Substanz, genau gewogen, werden in einem 50-ml-Meßkolben mit 10 ml Wasser und 10 ml verdünnter Natriumhydroxid-Lösung R versetzt; die Mischung wird unter häufigem Schütteln 30 Minuten lang in einem Wasserbad von etwa 40 °C erwärmt. Nach dem Erkalten wird auf 50,0 ml aufgefüllt, geschüttelt, in ein Zentrifugenglas überführt und 10 Minuten lang bei etwa 3000 g zentrifugiert. 25,0 ml des klaren Überstandes werden in einem 100-ml-Meßkolben mit 5,0 ml konzentrierter Wasserstoffperoxid-Lösung R versetzt und auf dem Wasserbad bis zur Beendigung der Gasentwicklung erhitzt. Nach dem Erkalten wird die Lösung mit 1,0 g Ammoniumchlorid R, 5,0 ml konzentrierter Ammoniaklösung R und 25,0 ml 0,05 M-Magnesiumsulfat-Lösung versetzt. Nach dem Auffüllen auf 100,0 ml wird die Mischung unter wiederholtem Schütteln 30 Minuten lang stehengelassen und anschließend durch ein Filter zur Filtration für feinkristalline Niederschläge filtriert. Die ersten 20 ml Filtrat werden verworfen. 50,0 ml Filtrat werden nach Zusatz von Eriochromschwarz-T-Mischindikator R mit 0,05 M-Natrium-ÄDTA-Lösung bis zum Farbumschlag nach Grün titriert.

1 ml 0,05 M-Magnesiumsulfat-Lösung entspricht 4,946 mg As_2O_3.

B. Der Gehalt an Antimon(V)-oxid entspricht dem ,,Glührückstand".

ARZNEIFORMEN

Die 1. Dezimalverreibung muß mindestens 4,7 und darf höchstens 5,3 Prozent As_2O_3 und muß mindestens 4,7 und darf höchstens 5,3 Prozent Sb_2O_5 enthalten.

HERSTELLUNG

Verreibungen nach Vorschrift 6.

Stibium arsenicosum

EIGENSCHAFTEN

Die 1. Dezimalverreibung ist ein weißliches Pulver ohne Geruch.

PRÜFUNG AUF IDENTITÄT

A. 1,0 g der 1. Dezimalverreibung wird nach Zusatz von 0,1 g Natriumcarbonat *R* und 5 ml Wasser erhitzt und filtriert. Die leicht getrübte Lösung gibt die Identitätsprüfung A der Substanz.

B. Der Rückstand der ,,Gehaltsbestimmung B" der 1. Dezimalverreibung gibt die Identitätsprüfungen B und C der Substanz.

GEHALTSBESTIMMUNG

A. Etwa 2,00 g der 1. Dezimalverreibung, genau gewogen, werden wie bei der Substanz unter ,,Gehaltsbestimmung" angegeben behandelt. Nach dem Verkochen der konzentrierten Wasserstoffperoxid-Lösung *R* muß die Mischung fast farblos sein.

B. Zur Ermittlung des Gehaltes an Antimon(V)-oxid wird der bei der Gehaltsbestimmung A verwendete 50-ml-Meßkolben dreimal unter kräftigem Schütteln mit 20,0 ml Wasser ausgespült. Die Waschflüssigkeit wird jeweils zu dem Rückstand in dem bei der Gehaltsbestimmung A verwendeten Zentrifugenglas gegeben, der Bodensatz aufgewirbelt und wieder abzentrifugiert; dann wird vorsichtig dekantiert. Der Rückstand wird bei 200 °C bis zur Gewichtskonstanz getrocknet.

Grenzprüfung der D 4
1,0 g der 4. Dezimalverreibung wird mit 3,0 ml verdünnter Natriumhydroxid-Lösung *R* und 10 ml Wasser 15 Minuten lang in einem Wasserbad erhitzt. Nach dem Erkalten wird auf 50 ml aufgefüllt und die Lösung durch ein Filter zur Filtration für feinkristalline Niederschläge filtriert. Die ersten 20 ml des Filtrats werden verworfen. 2,0 ml des Filtrats müssen der Grenzprüfung A auf Arsen (Ph. Eur.) entsprechen. Zur Herstellung der Vergleichslösung werden 3,0 ml Arsen-Standard-Lösung (1 ppm As) *R* verwendet.

Sehr vorsichtig zu lagern!

SULFUR

S   MG 32,06

Verwendet wird Schwefel, der mindestens 98,0 und höchstens 101,0 Prozent S enthält.

EIGENSCHAFTEN

Feines, gelbes Pulver mit schwachem, charakteristischem Geruch, das zwischen 118 und 120 °C schmilzt; löslich in Schwefelkohlenstoff.

PRÜFUNG AUF IDENTITÄT

A. Die Substanz verbrennt beim Erhitzen an der Luft mit schwach blauer Flamme unter Entwicklung von Schwefeldioxid, das angefeuchtetes blaues Lackmuspapier R rot färbt.

B. 0,1 g Substanz werden mit 5 ml Bromwasser R bis zur Farblosigkeit erhitzt. Wird das Filtrat mit 1 ml verdünnter Salzsäure R und 1 ml Bariumchlorid-Lösung R 1 versetzt, bildet sich ein weißer Niederschlag.

PRÜFUNG AUF REINHEIT

Prüflösung: 5 g Substanz werden mit 50 ml Wasser unter öfterem Umrühren 30 Minuten lang stehengelassen; anschließend wird abfiltriert.

Aussehen der Lösung: Die Prüflösung muß farblos (Ph. Eur., Methode II) sein.

Sauer oder alkalisch reagierende Verunreinigungen: 5 ml Prüflösung müssen sich nach Zusatz von 0,1 ml Phenolphthalein-Lösung RN und 0,2 ml 0,01 N-Natriumhydroxid-Lösung rot färben. Nach Zusatz von 0,3 ml 0,01 N-Salzsäure muß die Rotfärbung verschwinden und nach Zusatz von 0,15 ml Methylrot-Lösung R wieder auftreten.

Arsen, Selen (Ph. Eur.): 2,5 g Substanz werden 20 Minuten lang mit 50 ml verdünnter Ammoniaklösung R 1 geschüttelt und abfiltriert. 25 ml des Filtrats werden auf dem Wasserbad bis fast zur Trockne eingeengt; nach Zusatz von 2 ml Wasser und 3 ml Salpetersäure R wird eingeengt. Der Rückstand muß der

Grenzprüfung B auf Arsen entsprechen (4 ppm). Die Lösung darf sich dabei nicht rot färben.

Chlorid (Ph. Eur.): 6,25 ml Prüflösung, mit Wasser zu 15 ml verdünnt, müssen der Grenzprüfung auf Chlorid entsprechen (80 ppm).

Sulfat (Ph. Eur.): 15 ml Prüflösung müssen der Grenzprüfung auf Sulfat entsprechen (100 ppm).

Sulfid: Die Mischung von 10 ml Prüflösung und 2 ml Pufferlösung pH 3,5 R wird mit 1 ml einer frisch hergestellten 0,16prozentigen Lösung (G/V) von Blei(II)-nitrat R in kohlendioxidfreiem Wasser R versetzt und umgeschüttelt. Nach 1 Minute darf die Mischung nicht stärker gefärbt (Ph. Eur., Methode II) sein als eine zur gleichen Zeit aus 1 ml Blei-Standardlösung (10 ppm Pb) R, 9 ml Wasser, 2 ml Pufferlösung pH 3,5 R und 1,2 ml Thioacetamid-Reagenz R hergestellte Vergleichslösung.

Glührückstand: Höchstens 0,2 Prozent, mit 1,0 g Substanz durch Glühen bei etwa 600 °C bestimmt.

GEHALTSBESTIMMUNG

Etwa 40 mg fein gepulverte Substanz, genau gewogen, werden unter Rückflußkühlung in 5 ml Chloroform R gelöst, mit 50 ml Äthanol R versetzt und zum Sieden erhitzt. Zu der noch heißen Lösung werden 50 ml einer 4prozentigen Lösung (G/V) von Natriumsulfit R hinzugefügt. Dann wird eine Minute lang geschüttelt. Nach dem Erkalten werden 10 ml Formaldehyd-Lösung R zugegeben. Anschließend wird mit Wasser zu 400 ml verdünnt, mit 10 ml Essigsäure 98 % R angesäuert und nach Zusatz von 2 ml Stärkelösung R mit 0,1 N-Jod-Lösung titriert.

1 ml 0,1 N-Jod-Lösung entspricht 3,206 mg S.

ARZNEIFORMEN

Die Lösung (D 4) muß mindestens 0,009 und darf höchstens 0,011 Prozent S enthalten.

Die 1. Dezimalverreibung muß mindestens 9,5 und darf höchstens 10,5 Prozent S enthalten.

HERSTELLUNG

Zur Herstellung der Lösung (D 4) wird 1 Teil Schwefel mit 10 000 Teilen Äthanol 86 Prozent unter Rückflußkühlung 1 Stunde lang gekocht. Die 5. Dezimalverdünnung wird mit Äthanol 86 Prozent, die 6. Dezimalverdünnung mit Äthanol 62 Prozent, die folgenden Verdünnungen werden mit Äthanol 43 Prozent bereitet.

Verreibungen nach Vorschrift 6.

Sulfur

EIGENSCHAFTEN

Die Lösung (D 4) ist eine klare, farblose Flüssigkeit. Die 1. Dezimalverreibung ist ein schwach gelbliches Pulver.

PRÜFUNG AUF IDENTITÄT

A. Auf 5 ml Wasser werden 5 ml der Lösung (D 4) geschichtet. Dabei tritt starke Opaleszenz auf.

B. 5 ml der Lösung (D 4) werden auf dem Wasserbad bis zum Verschwinden des Äthanolgeruches eingeengt. Der Rückstand gibt die Identitätsprüfung B der Substanz.
   Zur Prüfung der 1. Dezimalverreibung werden 1,0 g eingewogen und 10 ml Bromwasser verwendet.

PRÜFUNG AUF REINHEIT

Aussehen der Lösung: Die Lösung (D 4) muß klar (Ph. Eur., Methode B) und farblos (Ph. Eur., Methode II) sein.

Relative Dichte (Ph. Eur.): 0,828 bis 0,833.

GEHALTSBESTIMMUNG

Etwa 70,0 g der Lösung (D 4), genau gewogen, werden mit 30 ml einer 4prozentigen Lösung (G/V) von Natriumsulfit R 1 Minute lang geschüttelt. Nach Zugabe von 10 ml Formaldehyd-Lösung R wird mit Wasser zu 400 ml verdünnt, mit 10 ml Essigsäure 98 % R angesäuert und nach Zusatz von 2 ml Stärke-Lösung R mit 0,01 N-Jod-Lösung titriert.
1 ml 0,01 N-Jod-Lösung entspricht 0,321 mg S.

Etwa 0,200 g der 1. Dezimalverreibung, genau gewogen, werden unter Rückflußkühlung mit 5 ml Chloroform R eine Minute lang gekocht, mit 50 ml Äthanol R versetzt und eine weitere Minute lang gekocht. Zu der noch heißen Lösung werden 30 ml einer 4prozentigen Lösung (G/V) von Natriumsulfit R hinzugefügt. Dann wird eine Minute lang geschüttelt. Nach dem Erkalten werden 10 ml Formaldehyd-Lösung R zugegeben. Anschließend wird mit Wasser zu 400 ml verdünnt, mit 10 ml Essigsäure 98 % R angesäuert und nach Zusatz von 2 ml Stärke-Lösung R mit 0,1 N-Jod-Lösung titriert.
1 ml 0,1 N-Jod-Lösung entspricht 3,206 mg S.

LAGERUNG

Vor Licht geschützt.

TEUCRIUM SCORODONIA

Verwendet werden die frischen, oberirdischen Teile blühender Pflanzen von *Teucrium scorodonia* L.

BESCHREIBUNG

Das Kraut hat beim Zerreiben widerlich gewürzhaften, knoblauchartigen Geruch und bitteren Geschmack.

Der vierkantige, zottig behaarte, bis 50 cm hohe Stengel ist nur locker beblättert und nur im oberen Teil der Pflanze verzweigt. Die etwa 1 cm lang gestielten Blätter stehen kreuz-gegenständig, sind eiförmig herzförmig, kerbig gesägt, stark netznervig und beiderseits behaart. Die Blütenstände stehen in einseitswendigen Scheintrauben endständig oder in den obersten Blattachseln. Die grünlichgelben, 9 bis 12 cm langen, nickenden Einzelblüten sind 1 bis 1,5 mm lang gestielt und sitzen in den Achseln kleiner Hochblätter. Der hellgrüne, röhrigglockige, am Grunde tief ausgesackte Kelch ist zweilippig mit vierteiliger Unterlippe und breit zugespitzter Oberlippe. Die fünfzählige, blaß grünlichgelbe, zygomorphe Blumenkrone erscheint einlippig; die dreispaltige Unterlippe besitzt einen stark verbreiterten, herabhängenden Mittellappen und 2 kleine, aufrecht abstehende Seitenlappen. Die zwei längeren und zwei kürzeren Staubgefäße ragen wie der gespaltene Griffel weit aus der Kronröhre heraus.

ARZNEIFORMEN

HERSTELLUNG

Urtinktur und flüssige Verdünnungen nach Vorschrift 3a.

EIGENSCHAFTEN

Die Urtinktur ist eine braungrüne bis braungelbe Flüssigkeit ohne besonderen Geruch und mit bitterem Geschmack.

PRÜFUNG AUF IDENTITÄT

A. Wird 1 ml Urtinktur mit einer 1prozentigen Lösung (G/V) von Kupfer(II)-acetat R versetzt, entsteht eine olivgrüne Färbung.

B. Wird 1 ml Urtinktur mit 20 ml Wasser und 0,1 ml Eisen(III)–chlorid-Lösung R 1 versetzt, entsteht eine grüne Färbung.

C. Chromatographie: Die Prüfung erfolgt dünnschichtchromatographisch auf einer Schicht von Kieselgel G R.

Untersuchungslösung: Urtinktur.

Vergleichslösung: 5 mg Hyperosid RN, 5 mg Kaffeesäure R und 10 mg Rutin R werden in 10 ml Methanol R gelöst.

Aufgetragen werden getrennt 20 µl Untersuchungslösung und 10 µl Vergleichslösung. Die Chromatographie erfolgt über eine Laufstrecke von 15 cm mit einer Mischung von 80 Volumteilen Äthylacetat R, 10 Volumteilen wasserfreier Ameisensäure R und 10 Volumteilen Wasser. Die Chromatogramme werden 5 bis 10 Minuten lang auf 105 bis 110 °C erhitzt, nach dem Abkühlen zuerst mit einer 1prozentigen Lösung (G/V) von Diphenylboryloxyäthylamin R in Methanol R, danach mit einer 5prozentigen Lösung (G/V) von Polyäthylenglykol 400 R in Methanol R besprüht und im ultravioletten Licht bei 365 nm ausgewertet.

Das Chromatogramm der Vergleichslösung zeigt im unteren Drittel des Rf-Bereiches den orange fluoreszierenden Fleck des Rutins, im mittleren Drittel den orange fluoreszierenden Fleck des Hyperosids und im oberen Drittel den blaugrün fluoreszierenden Fleck der Kaffeesäure.

Das Chromatogramm der Untersuchungslösung zeigt in Höhe der Vergleichssubstanz Rutin einen orange fluoreszierenden und dicht darüber einen blaugrün fluoreszierenden Fleck. Etwa auf Höhe der Vergleichssubstanz Hyperosid liegen ein oder zwei blaugrün fluoreszierende Flecke und wenig darüber ein orange fluoreszierender Fleck. In Höhe der Vergleichssubstanz Kaffeesäure liegt ein stark gelb fluoreszierender Fleck.

PRÜFUNG AUF REINHEIT

Relative Dichte (Ph. Eur.): 0,895 bis 0,915.

Trockenrückstand (DAB): Mindestens 2,0 Prozent.

LAGERUNG

Vor Licht geschützt.

TURNERA DIFFUSA

Damiana

Verwendet werden die während der Blütezeit gesammelten, getrockneten Blätter von *Turnera diffusa* WILLD. und ihren Varietäten.

BESCHREIBUNG

Die 0,5 bis 3 cm langen, 0,2 bis 1 cm breiten, 1½- bis 3mal, selten bis 4mal länger als breiten an der Spitze abestumpften Blätter sind an der Basis keilförmig in einen 1 bis 3, selten bis 7 mm langen Blattstiel verschmälert und tragen über der Basis 0,2 bis 1 mm lange, zugespitzte Nebenblätter. Die zugespitzt gekerbten bis gesägten Blätter sind oberseits meist überall dicht oder sehr kurz flaum- oder seidenhaarig oder nur auf dem Mittelnerv schwach feinhaarig, unterseits wenig oder dichter behaart oder meist filzartig und dann grau flaumig-zottig oder selten auf beiden Seiten dicht-kurzwollig. Auf der Unterseite kommen zahlreiche Drüsenhaare vor.

Mikroskopische Merkmale: Die Blätter sind äquifazial mit einem ober- wie unterseits jeweils einreihigen Palisaden- und nur wenig ausgeprägtem Schwammparenchym. Die Epidermen sind wellig-buchtig; Blattober- und -unterseite sind mit einzelligen, dickwandigen Haaren besetzt. In der Epidermis der Blattunterseite kommen Spaltöffnungsapparate mit 2 bis 3 Nebenzellen und Drüsenhaare vor, die auf einem kurzen, mehrzelligen, aber nur eine Zellage hohen Stiel ein mehrzelliges Drüsenköpfchen tragen, das mit rotbraunem Inhalt gefüllt ist. Die Blätter führen Calciumoxalatkristalle in Form von Drusen oder Einzelkristallen. Der Blattstiel hat ein offenes, von dickwandigen Fasern umgebenes Leitbündel mit kleinen, radial angeordneten Gefäßen. Im Bereich der Epidermis und des Leitbündels liegen Idioblasten mit gelbem Zellinhalt.

PRÜFUNG AUF IDENTITÄT

Prüflösung: 1,0 g gepulverte Droge (180) wird mit 10 ml Äthanol 70% *RN* 30 Minuten lang im Wasserbad unter Rückfluß erhitzt; nach dem Abkühlen wird abfiltriert.

A. 0,3 g gepulverte Droge (180) werden mit 10 ml verdünnter Salzsäure *R* zum Sieden erhitzt. Die Mischung wird nach dem Erkalten mit 20 ml Äther *R* ausgeschüttelt. Die abgetrennte Ätherphase wird auf dem Wasserbad eingeengt. Durch Mikrosublimation (DAB) des Rückstandes bilden sich bei 120 bis 140 °C farblose Kristallnadeln. Das Sublimat färbt sich nach Zusatz von 0,5 ml ammoniakalischer Silbernitrat-Lösung R schwarz.

B. 1,0 ml Prüflösung wird mit 1 ml Wasser verdünnt und nacheinander mit 1,0 ml einer 2prozentigen Lösung (G/V) von Aminoantipyrin R, 0,5 ml verdünnter Ammoniaklösung R 2 und 1,0 ml einer 8prozentigen Lösung (G/V) von Kaliumhexacyanoferrat(III) R versetzt; nach jeder Reagenzzugabe wird gemischt. Die Mischung wird 5 Minuten lang stehengelassen, danach mit 2,0 ml Chloroform R versetzt und geschüttelt. Die Chloroformschicht färbt sich rot.

C. Chromatographie: Die Prüfung erfolgt dünnschichtchromatographisch auf einer Schicht von Kieselgel G R.

Untersuchungslösung: Prüflösung.

Vergleichslösung: 20 mg Arbutin *RN* und 10 mg Hydrochinon *R* werden in 10 ml Methanol *R* gelöst.

Aufgetragen werden getrennt 50 µl Untersuchungslösung und 10 µl Vergleichslösung. Die Chromatographie erfolgt über eine Laufstrecke von 15 cm mit einer Mischung von 77 Volumteilen Äthylacetat R, 13 Volumteilen Methanol R und 10 Volumteilen Wasser. Nach Verdunsten der mobilen Phase werden die Chromatogramme mit äthanolischer Molybdatophosphorsäure-Lösung RN besprüht und 10 Minuten lang auf 105 bis 110 °C erhitzt. Nach dem Abkühlen werden sie in eine Chromatographiekammer, in der sich eine Schale mit Ammoniaklösung R befindet, so lange eingestellt, bis die gelbe Farbe des Untergrundes verschwunden ist, und dann im Tageslicht ausgewertet.

Das Chromatogramm der Vergleichslösung zeigt im mittleren Drittel des Rf-Bereiches den graublauen Fleck des Arbutins und im oberen Drittel den graublauen Fleck des Hydrochinons.

Das Chromatogramm der Untersuchungslösung zeigt im unteren Drittel des Rf-Bereiches in der Regel zwei, seltener einen graublauen Fleck geringer Intensität. Im mittleren Drittel liegen ein graublauer Fleck auf Höhe der Vergleichssubstanz Arbutin und darüber ein gelber und ein schwacher, graublauer Fleck. Im oberen Drittel liegen ein graublauer Fleck auf Höhe der Vergleichssubstanz Hydrochinon und darunter drei schwache, graublaue Flecke.

PRÜFUNG AUF REINHEIT

Fremde Bestandteile (Ph.Eur.): Höchstens 10 Prozent Stengelanteile und höchstens 2 Prozent andere fremde Bestandteile.

Asche (DAB): Höchstens 8,0 Prozent.

ARZNEIFORMEN

HERSTELLUNG

Urtinktur aus der grob gepulverten Droge (710) und flüssige Verdünnungen nach Vorschrift 4a mit Äthanol 62 Prozent.

EIGENSCHAFTEN

Die Urtinktur ist eine braungrüne Flüssigkeit mit stark aromatischem Geruch und bitterem Geschmack.

PRÜFUNG AUF IDENTITÄT

A. 30 ml Urtinktur werden unter vermindertem Druck bei etwa 50 °C auf etwa 10 ml eingeengt und anschließend mit 10 ml verdünnter Salzsäure R 2 Minuten lang zum Sieden erhitzt. Nach dem Erkalten wird die Mischung mit Äther ausgeschüttelt und geprüft, wie bei der Droge unter ,,Prüfung auf Identität" A angegeben.

B. Die Urtinktur gibt die bei der Droge beschriebenen Identitätsprüfungen B und C. Prüflösung ist die Urtinktur.

PRÜFUNG AUF REINHEIT

Relative Dichte (Ph.Eur.): 0,890 bis 0,905.

Trockenrückstand (DAB): Mindestens 1,7 Prozent.

LAGERUNG

Vor Licht geschützt.

VALERIANA OFFICINALIS

Valeriana

Verwendet werden die bei einer 40 °C nicht übersteigenden Temperatur sorgfältig getrockneten unterirdischen Teile von *Valeriana officinalis* L. agg.

BESCHREIBUNG

Die Droge hat charakteristischen, durchdringenden, an Valeriansäure und Kampfer erinnernden Geruch.

Der eiförmige bis zylindrische, beigefarbene bis hell graubraune Wurzelstock ist bis 5 cm lang und bis 3 cm dick; gegen die Basis hin verjüngt er sich meistens oder erscheint gedrückt. Er trägt zahlreiche Wurzeln, die ihn oft verdecken können. Oben kann er Stengelreste tragen. Der Längsschnitt zeigt ein Mark mit Lücken und Querwänden. Die zahlreichen, fast zylindrischen Wurzeln sind von gleicher Farbe wie der Wurzelstock, 1 bis 3 mm dick und bis 10 cm lang. Die fadenförmigen Seitenwurzeln sind brüchig und wenig zahlreich, der Bruch ist glatt. Die hell beigefarbenen Ausläufer zeigen verdickte Knoten, lange, längsgestreifte Internodien von 2 bis 5 cm Länge und faserartigen Bruch.

Mikroskopische Merkmale: Der Querschnitt der Wurzeln zeigt eine Epidermis von kleinen, verkorkten, gelegentlich Saughaare tragenden Zellen und eine Hypodermis mit 1 oder seltener 2 Lagen von größeren, verkorkten Exkretzellen, die oft Tropfen von ätherischem Öl führen. Die nächsten 2 bis 4 Lagen bestehen aus dünnwandigen oder kollenchymatischen, gelegentlich verkorkten Zellen mit harzartigem Inhalt. Das reichlich entwickelte, stärkeführende Parenchym besitzt polygonale bis rundliche Zellen. Die Stärke besteht aus 5 bis 15 µm großen, rundlichen, gelegentlich einen spaltförmigen oder sternförmigen Kern tragenden sowie aus 20 µm großen, zu 2 bis 6 zusammengesetzten Körnern. Die aus einer Lage von verkorkten, tangential gestreckten Zellen bestehende Endodermis ist deutlich zu erkennen. Im Zentralzylinder umgibt eine schmale, stärkeführende Schicht die Zone des Phloems; das Kambium ist oft nicht erkennbar. Die Gefäße bilden einen gelegentlich unterbrochenen Kranz um das mehr oder weniger große, stärkeführende Mark.

Der Wurzelstock zeigt im Querschnitt die gleichen Gewebe wie die Wurzeln, wobei die Anatomie durch zahlreiche, von den Wurzeln und Ausläufern einmündende Leitbündel komplizierter ist. Epidermis und Hypodermis sind teilweise durch eine dünne Korkschicht ersetzt. Das umfangreiche Mark enthält Lücken von verschiedener Größe; die größten Lücken sind durch Gewebeschichten, die Steinzellen enthalten, getrennt.

PRÜFUNG AUF IDENTITÄT

Prüflösung: 0,5 g gepulverte Droge (180) werden mit 10 ml Methylenchlorid R unter mehrmaligem Schütteln 5 Minuten lang stehengelassen und danach abfiltriert. Das Filter wird mit 5 ml Methylenchlorid R nachgewaschen; Filtrat und Waschflüssigkeit werden vereinigt und unter vermindertem Druck eingeengt. Der Rückstand wird in 0,5 ml Methanol R gelöst.

A. 0,1 ml Prüflösung werden mit 3 ml einer Mischung von gleichen Volumteilen Essigsäure 30% R und Salzsäure R 1 versetzt und umgeschüttelt; innerhalb von 15 Minuten entsteht Blaufärbung.

B. Chromatographie: Die Prüfung erfolgt dünnschichtchromatographisch auf einer Schicht von Kieselgel GF_{254} R.

Untersuchungslösung: Prüflösung.

Vergleichslösung: 10 mg Vanillin R und 10 µl Anisaldehyd R werden in 10 ml Methanol R gelöst.

Aufgetragen werden getrennt je 10 µl Untersuchungs- und Vergleichslösung. Die Chromatographie erfolgt zweimal mit kurzer Zwischentrocknung über eine Laufstrecke von je 10 cm mit einer Mischung von 80 Volumteilen Hexan R und 20 Volumteilen Äthylmethylketon R. Nach Verdunsten der mobilen Phase zeigt das Chromatogramm der Vergleichslösung im ultravioletten Licht bei 254 nm die fluoreszenzmindernden Flecke des Vanillins im unteren Drittel des Rf-Bereiches und des Anisaldehyds im mittleren Drittel.

Das Chromatogramm der Untersuchungslösung zeigt mehrere fluoreszenzmindernde Flecke, von denen der größte auf Höhe der Vergleichssubstanz Anisaldehyd liegt.

Danach werden die Chromatogramme mit Dinitrophenylhydrazin-Reagenz R besprüht, 10 Minuten lang auf 100 bis 105 °C erhitzt und im Tageslicht ausgewertet. Im Chromatogramm der Vergleichslösung haben der Fleck des Vanillins und der Fleck des Anisaldehyds gelbe Farbe angenommen. Das Chromatogramm der Untersuchungslösung zeigt auf Höhe der Vergleichssubstanz Vanillin einen blauen Fleck und auf Höhe der Vergleichssubstanz Anisaldehyd einen grünlichgrauen Fleck; dazwischen liegen zwei schwächere Flecke.

PRÜFUNG AUF REINHEIT

Fremde Bestandteile (Ph. Eur.): Höchstens 2 Prozent.

Valeriana officinalis

Sulfatasche (Ph. Eur.): Höchstens 13 Prozent, bestimmt mit 1,00 g gepulverter Droge (180).

ARZNEIFORMEN

HERSTELLUNG

Urtinktur aus der grob gepulverten Droge (710) und flüssige Verdünnungen nach Vorschrift 4a mit Äthanol 62 Prozent.

EIGENSCHAFTEN

Die Urtinktur ist eine kaffeebraune Flüssigkeit mit dem kräftigen Geruch der Baldrianwurzel.

PRÜFUNG AUF IDENTITÄT

Frisch bereitete Urtinktur:

Prüflösung: 5 g Urtinktur werden mit 5 ml Wasser versetzt und 3mal mit je 5 ml Methylenchlorid R ausgeschüttelt. Die vereinigten Methylenchloridphasen werden unter vermindertem Druck eingeengt. Der Rückstand wird in 0,5 ml Methanol R gelöst.

A. 0,1 ml Prüflösung werden mit 3 ml einer Mischung von gleichen Volumteilen Essigsäure 30% R und Salzsäure R 1 versetzt und umgeschüttelt; innerhalb von 15 Minuten entsteht Blaufärbung.

B. Chromatographie: Die Prüfung erfolgt dünnschichtchromatographisch in gleicher Weise, wie unter ,,Prüfung auf Identität" der Droge angegeben, mit 10 µl Prüflösung als Untersuchungslösung.

Gelagerte Urtinktur:

Chromatographie: Die Prüfung erfolgt dünnschichtchromatographisch auf einer Schicht von Kieselgel G R.

Untersuchungslösung: Urtinktur.

Vergleichslösung: 10 mg Borneol R und 10 mg Bornylacetat R werden in 10 ml Methanol R gelöst.

Aufgetragen werden getrennt 50 µl Untersuchungslösung und 10 µl Vergleichslösung. Die Chromatographie erfolgt zweimal mit kurzer Zwischentrocknung über eine Laufstrecke von je 10 cm mit Methylenchlorid R. Nach Verdunsten der mobilen Phase werden die Chromatogramme mit Anisaldehyd-Lösung R besprüht, 5 bis 10 Minuten lang unter Beobachtung auf 105 bis 110 °C bis zur optimalen Farbentwicklung erhitzt und innerhalb von 10 Minuten im Tageslicht ausgewertet.

Das Chromatogramm der Vergleichslösung zeigt im unteren Drittel des Rf-Bereiches den braunvioletten Fleck des Borneols und im oberen Drittel den braunvioletten Fleck des Bornylacetats. Borneol hat, bezogen auf Bornylacetat (Rst 1,0), einen Rst-Wert von 0,4.

Im Chromatogramm der Untersuchungslösung treten (bezogen auf Borneol als Vergleich: Rst 1,0) violette Flecke bei Rst 0,3, Rst 0,8 und Rst 1,1, ein rosafarbener Fleck bei Rst 1,6 und (bezogen auf Bornylacetat als Vergleich: Rst 1,0) violette Flecke bei Rst 0,8, Rst 1,0, Rst 1,2 und Rst 1,5 auf.

PRÜFUNG AUF REINHEIT

Relative Dichte (Ph. Eur.): 0,890 bis 0,905.

Trockenrückstand (DAB): Mindestens 1,5 Prozent.

LAGERUNG

Vor Licht geschützt und dicht verschlossen.

VERONICA OFFICINALIS, ÄTHANOL. DECOCTUM

Verwendet werden die zur Blütezeit gesammelten, getrockneten oberirdischen Teile von *Veronica officinalis* L.

BESCHREIBUNG

Die Droge hat schwachen Geruch und bitteren Geschmack.

Der gebogene, runde Stengel trägt gegenständige, verkehrteiförmige oder elliptische, am Rande gesägte Blätter, die in den kurzen Blattstiel verschmälert sind. Stengel und Blätter sind behaart. Die kleinen, kurzgestielten, blaßblauen Blüten stehen in blattwinkelständigen, langgestielten, reichblütigen Trauben. Sie sind 4zählig, haben aber nur 2 Staubblätter.

Mikroskopische Merkmale: Das undeutlich bifazial gebaute Blatt hat Spaltöffnungen auf Ober- und Unterseite. Es trägt zahlreiche vier- bis fünfzellige, starkwandige Gliederhaare und Drüsenhaare mit einzelligem Stiel und zweizelligem Köpfchen. Kelch und Blütenstiele haben Gliederhaare mit ovaler bis kugeliger Endzelle. An den Kronblättern sind stumpfkegelförmige, kutikulargestreifte Papillen und große, einzellige, dünnwandige Keulenhaare vorhanden.

PRÜFUNG AUF IDENTITÄT

Prüflösung: 1 g grob gepulverte Droge (710) wird mit 10 ml Äthanol 50 % *RN* 30 Minuten lang unter Rückfluß im Wasserbad erhitzt. Nach dem Abkühlen wird abfiltriert.

A. 1 ml Prüflösung wird mit 10 ml Wasser und 2 ml Dimethylaminobenzaldehyd-Lösung *R* 1 gemischt und 5 Minuten lang im Wasserbad erwärmt. Nach Zugabe von 2 ml Amylalkohol *R* werden die Phasen ohne Schütteln unter vorsichtigem Schwenken durchmischt. Die obere Phase färbt sich violett.

B. Chromatographie: Die Prüfung erfolgt dünnschichtchromatographisch auf einer Schicht von Kieselgel H *R*.

Untersuchungslösung: Prüflösung.

Vergleichslösung: 10 mg Hyperosid *RN*, 10 mg Kaffeesäure *R* und 10 mg Scopoletin *RN* werden in 10 ml Methanol *R* gelöst.

Veronica officinalis, äthanol. Decoctum

Aufgetragen werden getrennt 40 µl Untersuchungslösung und 10 µl Vergleichslösung. Die Chromatographie erfolgt über eine Laufstrecke von 15 cm mit einer Mischung von 50 Volumteilen Chloroform *R*, 42 Volumteilen Essigsäure 98 % *R* und 8 Volumteilen Wasser. Nach Verdunsten der mobilen Phase werden die Chromatogramme zuerst mit einer 1prozentigen Lösung (G/V) von Diphenylboryloxyäthylamin *R* in Methanol *R*, danach mit einer 5prozentigen Lösung (G/V) von Polyäthylenglykol 400 *R* in Methanol *R* besprüht und im ultravioletten Licht bei 365 nm ausgewertet.

Das Chromatogramm der Vergleichslösung zeigt im unteren Drittel des Rf-Bereiches den gelbroten Fleck des Hyperosids, im mittleren Drittel den grünen Fleck der Kaffeesäure und im oberen Drittel den leuchtend blauen Fleck des Scopoletins.

Das Chromatogramm der Untersuchungslösung zeigt einen gelbroten Fleck unterhalb der Vergleichssubstanz Hyperosid, zwischen den Vergleichssubstanzen Hyperosid und Kaffeesäure einen gelbroten, zwei grüne und einen weiteren gelbroten Fleck sowie in Höhe der Vergleichssubstanz Kaffeesäure und knapp unterhalb einen grünen Fleck.

PRÜFUNG AUF REINHEIT

Fremde Bestandteile (Ph. Eur.): Höchstens 5 Prozent.

Sulfatasche (Ph. Eur.): Höchstens 10 Prozent, mit 1,00 g grob gepulverter Droge (710) bestimmt.

Asche (DAB): Höchstens 8,0 Prozent.

ARZNEIFORMEN

HERSTELLUNG

Urtinktur aus der zerschnittenen Droge (2800) und flüssige Verdünnungen nach Vorschrift 19f mit Äthanol 43 Prozent.

EIGENSCHAFTEN

Die Urtinktur ist eine dunkelbraune Flüssigkeit mit krautigem Geruch und bitterem Geschmack.

PRÜFUNG AUF IDENTITÄT

Die Urtinktur gibt die bei der Droge beschriebenen Identitätsreaktionen A und B. Prüflösung ist die Urtinktur.

PRÜFUNG AUF REINHEIT

Relative Dichte (Ph. Eur.): 0,937 bis 0,948.

Trockenrückstand (DAB): Mindestens 2,5 Prozent.

LAGERUNG

Vor Licht geschützt.

VINCA MINOR

Verwendet werden die frischen, oberirdischen Teile blühender Pflanzen mit anhängenden, faserigen Wurzeln von *Vinca minor* L.

BESCHREIBUNG

Die ausdauernden, halbstrauchigen Pflanzen sind kahl. Sie besitzen eine dünnwalzliche, stielrunde, niederliegend kriechende, bis 60 cm lange Grundachse, die an den Knoten faserige Wurzeln und Büschel von aufrechten, 15 bis 20 cm hohen, blühenden Sprossen treiben kann. Die nichtblühenden Seitensprosse sind sehr lang und wurzeln erneut ein. Die aufrechten Blütensprosse verholzen am Grunde. Alle Sprosse tragen kurzgestielte, länglich lanzettliche bis elliptische, stumpfe oder etwas spitze, nach dem Grunde verschmälerte, lederartige, immergrüne Blätter, die auf der Oberseite glänzend und erhabennervig, auf der Unterseite hellgrün und matt mit hervortretendem Mittelnerv sind. Die Blätter haben glatte, etwas umgerollte Ränder. Sie werden an den aufrechten Sprossen nach oben hin etwas größer. Die Blüten entspringen einzeln mit langen Stielen aus den Blattachseln. Der trichterförmige Kelch mit lanzettlichen, 4 bis 5 mm langen Zipfeln ist viel kürzer als die Kronröhre. Die stieltellerförmige Krone ist hellblau bis rotviolett, selten weiß oder rosa und besteht in ihrem flach ausgebreiteten Saum aus 5 schräg abgestutzten, stumpfen Zipfeln.

ARZNEIFORMEN

HERSTELLUNG

Urtinktur und flüssige Verdünnungen nach Vorschrift 2a.

EIGENSCHAFTEN

Die Urtinktur ist eine braune bis gelbbraune Flüssigkeit mit leicht bitterem Geschmack und ohne besonderen Geruch.

Vinca minor

PRÜFUNG AUF IDENTITÄT

Prüflösung: 20 ml Urtinktur werden unter vermindertem Druck auf einem Wasserbad von etwa 40 °C auf die Hälfte des Volumens eingeengt. Der Rückstand wird mit 10 ml Wasser verdünnt und mit Ammoniaklösung R auf pH 9 bis 10 eingestellt. Die Lösung wird zweimal mit je 10 ml Chloroform R ausgeschüttelt. Die vereinigten Chloroformphasen werden unter vermindertem Druck im Wasserbad bei etwa 40 °C eingeengt. Der Rückstand wird in 1 ml Methanol R aufgenommen.

A. 0,5 ml Prüflösung werden eingeengt. Wird der Rückstand mit 2 ml Wasser aufgenommen und mit 1 ml einer 1prozentigen Lösung (G/V) von Ammoniumcer(IV)-sulfat R in Phosphorsäure R versetzt, färbt sich die Mischung bräunlichrot.

B. Chromatographie: Die Prüfung erfolgt dünnschichtchromatographisch auf einer Schicht von Kieselgel H R.

Untersuchungslösung: Prüflösung.

Vergleichslösung: 5 mg Papaverinhydrochlorid *RN*, 10 mg Codeinphosphat *RN* und 20 mg Aminophenazon R werden in 10 ml Methanol R gelöst.

Aufgetragen werden getrennt je 20 µl Untersuchungs- und Vergleichslösung. Die Chromatographie erfolgt über eine Laufstrecke von 15 cm mit einer Mischung von 90 Volumteilen Chloroform R und 10 Volumteilen Methanol R. Nach Verdunsten der mobilen Phase werden die Chromatogramme mit verdünntem Dragendorffs Reagenz R besprüht und im Tageslicht ausgewertet.

Als jeweils gelbrote Flecke sind im Chromatogramm der Vergleichslösung im unteren Drittel des Rf-Bereiches der Fleck des Codeins, im mittleren Drittel der Fleck des Aminophenazons und im oberen Drittel der Fleck des Papaverins vorhanden.

Folgende gelbrote Flecke treten im Chromatogramm der Untersuchungslösung auf: drei oder vier Flecke zwischen Start und der Vergleichssubstanz Codein, ein oder zwei Flecke knapp oberhalb der Vergleichssubstanz Codein, ein oder zwei Flecke zwischen den Vergleichssubstanzen Aminophenazon und Papaverin und ein Fleck in Höhe des Papaverins.

PRÜFUNG AUF REINHEIT

Relative Dichte (Ph. Eur.): 0,932 bis 0,952.

Trockenrückstand (DAB): Mindestens 3,0 und höchstens 6,0 Prozent.

LAGERUNG

Vor Licht geschützt.

VIOLA TRICOLOR

Verwendet werden die frischen, oberirdischen Teile blühender Pflanzen von *Viola tricolor* L.

BESCHREIBUNG

Der hohle, kantige, kahle oder schwach behaarte Stengel ist aufsteigend bis aufrecht, bis 30 cm hoch und meist verzweigt. Er trägt wechselständig gekerbte Blätter, von denen die unteren, lang gestielten, eine herz- oder eiförmige Spreite, die oberen, kurz gestielten, eine längliche, stumpfe Spreite besitzen. Am Grunde der Blätter befinden sich zwei große, fiederspaltige Nebenblätter mit meist gekerbtem Endzipfel.

Die einzeln stehenden, lang gestielten, zygomorphen Blüten entspringen den Blattachseln. Die fünf Kelchblätter sind fast gleich groß, lanzettlich-spitz und mit steil abwärts gerichtetem Anhängsel versehen. Von den fünf Kronblättern ist das unterste gespornt, bei der *Unterart arvensis* kürzer als der Kelch, die vier oberen sind gelblichweiß, das untere dunkelgelb mit violetter Zeichnung. Bei der *Unterart vulgaris* sind die Kronblätter länger als der Kelch, die beiden oberen violett, die unteren gelb oder gelblichweiß. Von den fünf Staubblättern tragen die beiden untersten einen in den Sporn hinein verlängerten, nektarabsondernden Fortsatz. Der oberständige, einfächrige, dreiklappige Fruchtknoten hat einen kurzen Griffel mit kugelig eingedellter Narbe.

ARZNEIFORMEN

HERSTELLUNG

Urtinktur und flüssige Verdünnungen nach Vorschrift 2a.

EIGENSCHAFTEN

Die Urtinktur ist eine gelbgrüne bis gelbbraune Flüssigkeit mit schwachem, arteigenem Geruch und herbem Geschmack.

Viola tricolor

PRÜFUNG AUF IDENTITÄT

A. Werden 0,5 ml Urtinktur mit 10 ml Wasser gemischt und kräftig geschüttelt, entsteht ein mindestens 30 Minuten lang beständiger Schaum.

B. Wird 1 ml Urtinktur mit 20 ml Wasser und mit 0,1 ml Eisen(III)-chlorid-Lösung R 1 versetzt, entsteht eine braungrüne Färbung.

C. Werden 2 ml Urtinktur mit 2 ml Dimethylaminobenzaldehyd-Lösung R 3 unterschichtet, entsteht an der Berührungszone ein hellgrün gefärbter Ring; die untere Schicht färbt sich allmählich grün.

D. Chromatographie: Die Prüfung erfolgt dünnschichtchromatographisch auf einer Schicht von Kieselgel G R.

Untersuchungslösung: Urtinktur.

Vergleichslösung: 6 mg Kaffeesäure R und 25 mg Rutin R werden in 20 ml Methanol R gelöst.

Aufgetragen werden getrennt 20 µl Untersuchungslösung und 10 µl Vergleichslösung. Die Chromatographie erfolgt über eine Laufstrecke von 15 cm mit einer Mischung aus 68 Volumteilen n-Butanol R, 16 Volumteilen Essigsäure 98% R und 16 Volumteilen Wasser. Nach Verdunsten der mobilen Phase werden die Chromatogramme zuerst mit einer 1prozentigen Lösung (G/V) von Diphenylboryloxyäthylamin R in Methanol R, danach mit einer 5prozentigen Lösung (G/V) von Polyäthylenglykol 400 R in Methanol R besprüht und im ultravioletten Licht bei 365 nm ausgewertet.

Das Chromatogramm der Vergleichslösung zeigt im mittleren Drittel des Rf-Bereiches den orangegelb fluoreszierenden Fleck des Rutins und im oberen Drittel den grüngelb fluoreszierenden Fleck der Kaffeesäure.

Das Chromatogramm der Untersuchungslösung zeigt etwa in Höhe der Vergleichssubstanz Rutin zwei oder drei gelb bis orange fluoreszierende Flecke und knapp unterhalb der Vergleichssubstanz Kaffeesäure einen blauviolett fluoreszierenden Fleck.

PRÜFUNG AUF REINHEIT

Relative Dichte (Ph. Eur.): 0,933 bis 0,953.

Trockenrückstand (DAB): Mindestens 2,3 Prozent.

LAGERUNG

Vor Licht geschützt.

WITHERIT

Verwendet wird das natürlich vorkommende Mineral *Witherit* mit einem Gehalt von mindestens 95 Prozent $BaCO_3$ (MG 197,3).

BESCHREIBUNG

Weißes, graues oder gelbliches Mineral mit Fett- oder Glasglanz. Bildet Kristalle mit rhombischem oder pseudohexagonalem Habitus und strahlige, faserige, nierige, kugelige oder derbe Aggregate. Die Härte nach Mohs beträgt 3 bis 3½.
Das Mineral ist strontiumhaltig.

PRÜFUNG AUF IDENTITÄT

A. Die gepulverte Substanz (180) gibt die Identitätsreaktionen auf Carbonat (Ph.Eur.) und Hydrogencarbonat (Ph.Eur.).

B. 0,05 g gepulverte Substanz (180) werden in 5 ml verdünnter Salzsäure *R* gelöst. Werden nach Filtration 0,2 ml verdünnte Schwefelsäure *R* zugegeben, entsteht sofort ein feiner, weißer Niederschlag, der sich auch in der Siedehitze nicht löst.

C. 0,05 g gepulverte Substanz (180) werden unter leichtem Erwärmen in 5 ml verdünnter Essigsäure *R* gelöst. Wird nach Filtration das abgekühlte Filtrat mit 0,2 ml Kaliumchromatlösung *R* versetzt, entsteht ein hellgelber Niederschlag.

D. Flammenphotometrie (Ph.Eur.):

Prüflösung: 0,1 g gepulverte Substanz (180) werden in 1 ml verdünnter Salzsäure *R* gelöst und zu 100 ml verdünnt.

Vergleichslösung: 1 Volumteil Strontium-Standardlösung (1000 ppm Sr) *RH*, 1 Volumteil verdünnte Salzsäure *R* und 98 Volumteile Wasser werden gemischt.

Beim Versprühen in einer Acetylen-Distickstoffmonoxid-Flamme müssen Prüflösung wie Vergleichslösung eine Emission bei 460,7 nm, gemessen mit einer spektralen Bandbreite von 0,1 nm, aufweisen.

PRÜFUNG AUF REINHEIT

Fremde Bestandteile: In Habitus, Glanz oder Härte abweichende Kristalle oder Aggregate dürfen nicht enthalten sein.

Säureunlösliche Bestandteile: Höchstens 4 Prozent; der unter ,,Gehaltsbestimmung" im Glassintertiegel verbliebene Rückstand wird bei 105 °C 2 Stunden lang getrocknet. Nach dem Erkalten wird gewogen.

GEHALTSBESTIMMUNG

Etwa 0,20 g gepulverte Substanz (180), genau gewogen, werden in 5 ml verdünnter Salzsäure R gelöst; nach Beendigung der Gasentwicklung wird mit 10 ml Wasser verdünnt. Die Lösung wird 15 Minuten lang auf einem etwa 50 °C warmen Wasserbad erwärmt und nach dem Abkühlen durch einen Glassintertiegel Nr. 16 (Ph.Eur.) in ein 100-ml-Becherglas filtriert. Unter Nachwaschen mit Wasser wird das Filtrat auf etwa 70 ml verdünnt.

In einem 400-ml-Becherglas werden 200 ml Wasser mit 1,5 ml verdünnter Schwefelsäure R versetzt und zum Sieden erhitzt. In die heiße Lösung wird das obige Filtrat unter ständigem Rühren eingetropft. Die Mischung wird über Nacht stehengelassen. Der entstandene Niederschlag wird abfiltriert, mit kleinen Portionen Wasser chloridfrei gewaschen, bei etwa 800 °C bis zur Gewichtskonstanz geglüht und nach dem Abkühlen gewogen.

100 mg Rückstand entsprechen 84,6 mg $BaCO_3$.

ARZNEIFORMEN

Die 1. Dezimalverreibung muß mindestens 9,0 und darf höchstens 10,5 Prozent $BaCO_3$ enthalten.

HERSTELLUNG

Verreibungen nach Vorschrift 6.

EIGENSCHAFTEN

Die 1. Dezimalverreibung ist ein weißes Pulver.

PRÜFUNG AUF IDENTITÄT

A. 1 g der 1. Dezimalverreibung gibt die Identitätsreaktionen auf Carbonat (Ph.Eur.) und Hydrogencarbonat (Ph.Eur.).

B. 0,5 g der 1. Dezimalverreibung werden unter leichtem Erwärmen in 5 ml Wasser und 1 ml verdünnter Salzsäure *R* gelöst. Werden nach Filtration 0,2 ml verdünnte Schwefelsäure *R* zugegeben, entsteht sofort ein feiner, weißer Niederschlag, der sich auch in der Siedehitze nicht lösen darf.

C. 0,5 g der 1. Dezimalverreibung werden unter leichtem Erwärmen in 5 ml verdünnter Essigsäure *R* gelöst. Wird nach Filtration das abgekühlte Filtrat mit 0,2 ml Kaliumchromatlösung *R* versetzt, entsteht ein hellgelber Niederschlag.

D. Etwa 1 g der 1. Dezimalverreibung wird unter leichtem Erwärmen in 5 ml Wasser und 1 ml verdünnter Salzsäure *R* gelöst und anschließend zu 100 ml verdünnt. Die Lösung gibt die bei der Substanz beschriebene Identitätsreaktion D.

GEHALTSBESTIMMUNG

Etwa 2,00 g der 1. Dezimalverreibung, genau gewogen, werden in einem Porzellantiegel verascht. Der Rückstand wird 1 Stunde lang auf etwa 600 °C erhitzt, nach dem Abkühlen in 5 ml verdünnter Salzsäure *R* gelöst und wie bei der Substanz unter ,,Gehaltsbestimmung" angegeben weiterbehandelt.

Vorsichtig zu lagern!

ZINNOBER

Verwendet wird das natürlich vorkommende Mineral *Cinnabarit* mit einem Gehalt von mindestens 90 Prozent HgS (MG 232,7).

BESCHREIBUNG

Rote bis bräunlichrote Kristalle mit Diamant- oder Metallglanz oder derbe Aggregate mit halbmetallischem oder mattem Glanz. Der Habitus der Kristalle ist trigonal-rhomboedrisch. Die Härte nach Mohs beträgt 2 bis 2½.
Das gepulverte Mineral ist rot bis bräunlich-rot.

PRÜFUNG AUF IDENTITÄT

A. 0,1 g gepulverte Substanz (180) werden in einer Mischung von 0,1 ml Salpetersäure *R* und 0,5 ml Salzsäure *R* unter Erwärmen gelöst; falls erforderlich wird filtriert. Die mit 10 ml Wasser verdünnte Lösung gibt die Identitätsreaktion a) auf Quecksilber (Ph. Eur.).

B. Etwa 10 mg gepulverte Substanz (180) werden in einem Glühröhrchen mit einem kleinen Kristall von Jod *R* über freier Flamme erhitzt. Im oberen Teil des Glühröhrchens bildet sich ein gelbes Sublimat, das beim Reiben mit dem Glasstab rot wird.

C. 50 mg gepulverte Substanz (180) und 0,2 g Zinkstaub *R* werden mit 3 ml Salzsäure *R* 1 erhitzt. Die entweichenden Dämpfe färben angefeuchtetes Blei(II)-acetat-Papier *R* schwarzbraun.

PRÜFUNG AUF REINHEIT

Fremde Minerale: In Habitus, Farbe, Glanz oder Härte abweichende Kristalle oder Aggregate dürfen nicht enthalten sein.

Glührückstand: Höchstens 8 Prozent, mit 0,2 g gepulverter Substanz (180), genau gewogen, bei 800 °C bestimmt.

GEHALTSBESTIMMUNG

Etwa 0,20 g gepulverte Substanz (180), genau gewogen, werden in einem Reagenzglas mit 1 ml Salzsäure *R* und 0,5 ml Salpetersäure *R* versetzt und durch Erwärmen im Wasserbad von etwa 50 °C gelöst, wobei sich Schwefel abscheidet. Die Lösung wird unter Nachspülen mit Wasser quantitativ in einen 250-ml-Erlenmeyerkolben, der 100 ml Wasser enthält, gebracht. Anschließend wird mit verdünnter Natriumhydroxid-Lösung *R* unter Verwendung von 0,1 ml Methylorange-Lösung *R* als Indikator neutralisiert. Nach Zugabe von 10,0 ml 0,1 M-Natrium-ÄDTA-Lösung wird 5 Minuten lang stehengelassen. Nach Zugabe von 5 ml Pufferlösung *p*H 10,9 *R* und 0,1 g Eriochromschwarz-T-Mischindikator *R* wird mit 0,1 M-Zinksulfat-Lösung bis zum Farbumschlag nach Rot titriert. Zur austitrierten Lösung werden 2 g Kaliumjodid *R* gegeben, wodurch sich die Lösung wieder grün färbt. Bei der zweiten Titration mit 0,1 M-Zinksulfat-Lösung wird bis zum Farbumschlag nach Rot titriert.

1 ml 0,1 M-Zinksulfat-Lösung in der zweiten Titration entspricht 23,27 mg HgS.

ARZNEIFORMEN

Die 1. Dezimalverreibung muß mindestens 8,6 und darf höchstens 10,5 Prozent HgS enthalten.

HERSTELLUNG

Verreibungen nach Vorschrift 6.

EIGENSCHAFTEN

Die 1. Dezimalverreibung ist ein hellrotes Pulver.

PRÜFUNG AUF IDENTITÄT

1 g der 1. Dezimalverreibung wird in 10 ml Wasser suspendiert und zentrifugiert. Die überstehende trübe Flüssigkeit wird verworfen, der Bodensatz mit 10 ml Wasser aufgeschüttelt und erneut zentrifugiert. Die Flüssigkeit wird verworfen, der verbleibende Rückstand gibt die bei der Substanz beschriebenen Identitätsreaktionen.

GEHALTSBESTIMMUNG

Etwa 2,00 g der 1. Dezimalverreibung, genau gewogen, werden in 10 ml einer Lösung, die 5 g Natriumchlorid *R* und 5 mg Natriumlaurylsulfat *R* in 100 ml enthält, suspendiert und zentrifugiert. Die überstehende Lösung wird verworfen und der Waschvorgang mit obiger Lösung dreimal wiederholt. Der Rückstand wird in 1 ml Salzsäure *R* und 0,5 ml Salpetersäure *R* unter Erwärmen im Wasserbad von etwa 50 °C gelöst. Die weitere Ausführung erfolgt wie bei der Substanz unter ,,Gehaltsbestimmung" angegeben.

Grenzprüfung der D 4

1,0 g der 4. Dezimalverreibung wird in 10 ml einer Lösung, die 5 g Natriumchlorid *R* und 5 mg Natriumlaurylsulfat *R* in 100 ml enthält, suspendiert und bis zur Lösung der Lactose auf dem Wasserbad erwärmt; danach wird zentrifugiert. Die überstehende Flüssigkeit wird verworfen, der Rückstand mit 10 ml obiger Lösung von Natriumchlorid *R* und Natriumlaurylsulfat *R* versetzt und erneut zentrifugiert. Der Vorgang wird noch zweimal wiederholt. Anschließend wird der Rückstand mit 0,1 ml Salzsäure *R* und 0,1 ml Salpetersäure *R* durch Erwärmen im Wasserbad von etwa 50 °C gelöst. Unter Nachspülen des Zentrifugenglases mit Wasser wird die Lösung in einen 25-ml-Meßkolben überführt und mit Wasser zur Marke aufgefüllt.

1,0 ml dieser Lösung wird in einem Schliff-Reagenzglas mit Stopfen mit 0,1 ml Dithizon-Lösung *R* versetzt und kräftig geschüttelt.

Nach Zugabe von 5,0 ml Chloroform *R* wird nochmals kräftig geschüttelt. Nach Trennung der Phasen muß die untere Schicht grün und darf nicht grau oder orange gefärbt sein.

LAGERUNG

Vor Licht geschützt.

Sachregister

3. Nachtrag 1985

	Gebundene Ausgabe				Loseblatt-Ausgabe	
	1. Ausgabe 1978	1. Nachtrag 1981	2. Nachtrag 1983	3. Nachtrag 1985		
Abkürzungen	3				(A)	3
Abrotanum	57				(M)	A 650
Absinthium				87	(M)	A 655
Achillea ex herba ferm 33d . .				49	(M)	A 030
ACHILLEA MILLEFOLIUM			29		(M)	A 020
ACHILLEA MILLEFOLIUM FERM 33d				49	(M)	A 030
ACIDUM ARSENICOSUM		11			(M)	A 040
– BENZOICUM E RESINA	25				(M)	A 050
– FORMICICUM	29				(M)	A 100
– HYDROCHLORICUM	33				(M)	A 150
– NITRICUM		15			(M)	A 180
– PHOSPHORICUM	35				(M)	A 200
– PICRINICUM			33		(M)	A 210
– SILICICUM		17			(M)	A 220
Aconitum	37				(M)	A 250
ACONITUM NAPELLUS	37				(M)	A 250
ACORUS CALAMUS				53	(M)	A 265
Adonis ex herba ferm 33d . . .				57	(M)	A 280
ADONIS VERNALIS		21			(M)	A 270
ADONIS VERNALIS FERM 33d . .				57	(M)	A 280
Änderungen zur 1. Ausgabe 1978		XIII	XIII	XI		
– zum 1. Nachtrag 1981			XVIII	XXI		
Aesculus	41				(M)	A 300
– Cortex, äthanol. Decoctum .			35		(M)	A 310
AESCULUS HIPPOCASTANUM . .	41				(M)	A 300
– – E CORTICE, ÄTHANOL. DECOCTUM.			35		(M)	A 310

	Gebundene Ausgabe				Loseblatt-Ausgabe	
	1. Ausgabe 1978	1. Nachtrag 1981	2. Nachtrag 1983	3. Nachtrag 1985		
Äthanol	8				(H)	4
–, verschiedene Konzentrationen	8				(H)	4
–, absolutes	8				(H)	4
– 86 Prozent	8				(H)	4
– 73 Prozent	8				(H)	4
– 62 Prozent	9				(H)	5
– 43 Prozent	9				(H)	5
Äthanol 30 Prozent	9				(H)	5
– 15 Prozent	9				(H)	5
Äther	9				(H)	5
Aethusa			61		(M)	A 315
AETHUSA CYNAPIUM			61		(M)	A 315
Agaricus phalloides, Agaricus bulbosus			65		(M)	A 390
Agnus castus		89			(M)	V 050
Allgemeine Bestimmungen zur Herstellung homöopathischer Arzneimittel	5	XIII	XIII, 9	XI, 9	(H)	1
Allgemeine Vorschriften	3				(A)	3
ALLIUM SATIVUM			39		(M)	A 330
ALOE	43				(M)	A 350
AMANITA PHALLOIDES			65		(M)	A 390
AMMI VISNAGA	45				(M)	A 400
AMMONIUM BROMATUM	47				(M)	A 450
– CARBONICUM		23	XVIII	XXII	(M)	A 470
– CHLORATUM	51			XX	(M)	A 500
– JODATUM				69	(M)	A 505
Anacardium				379	(M)	S 070
Analysenmethoden	3	XIII	3		(A)	3
Analytik, Ausschuß	XIV	XII	XI	IX	(A)	XIV, XVI, XVII
ANAMIRTA COCCULUS			41		(M)	A 510
ANGELICA ARCHANGELICA, ÄTHANOL. DECOCTUM			45		(M)	A 520
ANTIMONIT				73	(M)	A 522
Antimonium arsenicosum				401	(M)	S 180
– crudum			179		(M)	S 250
APATIT				75	(M)	A 525

	Gebundene Ausgabe				Loseblatt-Ausgabe	
	1. Ausgabe 1978	1. Nachtrag 1981	2. Nachtrag 1983	3. Nachtrag 1985		
Archangelica, äthanol. Decoctum			45			A 520
ARGENTIT				79	(M)	A 540
ARGENTUM METALLICUM				81	(M)	A 545
– NITRICUM	53		XVII		(M)	A 550
Argon				11	(H)	5
Aristolochia	55	XV			(M)	A 600
ARISTOLOCHIA CLEMATITIS	55	XV			(M)	A 600
Arnica		27			(M)	A 620
–, Flos H 10 %				83	(M)	A 625
–, Planta tota			47		(M)	A 630
ARNICA MONTANA		27			(M)	A 620
– – E FLORIBUS H 10 %				83	(M)	A 625
– – E PLANTA TOTA			47		(M)	A 630
Arsenicum album		11			(M)	A 040
ARTEMISIA ABROTANUM	57				(M)	A 650
– ABSINTHIUM				87	(M)	A 655
ARUM MACULATUM				91	(M)	A 660
Arzneibuch-Kommission, Homöopathische	XIII	XI	XI	IX	XIII	
Arzneigrundstoffe	7	XIII		XI	(H)	3
Arzneimittel, Allgemeine Bestimmungen zur Herstellung homöopathischer	5	XIII, 1	XIII, 9	XI, 9	(H)	1
Arzneiträger und Hilfsstoffe	8	XIV	XIII	11	(H)	4
ASARUM EUROPAEUM				93	(M)	A 655
Ascorbat-Phosphat-Pufferlösung				11	(H)	5
ASPARAGUS OFFICINALIS				95	(M)	A 670
Asperula odorata			107	XXV	(M)	G 010
– – spag. Zimpel				193	(M)	G 012
ATROPA BELLADONNA		31			(M)	A 680
ATROPINUM SULFURICUM	59				(M)	A 700
Augentropfen		4			(H)	27
AURUM CHLORATUM		35		XXI	(M)	A 750
Aurum chloratum natronatum				309	(M)	N 170
AURUM METALLICUM		39			(M)	A 800
Ausschuß Analytik	XIV	XII	XI	IX	XIV, XVI, XVII	

	Gebundene Ausgabe				Loseblatt-Ausgabe	
	1. Ausgabe 1978	1. Nachtrag 1981	2. Nachtrag 1983	3. Nachtrag 1985		
AVENA SATIVA				97	(M)	A 810
Ausschuß Herstellungsregeln	XIII	XI	XII	X	XIII, XV, XVIII	
BARIUM CARBONICUM		41		XXI	(M)	B 050
– CHLORATUM		43		XXII	(M)	B 100
Basilicum, Herba				317	(M)	0 010
Belladonna		31			(M)	A 680
Berberis, Fructus			51		(M)	B 200
BERBERIS VULGARIS E FRUCTIBUS			51		(M)	B 200
Bestimmung des Trocknungsverlustes		3			(A)	4
Betonica				399	(M)	S 140
Betula, Cortex, äthanol. Decoctum		53			(M)	B 250
–, Folium				99	(M)	B 270
BETULA PENDULA E CORTICE, ÄTHANOL. DECOCTUM		53			(M)	B 250
BETULA PENDULA E FOLIIS				99	(M)	B 270
BISMUTUM METALLICUM				101	(M)	B 280
Blutkörperchen-Sprühlösung RH		3			(A)	5
Blutkörperchensuspension RH			5		(A)	5
Boldo				335	(M)	P 030
Borax				305	(M)	N 160
Bromkresolgrün-Lösung RH		3			(H)	5
Bryonia		45			(M)	B 300
BRYONIA CRETICA		45			(M)	B 300
Bryophyllum			111		(M)	K 005
– Rh			113		(M)	K 010
Calamus aromaticus				53	(M)	A 265
CALCIUM CARBONICUM HAHNEMANNI	61			XX	(M)	C 050
– FLUORATUM			57		(M)	C 080
– JODATUM			61		(M)	C 090
– PHOSPHORICUM	65				(M)	C 100
– SULFURICUM		47			(M)	C 120
Calciumbehenat	9				(H)	6
CAMPHORA	67				(M)	C 150

	Gebundene Ausgabe				Loseblatt-Ausgabe	
	1. Ausgabe 1978	1. Nachtrag 1981	2. Nachtrag 1983	3. Nachtrag 1985		
Cantharidin *RH*				3	(H)	5
Cantharis				285	(M)	L 220
Capsella, äthanol. Infusum . .				105	(M)	C 152
CAPSELLA BURSA-PASTORIS, ÄTHANOL. INFUSUM				105	(M)	C 152
CARBO ANIMALIS			65		(M)	C 155
– VEGETABILIS		49	XIX	XXII	(M)	C 160
Carduus marianus				387	(M)	S 100
– –, äthanol. Decoctum				391	(M)	S 110
CARUM CARVI, ÄTHANOL. DECOCTUM				109	(M)	C 162
Caryophyllus			185		(M)	S 350
Cellulose		XIV			(H)	6
CEPHAELIS IPECACUANHA . . .		53	XIX		(M)	C 166
CHALKOSIN				113	(M)	C 168
Chelidonium		69		XXIV	(M)	C 170
–, Flos, äthanol. Digestio . . .				117	(M)	C 172
– Rh		73			(M)	C 171
CHELIDONIUM MAJUS		69		XXIV	(M)	C 170
– – E FLORIBUS, ÄTHANOL. DIGESTIO				117	(M)	C 172
– – Rh		73			(M)	C 171
CHIMAPHILA UMBELLATA . . .				119	(M)	C 173
China		59	XX		(M)	C 190
Chromatographie	4				(A)	4
Cichorium, äthanol. Decoctum				123	(M)	C 178
– Rh		77		XXIV	(M)	C 177
CICHORIUM INTYBUS, ÄTHANOL. DECOCTUM				123	(M)	C 178
– – Rh		77		XXIV	(M)	C 177
Cimicifuga		57			(M)	C 180
CIMICIFUGA RACEMOSA		57			(M)	C 180
CINCHONA SUCCIRUBRA		59	XX		(M)	C 190
Cinnabaris				233	(M)	H 046
Cinnamomum				129	(M)	C 192
CINNAMOMUM ZEYLANICUM . .				129	(M)	C 192
Citrat-Phosphat-Pufferlösung *p*H 5,5 *RH*				4	(A)	6
Clematis				133	(M)	C 197
CLEMATIS RECTA				133	(M)	C 197

	Gebundene Ausgabe				Loseblatt-Ausgabe	
	1. Ausgabe 1978	1. Nachtrag 1981	2. Nachtrag 1983	3. Nachtrag 1985		
Cocculus............			41		(M)	A 510
Coffea.............	69				(M)	C 200
COFFEA ARABICA	69				(M)	C 200
Coffein *RH*			5		(A)	6
Colchicin *RH*			5		(A)	6
Colchicum...........				135	(M)	C 205
COLCHICUM AUTUMNALE....				135	(M)	C 205
Conchae............	61			XX	(M)	C 050
CONVALLARIA MAJALIS			79		(M)	C 210
Crocus.............			83		(M)	C 230
CROCUS SATIVUS			83		(M)	C 230
Cumarin *RH*..........				4	(A)	6
Cuprum		63			(M)	C 250
CUPRUM ACETICUM			87		(M)	C 240
– METALLICUM.........		63			(M)	C 250
– SULFURICUM			91		(M)	C 300
Cyclamen				139	(M)	C 310
CYCLAMEN EUROPAEUM....				139	(M)	C 310
CYPRIPEDIUM CALCEOLUS						
VAR. PUBESCENS........				143	(M)	C 320
Cypripedium pubescens				143	(M)	C 320
CYTISUS SCOPARIUS				145	(M)	C 330
Damiana............				411	(M)	T 170
Darreichungsformen, Zubereitungen und	10	XIV	XIII	XI	(H)	8
DATURA STRAMONIUM.....				149	(M)	D 015
Digitalis			95		(M)	D 020
DIGITALIS PURPUREA......			95		(M)	D 020
DIOSCOREA VILLOSA	73				(M)	D 050
DROSERA............				153	(M)	D 075
ECHINACEA ANGUSTIFOLIA...		65			(M)	E 050
Eichhornia...........				157	(M)	E 075
EICHHORNIA CRASSIPES				157	(M)	E 075
Einreibungen, flüssige.....	20	XV		XV	(H)	21
Eisen(III)-chlorid-Reagenz *RH* .				4	(A)	7
EPHEDRA DISTACHYA SPAG. ZIMPEL			99		(M)	E 100
Ephedra spag. Zimpel			99		(M)	E 100

	Gebundene Ausgabe				Loseblatt-Ausgabe	
	1. Ausgabe 1978	1. Nachtrag 1981	2. Nachtrag 1983	3. Nachtrag 1985		
Ephedrinhydrochlorid *RH*...				5	(A)	7
Eucalyptus...........				159	(M)	E 110
EUCALYPTUS GLOBULUS				159	(M)	E 110
EUPATORIUM PERFOLIATUM ..				163	(M)	E 120
Euphrasia...........				165	(M)	E 140
EUPHRASIA OFFICINALIS				165	(M)	E 140
Externa.............		XV		XV	(H)	21
EUSPONGIA OFFICINALIS			101		(M)	E 150
FEL TAURI............				169	(M)	F 010
Fermentation..........				18	(H)	48
FERRUM SIDEREUM........			103		(M)	F 050
– METALLICUM..........				171	(M)	F 020
Flüssige Einreibungen.....	20	XV		XV	(H)	21
– LM-Potenzen.........				XXIII	(H)	29
– Verdünnungen, Urtinkturen und........	11	XIV	XIV	XII, 38	(H)	10
– – zur Injektion	20				(H)	20
– Zubereitungen aus Verreibungen......	18		XV	XIV	(H)	18
FLUORIT.............				175	(M)	F 070
Foeniculum, äthanol. Decoctum.....				179	(M)	F 080
FOENICULUM VULGARE, ÄTHANOL. DECOCTUM				179	(M)	F 080
Frische Pflanzen.........	7	XIII		XI	(H)	3
Fructose *RH*...........				4	(A)	7
FUMARIA OFFICINALIS				183	(M)	F 090
– – SPAG. KRAUSS........				185	(M)	F 100
GALENIT				189	(M)	G 005
GALIUM ODORATUM			107	XXV	(M)	G 010
– – SPAG. ZIMPEL				193	(M)	G 012
Gallae				195	(M)	G 015
GALLAE TURCICAE........				195	(M)	G 015
Gelsemium				199	(M)	G 020
GELSEMIUM SEMPERVIRENS ..				199	(M)	G 020
Gemeinsam potenzierte Mischungen..........				33	(H)	63
GENISTA TINCTORIA				203	(M)	G 022

	Gebundene Ausgabe				Loseblatt-Ausgabe	
	1. Ausgabe 1978	1. Nachtrag 1981	2. Nachtrag 1983	3. Nachtrag 1985		
Gepufferte wäßrige Urtinkturen				17	(H)	47
GEUM URBANUM, ÄTHANOL. DECOCTUM				205	(M)	G 030
Gl-Urtinkturen				35	(H)	65
Globuli				XV	(H)	20
– velati				32	(H)	62
Glonoinum		85	XX		(M)	N 200
Glycerol	9				(H)	6
– 85 Prozent	9				(H)	6
Gratiola				207	(M)	G 040
–, Radix, äthanol. Decoctum .				211	(M)	G 045
GRATIOLA OFFICINALIS.				207	(M)	G 040
– – E RADICE, ÄTHANOL. DECOCTUM . . .				211	(M)	G 045
Grenzprüfungen	3	XIII			(A)	3
GUAIACUM			67		(M)	G 050
Hämatit				11	(H)	6
HÄMATIT				213	(M)	H 003
Hamamelis, äthanol. Decoctum				215	(M)	H 006
–, Folium				219	(M)	H 009
HAMAMELIS VIRGINIANA, ÄTHANOL. DECOCTUM				215	(M)	H 006
– – E FOLIIS				219	(M)	H 009
Hartfett		XIV			(H)	6
HEDERA HELIX				221	(M)	H 015
Hefe		XIV			(H)	6
Herstellung	11	XIV, 3	XIV, 9	XII, XXI, XXIII, 12	(H)	8
– homöopathischer Arzneimittel, Allgemeine Bestimmungen zur	5	XIII, 1	XIII, 9	XI, 9	(H)	1
Herstellungsregeln, Ausschuß .	XIII	XI	XII	X	XIII, XVIII	XV,
Hilfsstoffe, Arzneiträger und .	8	XIV	XIII	11	(H)	4
Hochdisperses Siliciumdioxid .		XIV			(H)	7
Homöopathische Arzneibuch-Kommission	XIII	XI	XI	IX	XIII	

(S) 8

	1. Ausgabe 1978	Gebundene Ausgabe			Loseblatt-Ausgabe	
		1. Nachtrag 1981	2. Nachtrag 1983	3. Nachtrag 1985		
Homöopathische Arzneimittel, Allgemeine Bestimmungen zur Herstellung	5	XIII, 1	XIII, 9	XI, 9	(H)	1
Honig		XIV			(H)	6
HUMULUS LUPULUS				223	(M)	H 027
HYDRARGYRUM BICHLORATUM		71			(M)	H 030
– CHLORATUM				225	(M)	H 036
– METALLICUM				229	(M)	H 040
– SULFURATUM RUBRUM				233	(M)	H 046
Hydroxylamin-Lösung RH				5	(A)	7
Hyoscyamus	75				(M)	H 050
HYOSCYAMUS NIGER	75				(M)	H 050
Hypericum			109		(M)	H 100
– Rh				237	(M)	H 110
HYPERICUM PERFORATUM			109		(M)	H 100
– PERFORATUM Rh				237	(M)	H 110
Injektionslösungen	19				(H)	17
Ipecacuanha			53		(M)	C 166
Isobutylmethylketon, salzsäuregesättigtes RH				5	(A)	7
JODUM	79		XVIII		(M)	J 050
JUNIPERUS COMMUNIS				239	(M)	J 060
JUNIPERUS COMMUNIS E FRUCTIBUS SICCATIS				241	(M)	J 080
Juniperus communis sicc.				241	(M)	J 080
JUNIPERUS SABINA				245	(M)	J 090
Kältebehandlung				31	(H)	61
KALANCHOE			111		(M)	K 005
– Rh			113		(M)	K 010
KALIUM BICHROMICUM		75	XX		(M)	K 020
– CARBONICUM		77		XXII	(M)	K 030
– CHLORATUM	81		XX		(M)	K 050
– JODATUM	83				(M)	K 100
– PHOSPHORICUM		81		XXII	(M)	K 150
– STIBYLTARTARICUM				249	(M)	K 175
– SULFURICUM				253	(M)	K 200

	Gebundene Ausgabe			Loseblatt-Ausgabe	
	1. Ausgabe 1978	1. Nachtrag 1981	2. Nachtrag 1983	3. Nachtrag 1985	
Kaliumnatriumtartrat-Lösung, bleifreie *RH*			5	(A)	7
Kationenaustauscher, stark saurer *RH*			5	(A)	8
KRAMERIA TIANDRA			257	(M)	K 250
KREOSOTUM		115		(M)	K 300
Kupfer-Standard-Lösung (100 ppm Cu) *RH*			6	(A)	8
Lactose	9			(H)	6
LAMIUM ALBUM			261	(M)	L 010
– –, ÄTHANOL. INFUSUM			263	(M)	L 020
Lamium album, Flos, Äthanol. Infusum			263	(M)	L 020
Laurocerasus			345	(M)	P 090
Lavandula			267	(M)	L 040
LAVANDULA ANGUSTIFOLIA			267	(M)	L 040
– – E FLORIBUS SICCATIS		119	XXV	(M)	L 050
Lavandula siccata		119	XXV	(M)	L 050
Ledum		123		(M)	L 100
LEDUM PALUSTRE		123		(M)	L 100
LEONORUS CARDIACA			269	(M)	L 110
Levistium, äthanol. Decoctum.			271	(M)	L 140
LEVISTIUM OFFICINALE, ÄTHANOL. DECOCTUM			271	(M)	L 140
LILIUM LANCIFOLIUM		127		(M)	L 150
Lilium tigrinum		127		(M)	L 150
LM-Potenzen		9	XXIII	(H)	28
LM-Streukügelchen			XXIII	(H)	29
LOBARIA PULMONARIA			275	(M)	L 170
LOBELIA INFLATA			279	(M)	L 180
Lösungen, Darreichungsform	11	XIV	XI, XII	(H)	9
–, Herstellungsvorschrift	15			(H)	15
–, Wäßrige			XIII	(H)	15
Lupulus			223	(M)	H 027
LYCOPUS VIRGINICUS			283	(M)	L 210
LYTTA VESICATORIA			285	(M)	L 220
MAGNESIUM CARBONICUM	85			(M)	M 050
– PHOSPHORICUM			129	(M)	M 100

Sachregister 445

	Gebundene Ausgabe				Loseblatt-Ausgabe	
	1. Ausgabe 1978	1. Nachtrag 1981	2. Nachtrag 1983	3. Nachtrag 1985		
Magnesiumstearat	9				(H)	6
MALACHIT				289	(M)	M 150
MALVA, ÄTHANOL. INFUSUM . .			131	XXV	(M)	M 200
MANDRAGORA,						
ÄTHANOL. DECOCTUM				293	(M)	M 210
– E RADICE SICCATO				297	(M)	M 220
MELILOTUS OFFICINALIS				301	(M)	M 240
– – SPAG. ZIMPEL				303	(M)	M 250
Mercurius dulcis				225	(M)	H 036
– sublimatus corrosivus		71			(M)	H 030
– vivus				229	(M)	H 040
Millefolium			29		(M)	A 020
Mischungen		5		XXI	(H)	28
–, Gemeinsam potenzierte . . .			33		(H)	63
Molke			11		(H)	6
Molybdatophosphorsäure-						
Reagenz RH			5		(A)	8
Monographien	21	XV, 7	XVII, 23	XX, XXI, XXIV, 39	(M)	1
–, Übersicht	23	9	25		(M)	3
MYRISTICA FRAGRANS			135		(M)	M 300
NATRIUM CHLORATUM	87			XX	(M)	N 050
– PHOSPHORICUM	89			XX	(M)	N 100
– SULFURICUM	91			XX	(M)	N 150
– TETRABORICUM				305	(M)	N 160
– TETRACHLOROAURATUM . . .				309	(M)	N 170
Natriumchlorid	9				(H)	6
– -Lösung, isotonische		XIV			(H)	6
Natriumhydrogencarbonat . .			12		(H)	6
Natriumsulfat,						
entwässertes RH	4				(A)	8
NERIUM OLEANDER			139		(M)	N 180
NICOTIANA TABACUM				313	(M)	N 190
NITROGLYCERINUM		85	XX		(M)	N 200
Nux moschata			135		(M)	M 300
OCIMUM BASILICUM EX HERBA .				317	(M)	O 010
Oleander			139		(M)	N 180

	Gebundene Ausgabe				Loseblatt-Ausgabe	
	1. Ausgabe 1978	1. Nachtrag 1981	2. Nachtrag 1983	3. Nachtrag 1985		
ONONIS SPINOSA,						
ÄTHANOL. DECOCTUM				319	(M)	O 020
OXALIS ACETOSELLA				323	(M)	O 040
– – E FOLIIS			141		(M)	O 050
Oxalis, Folium			141		(M)	O 050
PAPAVER RHOEAS				327	(M)	P 010
PASSIFLORA INCARNATA				329	(M)	P 015
Petasites				331	(M)	P 020
PETASITES HYBRIDUS				331	(M)	P 020
PEUMUS BOLDUS				335	(M)	P 030
Pflanzen, frische	7	XIII		XI	(H)	3
Pflanzenöle				12	(H)	7
Phenacetin *RH*		5			(A)	9
Phenoldisulfonsäure-						
Reagenz *RH*		XIII			(A)	9
Phytolacca			145		(M)	P 050
PHYTOLACCA AMERICANA . . .			145		(M)	P 050
Picrotoxin *RH*		6			(A)	9
Pikrinsäure-Lösung *RH*		6			(A)	10
PIMPINELLA ANISUM,						
ÄTHANOL. DECOCTUM				339	(M)	P 060
POTENTILLA ANSERINA				343	(M)	P 080
PRUNUS LAUROCERASUS				345	(M)	P 090
– SPINOSA				349	(M)	P 095
– – E SUMMITATIBUS			149		(M)	P 100
Prunus spinosa,						
Summitates			149		(M)	P 100
Pufferlösung *p*H 5,6 *RH*				6	(A)	10
PYRIT			151		(M)	P 150
QUARZ			155		(M)	Q 050
QUERCUS,						
ÄTHANOL. DECOCTUM				351	(M)	Q 100
RANUNCULUS BULBOSUS			157		(M)	R 030
Ratanhia				257	(M)	K 250
Rauwolfia		87	XXI		(M)	R 050
RAUWOLFIA SERPENTINA		87	XXI		(M)	R 050
Reagenzien	4	XIII	5	3	(A)	5
Resina Laricis			191		(M)	T 100

	Gebundene Ausgabe				Loseblatt-Ausgabe	
	1. Ausgabe 1978	1. Nachtrag 1981	2. Nachtrag 1983	3. Nachtrag 1985		
Rh-Urtinkturen			18	XXIII	(H)	37
RHEUM			159		(M)	R 100
RHODODENDRON			163		(M)	R 150
ROSMARINUS OFFICINALIS				355	(M)	R 160
– – E FOLIIS RECENTIBUS				359	(M)	R 170
– – SPAG. ZIMPEL				361	(M)	R 180
Rosmarinus recens.				359	(M)	R 170
Ruta				365	(M)	R 200
RUTA GRAVEOLENS				365	(M)	R 200
Sabadilla				367	(M)	S 040
Sabina				245	(M)	J 090
Saccharose	9				(H)	7
Salben		3			(H)	26
Salbengrundlagen	9	XIV				
SCHOENOCAULON OFFICINALE				367	(M)	S 040
Scilla			199		(M)	U 100
– alba, äthanol. Digestio			195		(M)	U 050
SCROPHULARIA NODOSA				371	(M)	S 045
– – SPAG. KRAUSS				375	(M)	S 050
SEMECARPUS ANACARDIUM				379	(M)	S 070
SIDERIT				383	(M)	S 090
Silicea		17			(M)	A 220
Siliciumdioxid, Hochdisperses		XIV			(H)	7
SILYBUM MARIANUM				387	(M)	S 100
– –, ÄTHANOL. DECOCTUM				391	(M)	S 110
SOLIDAGO VIRGAUREA			167	XXV	(M)	S 120
Spagirische Urtinkturen nach Krauß				12	(H)	42
Spagyrische Urtinkturen nach Zimpel		21			(H)	41
Spartium scoparium				145	(M)	C 330
Spigelia				395	(M)	S 130
SPIGELIA ANTHELMIA				395	(M)	S 130
Spongia			101		(M)	E 150
STACHYS OFFICINALIS				399	(M)	S 140
Stärke	9				(H)	7
STANNUM METALLICUM			171		(M)	S 150
STIBIUM ARSENICOSUM				401	(M)	S 180
– METALLICUM			175		(M)	S 200

	Gebundene Ausgabe				Loseblatt-Ausgabe	
	1. Ausgabe 1978	1. Nachtrag 1981	2. Nachtrag 1983	3. Nachtrag 1985		
STIBIUM SULFURATUM NIGRUM.			179		(M)	S 250
Sticta			275		(M)	L 170
Stramonium			149		(M)	D 015
Streukügelchen	19		XV		(H)	20
Strontiumnitrat *RH*			6		(A)	10
Strontium-Standard-Lösung (1000 ppm SR) *RH*			6		(A)	10
Strophanthus			181		(M)	S 300
STROPHANTHUS GRATUS			181		(M)	S 300
SULFUR.				405	(M)	S 340
Suppositorien		3			(H)	26
Suppositoriengrundmassen . .	9	XIV				
SYZYGIUM AROMATICUM			185		(M)	S 350
Tabacum.				313	(M)	N 190
Tabletten	19	XV			(H)	19
Taraxacum Rh			189		(M)	T 050
TARAXACUM OFFICINALE Rh . .			189		(M)	T 050
Tartarus stibiatus				249	(M)	K 175
TEREBINTHINA LARICINA			191		(M)	T 100
TEUCRIUM SCORODONIA				409	(M)	T 120
Tiere.	7				(H)	4
Trichloräthylen *RH*				7	(A)	10
Trocknungsverlust.			3		(A)	4
TURNERA DIFFUSA				411	(M)	T 170
URGINEA MARITIMA var. ALBA, ÄTHANOL. DIGESTIO			195		(M)	U 050
– – – RUBRA			199		(M)	U 100
Urtinkturen	11				(H)	9
–, gepufferte wäßrige				17	(H)	47
– mit Wärmebehandlung . . .			9		(H)	29
– nach Krauß, spagirische . . .				12	(H)	42
– nach Zimpel, spagyrische . .			21		(H)	41
–, Rh-.			18	XXIII	(H)	37
–, spagyrische			16		(H)	46
– und flüssige Verdünnungen .	11	XIV	XIV	XII, 38	(H)	10,68
–, wäßrige			19	XXIII XXIV	(H)	39
–, –, mit Wärmebehandlung. .			20	XXIV	(H)	40

	Gebundene Ausgabe				Loseblatt-Ausgabe
	1. Ausgabe 1978	1. Nachtrag 1981	2. Nachtrag 1983	3. Nachtrag 1985	
Urtinkturen					
mit Kältebehandlung, wäßrige				31	(H) 61
Valeriana				415	(M) V 005
VALERIANA OFFICINALIS				415	(M) V 005
Verbascum			203		(M) V 030
VERBASCUM THAPSIFORME . . .			203		(M) V 030
Verdünnungen,					
flüssige – zur Injektion . . .	20				(H) 20
–, gepufferte wäßrige Urtinkturen					
und ihre flüssigen				17	(H) 47
–, Gl-Urtinkturen					
und ihre flüssigen				35	(H) 65
–, Rh-Urtinkturen					
und ihre flüssigen			20	XXIII	(H) 37
–, Spagirische Urtinkturen nach					
Krauß und ihre flüssigen . .				12	(H) 42
–, Spagyrische Urtinkturen nach					
Zimpel und ihre flüssigen . .			21		(H) 41
–, Urtinkturen und flüssige . .	11	XIV	XIV	XII, 38	(H) 10
VERONICA OFFICINALIS					
ÄTHANOL. DECOCTUM				419	(M) V 035
Verreibungen	16		XV	XIII	(H) 16
–, Flüssige Zubereitungen aus .	18			XIV	(H) 18
–, Wäßrige Zubereitungen aus .				XIV	(H) 18
VINCA MINOR				423	(M) V 040
VIOLA TRICOLOR				425	(M) V 045
VITEX AGNUS-CASTUS		89			(M) V 050
Vorschriften, Allgemeine . . .	3				(A) 3
Vorwort	IX	IX			IX
Wärmebehandlung, Wäßrige					
Urtinkturen mit			20	XXIV, 18	(H) 40, 48
Wäßrige Lösungen.				XIII	(H) 15
– Urtinkturen			19	XXIII, XXIV 18, 31	(H) 33
– –, gepufferte				17	(H) 47
– Zubereitungen aus					
Verreibungen				XIV	(H) 18

	Gebundene Ausgabe				Loseblatt-Ausgabe	
	1. Ausgabe 1978	1. Nachtrag 1981	2. Nachtrag 1983	3. Nachtrag 1985		
Wasser für Injektionszwecke .	9				(H)	7
–, gereinigtes	9				(H)	7
WITHERIT.				427	(M)	W 050
Wollwachsalkoholsalbe		XIV			(H)	7
ZINCUM METALLICUM			205		(M)	Z 050
Zink				12	(H)	7
ZINNOBER				431	(M)	Z 100
Zubereitungen aus Verreibungen, flüssige	18		XV	XIV	(H)	18
– und Darreichungsformen . .	10	XIV	XIII	XI	(H)	8
Zuckersirup				12	(H)	7

Homöopa'
Arzneib